『몸을 통한 감정경험하기』에 대한 찬사

"위대한 업적이며 독보적인 통합을 이뤄낸 셀밤Selvam 박사는 학문적 정밀성과 깊은 성찰의 재능을 바탕으로 뇌는 물론 몸에서 감정의 구조와 기능, 감정이 건강과 질병에 미치는 역할 그리고 모든 치료에서 인지, 정서, 행동의 결과물을 향상시키기 위해 감정을 조절하고 감정을 견딜 수 있는 더 큰 역량을 키우는 데 몸을 어떻게 활용할 수 있는지 탐구하는 놀랄 만큼 멋진 여정으로 우리를 안내한다. 몸을 통한 감정경험하기Embodying Emotions는 모든 치료사에게 도움이 될 뿐만 아니라 자신의 정서 지능에 접촉하여 삶을 풍요롭게 하고자 하는 일반인에게도 선물이 될 것이다."

— 피터 A. 레빈 PETER A. LEVINE, PhD
  Somatic Experiencing®의 개발자
  베스트셀러 「호랑이를 깨우기Waking the Tiger」
  와 「무언의 목소리In an Unspoken Voice」의 저자

"감정을 조절하는 능력은 애착의 상처를 치유하고 건강한 관계를 맺는데 매우 중요하다. 이 책은 몸을 통해 감정을 조절할 수 있는 더 큰 역량을 키울 수 있는 간단하고 효과적인 방법을 제시하며 애착을 다루는 모든 치료사들 그리고 관계 개선을 위해 자가치유 접근법을 찾는 사람들에게 꼭 필요한 책이다."

— 다이앤 풀 헬러 DIANE POOLE HELLER, PhD
  Dynamic Attachment Re-Patterning experience, DARe 창시자
  「집중 훈련Crash Course」과 「애착의 힘The Power of Attachment」의 저자

"우리 시대에 꼭 맞는 이 훌륭한 책은 고통스러운 감정이든, 유쾌한 감정이든, 그 사이에 있는 감정이든 몸을 통한 온전한 감정경험이 얼마나 중요한지를 조명한다. 다수의 연구와 경험적 증거를 바탕으로 감정이 인지와 행동에 미치는 영향이 그 반대의 경우보다 더 크다는 사실이 입증되었다. 커플 치료사이자 학교 안 아이들의 정신건강 옹호자인 나에게 이 책은 신이 주신 기쁨의 선물처럼 느껴졌다. 연민 어린 타인의 현존으로 지지를 받으면서 감정을 느낄 수 있게 되니 몸 안에서 온전히 확장되어 감정을 적이 아닌 동맹으로 만들 수 있다. 셀밤Selvam 박사는 몸을 통한 감정경험하기를 통해 고통을 완화하고 쾌감을 높이기 위한 4단계 접근법에 대한 상세한 설명을 아낌없이 제공한다."

— 매기 클라인MAGGIE KLEIN
LMFT, Somatic Experiencing® 교수진
「트라우마로부터 안전한 학교를 위한 두뇌 변화 전략Brain-Changing Strategies to Trauma-Proof Our Schools」의 저자

"이 책에는 내가 좋아하는 점이 많이 담겨있다. 감정 반응을 변화시키는 것뿐만 아니라 감정 조절을 통해 인지와 행동을 더 나은 방향으로 변화시키는 것에 대해서 다루고 있다는 점과 인지, 감정, 행동이 몸과 뇌에 서로 밀접하게 관련되어 있다는 사실을 과학적으로 보여 주는 것과 한 사람의 인지, 감정, 행동이 다른 사람뿐만 아니라 더 넓은 환경에 의존한다는 증거를 제공한다는 점도 마음에 든다. 나는 이 책이 이론과 구체적인 사례를 번갈아 가며 설명하며 저자

의 끈기와 탁월함이 구현되는 방식도 좋다. 모든 치료사와 개인적, 영적 성장에 진심인 사람들에게 이 책을 적극 추천한다."

— 리스베스 마처 LISBETH MARCHER
Bodynamic 소매틱 발달 심리학 시스템의 설립자
「몸 백과사전 The Body Encyclopedia」의 공동 저자
전 유럽 신체 심리치료 협회 European Association for Body Psychotherapy, EABP 회장

"라자 셀밤 Raja Selvam의 책은 혁신적이다. 그는 신경과학의 발견, 서양의 정신역동 이론, 마음 mind과 몸 body 관계에 대한 서양과 동양의 통찰을 결합하여 감정을 경험하고 감정을 작업하는 방식에 대한 강력한 변혁의 접근 방식을 개발했다. 개인과 집단을 대상으로 한 셀밤 Selvam의 광범위한 트라우마 치료 작업은 이러한 방법을 철저히 시험하였고, 그 결과로 얻어진 기법은 모든 형태의 심리치료에 중요한 기여를 한다. 이 책의 모든 페이지는 깊이, 명확성, 그리고 실질적인 내용을 전달한다."

— 글렌 슬레이터 GLEN SLATER, PhD
Pacifica Graduate Institute의 융 학파 및 원형 archetypal 연구 프로그램 공동의장

"이 책은 몸을 통한 감정경험하기를 이해하고 이를 다루는 작업에 관심이 있는 사람이라면 꼭 읽어야 할 책이다. 과학, 역사적, 문화적 맥락, 내담자 사례, 잘 정리된 혁신적인 모델의 완벽한 결합이다. 독자는 감정을 이해하기 위한 전통, 학문, 모델이 서로 엮여 있

는 탐구 여정을 설득력 있고 체계적인 안내를 받을 수 있다. 이 여정은 몸을 통한 감정경험 처리 과정에 효과적으로 접근하는 방법에 대한 명확하고 자세한 셀밤Selvam 박사의 설명으로 매끄럽게 이어진다."

— 캐시 L. 케인KATHY L. KAIN, PhD
Somatic Resilience & Regulation 개발자
「회복탄력성 키우기Nurturing Resilience」와 「트라우마의 도The Tao of Trauma」의 공동 저자

"이 책을 놓치지 말라! 치료사와 관심이 있는 모든 사람에게 유용한 안내서이다. 부드럽고 혁신적인 방식으로 몸을 통한 감정경험하기를 위한 새로운 개념, 탄탄한 이론, 실용적인 접근법을 소개한다. 감각운동 감정sensorimotor emotions이라는 개념은 인간 의식 분야에 필요한 독보적이고 중요한 기여이다. 명확하고 읽기 쉬운 방식으로 제시되어 있으며, 독자가 자신을 온전히 받아들이는 발견의 여정을 함께 할 수 있도록 안내한다."

— 이안 맥노튼IAN MacNAUGHTON, PhD
MBA, 심리치료사
「몸, 호흡과 의식Body, Breath & Consciousness」의 저자

"몸을 통한 감정경험하기는 소매틱 심리학의 실천에 있어 시기적절하고 필요했던 정교한 접근법이다. 라자 셀밤Raja Selvam은 몸을 통한 경험 치료embodied therapy의 필수 요소인 몸을 활용하여 감정을 경험하고 표현하는 것뿐만 아니라 감정을 경험하고 표현하는 것을

방어하는 방식을 다루는 몸을 통한 경험의 치료의 핵심 요소를 포착하여 설명하며 임상적으로 유용하게 만든다. 이 모든 것을 실현하기 위한 그의 노력은 소매틱 분야의 발전과 임상적 유용성에서 매우 중요하고 필수적이다."

— 마우린 갤러거 MAUREEN GALLAGHER, PhD
　공인 임상 심리학자, 공인 정신분석가
　Somatic Experiencing® 교수진
　Inner Relationship Focusing 트레이너
　EFT 인증 수퍼바이저

"융 학파 심리학에서는 인간 경험, 특히 감정에서 상반되는 것을 견딜 수 있는 역량이 최적의 심리적 건강, 개인의 성장, 만족스러운 관계를 위한 핵심 요소라고 말한다. 트라우마 회복은 이 역량에 달려 있으며 공동체의 발전과 격변하는 세상의 도전을 헤쳐 나가는 것도 이 능력에 달려 있다. 지혜롭고 영혼이 깃든 이 책은 몸을 통한 감정경험하기가 몸을 통해 더 큰 정서 수용역량과 변형을 만들어내는 효과적인 방법을 제시한다. 과학과 저자의 깊이 있는 경험과 다양한 분야를 통합하는 역량에 뿌리를 둔 이 책에는 실용적이고 포괄적인 정보와 통찰력 있는 사례들을 담고 있다. 모든 융 학파, 치유 전문가, 더 나은 세상을 만들기 위해 노력하는 사람들에게 이 책을 강력히 추천한다."

— 티나 스트롬스테드 TINA STROMSTED, PhD
　LMFT, LPPC, RSME/T
　융 학파 정신분석가, 무용/동작 치료사
　소매틱 교육가, Soul's Body® 센터 디렉터

"이 책은 정신분석에 중요한 기여를 하며, 트라우마를 치료하기 위한 안전하고 치료사의 터치가 없는 소매틱 접근 방식을 허용하고 가능하게 한다. 이 뛰어난 책은 트라우마 치료에 참여하는 모든 정신분석가와 치료사들의 필독서가 되어야 한다."

— 마그렛 오버딕 MARGRET OVERDICK
정신분석가, 심리치료사, 트라우마 치료사
산전 및 산후 심리적 트라우마 치료 전문가

"셀밤 Selvam의 이 특별한 책은 사람의 몸이 트라우마를 입는 감정경험, 특히 언어 이전의 감정경험을 생성하고 감정을 방어하며 나중에 촉발되는 데 어떻게 관여하는지에 대한 심층적인 설명을 제공한다. 따라서 이 책은 출생 전 및 출생 전후기의 심리학에 종사하는 사람들의 작업에서 지배적인 역할을 하는 암묵적 트라우마 기억의 신체생리를 이해하는 데 중요한 자료가 될 것이다. 몸을 통한 감정경험은 뛰어나고 연구에 기반을 두고 있으며 직관적이다. 이 책은 트라우마 치료 분야의 '게임 체인저'이며, 개인적으로 나는 이 책을 5점 만점에 5점을 주고 싶다."

— 윌리엄 R. 에머슨 WILLIAM R. EMERSON, PhD
심리학자
미국 국립과학재단 심리학 분야 공헌상 수상자
「영유아의 출생 트라우마 치료 Treatment of Birth Trauma in Infants and Children」의 저자

"이 책은 우리의 마음과 몸에서 가장 고통스럽고 숨겨져 있는 것을 드러나게 한다. 이는 부드럽고, 연민 어린 작업이며 나의 두려움을

줄이고 나의 몸을 되찾는 데 도움이 되었다. 이 책의 많은 매력적인 측면 중 하나는 트라우마, 불안, 공포, 기쁨 등 우리의 모든 경험을 포용한다는 점이다. 다른 치료 접근 방식을 배척하기보다는 정직, 지혜, 자기 알아차림을 바탕으로 그 위에 쌓아 올려 궁극적으로 치유를 위한 논리적이고 명확한 가이드를 제시한다. 이 책은 놀랍고 훌륭한 책이며, 나의 삶과 자기감sense of self을 더욱 깊게 해주었고 더욱 넓혀 주었다."

— 폴 리버PAUL LIEBER
배우, 시인, 로욜라 메리 마운트대학교와 미국 뮤지컬 및 드라마 아카데미의 교사
시집 「화학적 경향성Chemical Tendencies」과 「바다에 의한 중단Interrupted by the Sea」의 저자

"몸을 통한 감정경험하기와 몸을 통해 감정을 조절하는 라자 셀밤Raja Selvam의 광범위한 작업은 트라우마 치유 분야에 큰 도움이 될 것이다. 또한 이 책에는 내가 특히 소중하게 여기는 폭넓은 다문화적 인식도 포함되어 있다."

— 지나 로스GINA ROSS, MFCT
Somatic Experiencing® 선임 교수
국제 트라우마 치유 연구소 설립자 겸 대표
「속보! 미디어와 트라우마 소용돌이Breaking News! The Media and The Trauma Vortex」의 저자

"트라우마 치료사이자 교육자로서 몸을 통한 감정경험 처리 과정은 매우 만족스러운 작업이다. 이 책은 잘 구상된 이론과 연구, 그리고 수많은 사례의 실용적인 조합을 통해 개념과 방법을 설명하

며 명확하게 제시한다. 라자 셀밤Raja Selvam은 뛰어난 임상 전문가이며 나는 특히 이 책의 후반부에 제공된 경험적 처리 과정이 큰 도움이 되었다. 이 책은 치료사라면 꼭 읽어야 할 책이며, 자신의 치유에 관심이 많은 일반 독자에게도 깊은 의미가 있을 것이다."

— 아리엘 지아레토ARIEL GIARRETTO
MS, LMFT, SEP
트라우마 치료사 및 교육자

"이 책의 기반이 되는 통합 소매틱 심리학Integral Somatic Psychology(ISP)은 전문가 커뮤니티와 일반 대중에게 신선한 바람을 불어넣고 있다. 이 책은 최신 과학, 동서양의 철학적 전통, 선형적 및 비선형적 감정경험의 세계를 결합하여 우리를 다음 단계의 치유로 안내한다. 이 책은 훌륭하게 쓰였으며 트라우마 작업의 복합적인 영역에 깊이 관여하고자 하는 모든 사람에게 풍부한 정보를 제공한다. 나는 이미 인종차별과 베트남전 참전용사로서 겪은 트라우마에 대한 귀중한 통찰을 얻었다. 특히 요즘처럼 어려운 시기에 사람들은 통합 소매틱 심리학의 도움을 받아 외상 후 스트레스 장애로 인한 자신의 반응을 더 깊이 이해할 수 있다."

— 랄프 스틸RALPH STEELE
MA, LMFT, SEP, ISPP
소매틱 명상으로 몸을 통한 감정경험하기 강사
「불을 지키기Tending the Fire」의 저자

"이 멋진 책은 어려운 심리적 경험을 견뎌내고, 처리하고, 완료하는 능력을 향상시키는 것을 목표로 하는 깊고도 간단한 처리 과정을 제공한다. 다양한 치료 양식의 심리 치료사와 다른 돕는 직업의 전문가뿐만 아니라 일상생활에서 회피로 고통받지 않고 감정의 힘에 대처하는 방법을 찾는 모든 사람에게 유용하다. 이 접근 방식의 주요 아이디어는 놀라울 정도로 간단하다. 감정에 대한 신체생리적 방어를 제거하여 감정경험에 몸의 더 많은 부분을 참여시켜서 감정경험에 더 오랜 시간 동안 머무르는 것이다. 감정경험을 확장하고 유지하는 이러한 방식은 인지, 행동, 관계, 신체, 에너지, 영성의 거의 모든 인간 시스템에 긍정적인 영향을 미친다."

— 엘레나 로만첸코 ELENA ROMANCHENKO
　심리치료사, 심리학자, 교육자
　유럽 신체 심리치료 협회 European Association for Body Psychotherapy, EABP 회원

"깊은 감정을 유능하게 다룰 수 있는 역량을 개발하는 것은, 우리 삶에 큰 영향을 미칠 수 있는 강력한 반응에 접속해서 해소하는 데 매우 중요한 요소이다. 이 훌륭한 책에서 라자 셀밤 Raja Selvam은 현재의 관계와 삶의 상황 속에서 때때로 저항할 수 없이 모습을 드러내는, 몸과 무의식 속에 살아 있는 현재와 과거의 감정들을 식별하고, 접속해서, 처리할 수 있도록 로드맵을 제시한다. 그는 실용적인 제안과 지침을 통해 고통스럽고 이전에 압도되었던 감정경험을 만나서 해소할 수 있는 기술과 능력을 개발하는 방법을 보여 준다."

— 낸시 J. 내피어 NANCY J. NAPIER, MA, LMFT

트라우마 해결 전문 심리치료사
Somatic Experiencing® 교수진
「하루를 살아가기Getting Through the Day」, 「자아 재창조하기Recreating Your Self」, 「의식적인 삶을 위한 신성한 실천Sacred Practices for Conscious Living」의 저자

"마침내 나왔다! 우리는 이 책을 수년간 기다려 왔다! 이 획기적인 작업에서 라자 셀밤Raja Selvam은 인지, 감정, 행동뿐만 아니라 심리치료, 신경과학, 양자물리학의 오랜 융합을 통해 당신의 전문 분야가 무엇이든 당신의 치료 작업을 심오하게, 풍부하게, 수월하게 해 줄 감정을 다루는 도구를 제공해 준다. 당신과 당신의 내담자들이 감사할 것이다!"

— 엘리자베스 펠레그리니DR. ELISABETH PELLEGRINI
아동 및 청소년 정신과 전문의, 정신분석가
비엔나 의과대학, 비엔나대학교, 크렘스 다뉴브대학교 교수, 정신분석 및 자기심리학 비엔나 서클의 훈련 분석가

"실천하기 매우 쉬운 이 책에서 셀밤Selvam 박사는 몸을 통한 감정경험의 과학과 치유의 실천을 결합한다. 치료사뿐만 아니라 일반 독자들도 이 책에서 제시하는 구체적인 처방에 큰 혜택을 받을 것이다. 특히 인류 역사상 가장 어려운 시기에 셀밤Selvam 박사의 유익한 이 책은 상처받은 우리 종species에게 위안이 되며 우리의 집단적 트라우마에서 회복하는 방법에 대한 지침서 역할을 한다."

— 악샤이 R. 라오AKSHAY R. RAO, PhD
미네소타대학교 칼슨 경영대학원의 제너럴 밀스 마케팅 석좌 교수

몸을 통한 감정경험하기

The Practice of Embodying Emotions

THE PRACTICE OF EMBODYING EMOTIONS
Copyright ⓒ by 2022 by Raja Selvam

Copyright ⓒ 2025 by LIFE&KNOWLEDGE PUBLISHING
"Korean transl ation rights arranged with The Society for the S tudy of Native Arts and Sciences, a California non profit corporation doing business as North Atlantic Books through Eric Yang Agency, Seoul, Korea

정서 트라우마 치유

몸을 통한 감정경험하기

The Practice of
Embodying Emotions

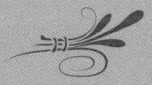

Raja Selvam, PhD

김희정 外 공역

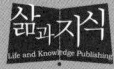

역자 서문

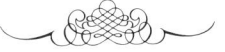

이 책의 저자인 라자 셀밤Raja Selvam은 "무거운 짐을 한 팔로 드는 것보다 두 팔로 드는 것이 더 쉽고 빠르듯 증상을 일으키는 감정을 몸의 더 많은 영역으로 확장하면 더 쉽게 처리할 수 있다"고 말합니다. 그는 감정의 신체적 수용이 커질수록 감정 처리와 회복이 더 원활해진다고 강조합니다.

몸의 수용역량이 커지면 불쾌하고, 불편하고, 고통스러운 감정을 견디는 역량이 생기고, 이것은 생각과 행동은 물론 관계에도 깊은 변화를 일으킵니다. 나아가 개인적 자기를 넘어 공동체적, 전체적 자기로의 변형이 가능하다고 그는 설명합니다.

감정은 이해하고 이해받아야 한다는 관점에 익숙한 우리에게 「몸을 통한 감정경험하기」는 감정을 몸으로 경험할 때 비로소 감정이 처리되고 대사가 일어난다는 새로운 접근을 제안합니다.

이 책은 트라우마 심리치료와 소매틱 심리치료를 바탕으로 신경과학, 인지과학, 양자물리학, 동양심리학을 통합한 저자의 독창적인 작업입니다. 그는 감정의 신체생리를 이론적으로 설명하는 데 그치지 않고 실제 임상 장면에서 어떻게 활용할 수 있는지를 다양한 사례와 함께 제공합니다. 특히 정서 수용역량을 키워나가는 과정을, 몸을 기반으로 정교하게 설명합니다. 감정을 억제하고 회피하게 만드는 신체생리적 방어기제를 조명하며 우리가 어떻게 다시 감정과 접촉하고 감정과 함께 머무를 수 있는지를 구체적인 임상 사례로 생생히 보여 줍니다.

이 책의 인상 깊은 주제 중 하나는 '대인관계 공명 interpersonal resonance'입니다. 이는 두 사람의 몸과 뇌가 오감을 넘어 생체 전기장, 생체 자기장, 혹은 양자 quantum 수준에서 정보를 주고받으며 서로의 감정 상태를 감지하고 조절할 수 있는 능력을 말합니다. 이러한 공명은 부모와 자녀, 커플과 같은 애착 관계뿐 아니라 치료사와 내담자 간의 정서 조율을 가능하게 하는 신경생리적 기반이 됩니다. 치료사는 내담자의 감정을 자신의 몸에서 감지하고 조율하며 정서 조절을 위한 새로운 신체생리적 경험을 제공할 수 있습니다. 이는 애착 이론에서 말하는 정서적 공동 조절 emotional co-regulation과도 깊이 연결됩니다.

공명은 정서적 공감의 생물학적 토대이며 단순한 반응을 넘어 함께 감정 상태에 머무는 깊은 연결의 경험을 가능하게 합니다. 이를 치료적으로 활용하기 위해서는 치료사 자신의 몸과 감정에 대한 섬세한 알아차림, 감당하기 어려운 감정 상태를 견딜 수 있는 수용역량, 그리고 몸 기반의 자기조절 자원이 함께 요구됩니다. 공명의 현존은 감정 접촉이 어려운 내담자나 트라우마 생존자에게 진정한 회복의 가능성을 열어줄 것입니다.

또한 저자는 기존 치료 방식이 충분히 다루지 못했던 내담자의 긍정적 변화와 새로운 경험의 통합 과정에 대해서 구체적으로 설명합니다. 몸을 통한 감정경험이 깊어질수록 신체생리적 조절과 에너지 흐름의 변화가 동반되고 이때 중요한 것이 바로 '통합'입니다. 이는 단순한 회복을 넘어 감정을 견뎌낼 수 있는 몸이 새롭게 구조화되는 심리적, 신체생리적 진전입니다. 이러한 통합은 자기감sense of self과 타인과의 연결감을 회복하는 데 중요한 역할을 합니다.

저는 관계치료와 트라우마 심리치료의 임상가로서 신체 충격 트라우마, 정서 및 관계 트라우마, 발달 과정의 애착 트라우마와 배신, 배반의 성인애착 트라우마 생존자들의 다양한 몸의 수용역량과 정서 수용역량을 통해서 감사하게도 몸, 감정과 함께 작업하는 치료 기법들을 정교화할 수 있었습니다. 깊은 고통과 고통 중에도 자신만의 고유한 빛을 지닌 내담자분들에게 공명을 기반으로 현존하는 치료적 노력으로 저는 신체적 소진과 정서적 소진을 경험하기도 했습니다. 저에게는 없을 줄 알았던 그 소진을 겪으며 깊은 혼란과 자책에 휩싸여 있던 중에 이 책을 접했습니다.

저는 라자 셀밤Raja Selvam의 이 책이 지닌 치유와 회복의 가치에 깊이 감동했습니다. 이 책은 공명을 기반으로 치료 작업을 하는 치료사들과 전문가들에게 특히, 정서 중심 심리치료와 몸과 마음을 통합하는 심리치료를 해 오고 있는 치료사들과 전문가들에게 치유적인 지식과 실질적인 도구가 되어 줄 것입니다.

이 책은 심리적 지지 속에서 번역되었습니다. 소매틱 심리치료 탐구를 시작으로 모인 치유와 지지 모임인 '터'에 함께 해 주시는 김미숙 선생님과 신혜정 선생님께서 마음을 모아 번역에 동참해 주셨기에 가능한 일이었습니다. 깊이 감사드립니다. 또한 귀한 책을 국내에 소개할 수 있도록 연결해 주시고 저자의 의도를 온전히 전달하기 위한 재번역의 긴 시간을 너그러이 기다려 주시고 멋진 책으로 출판해 주신 삶과지식 출판사와 김미화 대표님께 깊은 감사를 전합니다.

감정은 때로 우리를 압도하거나 분열시키는 힘으로 작용하지만 역설적으로 그 감정들과 몸 안에서 머무를 수 있는 힘이야말로 우리 내면을 확장시키는 가장 근본적인 자원입니다. 우리가 더 깊고 단단해질 기회입니다. 특히 인간은 본질적으로 상반된 감정들 사이에서 내적 갈등을 겪으며 살아갑니다. 사랑과 미움, 희망과 절망, 친밀감과 거리감 같은 대립적 감정들은 우리를 끊임없이 흔들고 깨우며 진화하게 만드는 자극이기도 합니다. 이 책은 그러한 상반된 정서적 요소들과 함께 머무를 수 있는 역량, 견딜 수 있는 역량, 감정을 처리하고 대사시키는 역량을 확장시키는 데 몸의 역할이 얼마나 중요한지를 명확히 보여 주고 있습니다.

책 전반에 걸쳐 독자들은 감정의 신체생리, 감정경험을 방어하는 신체생리적 역동, 몸을 통한 감정경험, 다양한 임상 환경에서의 적용 가능성 등 실용적이면서도 깊이 있는 통찰을 얻게 될 것입니다. 이는 치료사와 전문가뿐 아니라 정서 치유와 트라우마 치유에 관심이 있는 모든 분들에게 소중한 자원이 될 것입니다.

2025년 6월
대표 역자 **김희정**

목차

역자 서문 • 15
감사의 말 • 23
서문 • 26

1부
개요

1 시작 • 46
2 몸을 통한 감정경험 작업의 다양한 형태 • 71
3 개인, 집단 및 세대 간 트라우마를 다루는 작업에서 몸을 통한 감정경험의 기여 • 103
4 다양한 임상 환경에서 몸을 통한 감정경험의 폭넓은 이점 • 124

2부
이론

5 감정의 신체생리 • 148
6 인지, 감정, 행동 • 181
7 감정경험의 생성과 감정경험을
   방어하는 데 관여하는 신체생리 역동 • 206
8 몸을 통한 감정경험과 정서 수용역량 • 242
9 다양한 유형의 감정 • 266

3부
몸을 통한 감정경험 처리 과정
몸을 통한 감정경험의 4단계

10 상황 • 298
11 감정 • 315
12 확장 • 342
13 통합 • 378
14 대인관계 공명 • 404

결론: 미래 • 438
부록: 감정의 두 가지 목록 • 463
참고 문헌 • 470

감사의 말

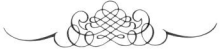

나의 부모님인 칸남말Kannammal과 무투스와미Muthuswamy는 나의 삶을 가능하게 해 주었다. 평생 나의 성장을 위한 부모님의 헌신이 없었다면 이 책이 나올 수 있었을지 상상하기 어렵다. 그러므로 나는 이 책을 감사의 마음을 담아 부모님께 바친다.

나는 몸을 통한 감정경험하기Embodying Emotions를 구축하는 데 토대가 되어 준 분들에게 감사를 표하며 그중 많은 분들이 나의 전문성 발전에 중요한 영향을 준 분들이며 그분들을 서문에 언급하였다.

전문가로서의 삶에 내가 빚진 전 세계 수천 명의 사람 중 몇몇은 내 영혼에 더 깊은 각인을 새겨주었다. 나의 융 심리 분석가인 리처드 오거Richard Auger는 치료사라기보다는 25년 넘게 자상한 아버지 같은 존재였다. 나의 사랑이자 동반자, 아내, 닻, 항구, 촉매제, 비평가이자 수상 경력이 있는 작가인 세실 지몬스Cécile Ziemons는 이 책을 집필하는 내내 변함없는 지원군이 되어 주었다. 세실Cécile, 사랑합니다!

또한 이른 나이에 어머니와 헤어져 살던 내가 견뎌낼 수 있도록 사랑으로 지지해 주신 외삼촌 제가디산Jegadeesan, 나의 독서에 대한 관심을 존중해 주고 지지해 주셨으며 언젠가는 내가 책을 쓸 것이라고 예언해 주신 친삼촌 라마스와미Ramaswamy, 영어를 거의 모르던 상태에서 영어 기숙학교에 들어갔던 6학년 때, 내 학업 능력을 시기적절하게 반영해 주시면서 내게 절실히 필요했던 자신감을 주신 7학년 때 담임 선생님 앨리스 매튜스Alice Matthews, 점심시간에 기숙학교 준비를 도와주신 타밀어 마을 학교의 교장 선생님이셨던 무루게산Murugesan, 그리고 오랜 세월 동안 개인적으로나 전문적으로 많은 지원을 해 준 소중한 친구 론 닥터Ron Doctor에게 감사를 전한다.

내 삶의 축복 중 하나는 모든 대륙의 다양한 문화권의 사람들과 깊은 차원에서 교류하고, 친밀한 우정을 쌓고, 우리가 모두 인간으로서 얼마나 비슷한지 깨닫는 기회를 가질 수 있었던 것이다. 나는 그들 모두에게 사랑과 감사를 표하고 싶다. 그리고 나를 그들의 마음과 삶 속으로 들여보내 주셔서 나의 삶을 풍요롭게 만들어 준 것에 감사를 전한다.

또한 내가 함께 일했던 모든 사람들을 통해 진심과 마음과 영혼을 담아내는 비영리 단체인 North Atlantic Books 출판사에도 감사의 마음을 전하고 싶다. 계약을 맺을 수 있도록 인내심 있게 도와주고 훌륭한 개발 편집자를 소개해 준 출판사 팀 매키Tim McKee, 역할을 넘어 각 장마다 소중한 편집 제안을 제공해 준 인수 편집자 셰이나 케일즈Shayna Keiles, 책을 훨씬 더 좋게 만들었을 뿐만 아니라

감사의 말

그 과정에서 나를 훨씬 더 나은 작가로 만들어 준 개발 편집자 리스베스 화이트Lisbeth White, 꼼꼼하고 정보에 입각한 원고 편집으로 책을 한층 더 좋게 만들어 준 브렌트 윈터Brent Winter, 그리고 원고 제출부터 출판까지 여러 복잡한 과정을 헤쳐 나가도록 도움을 준 제작 편집자 트리샤 펙Trisha Peck에게도 감사의 마음을 전하고 싶다.

그리고 시간을 내어 매우 귀중한 의견을 나눠 준 동료이자 친구인 매기 클라인Maggie Kline에게 감사를 전한다. 마지막으로 두 가지 특별한 감사를 전하고 싶다. 나의 조직인 통합 소매틱 심리학Integral Somatic Psychology(LLC)의 관리자인 페이로Peyrot는 거의 모든 조직 활동을 혼자서 관리하여 내게 글을 쓸 시간을 주었고, 나와 조직을 위해 전문성, 친절함, 연민, 봉사 정신으로 루이즈Louise가 하고 있는 모든 일에 감사하며, 비즈니스 컨설팅과 웹사이트 디자인을 포함하여 우리를 위해 여러 역할을 해 주고 있는 로버트 구센호벤Robert Gussenhoven은 이 책의 그림을 맡아 준 것에 감사의 마음을 전한다!

서문

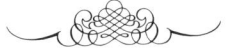

이 책이 다루고 있는 내용

이 책은 감정에 관한 것이며, 감정과 관련된 몸에 관한 책이다. 구체적으로는 감정을 견딜 수 있는 더 큰 역량을 구축하는 방법에 관한 책이다. 이 책의 목적은 감정경험을 가능한 한 몸의 많은 부분으로 확장함으로써 감정, 특히 불쾌한 감정을 견딜 수 있는 더 큰 역량을 구축할 수 있다는 사실을 과학적으로 입증하고, 그것이 모든 치료에서 감정적 결과뿐만 아니라 신체적, 에너지적, 인지적, 행동적, 관계적, 심지어 영적 결과까지 어떻게 개선할 수 있는지를 다루는 것이다.

또한 이 책은 다양한 결과를 개선하기 위해 '몸을 통한 감정경험하기embodying emotion' 또는 가능한 한 몸의 많은 부분으로 경험을 확장하여 감정을 견딜 수 있는 더 큰 역량을 구축하는 방법에 대한 구체적인 단계와 도구를 제공하는 것이 목적이다. 이 책은 어떤 작업을 하든 결과를 개선할 방법을 찾고 있는 모든 치료 방식의 전문가와 일상에서 격렬한 감정을 관리하기 위한 자가치유 도구를 찾고 있는 사람들을 위한 책이다.

　사람들은 혼자서 감당할 수 없을 정도로 기분이 나쁠 때 도움을 요청한다. 내담자가 치료사에게 꺼내놓는 거의 모든 문제의 핵심에는 감정적 어려움이 있다. 감정적 어려움을 해소하는 효과적인 방법에는 상황에 대해 생각하는 방식을 바꾸거나(인지), 표현이나 행동을 통해 상황을 다루는 방식을 바꾸거나(행동), 약물을 통해 뇌와 신체 생리의 상태를 바꾸거나 운동, 영양, 명상, 에센셜 오일, 바디워크, 심지어 전기 충격과 같은 다양한 수단이 있다. 또는 어떤 형태로 나타나든 그 감정경험에 머물러, 그것이 변화할 때까지 필요한 만큼 지속할 수 있다. 이는 많은 영적 수행의 길에서 흔히 행해지는 방법이다.

　사람들은 자신의 고통에 대한 도움을 받기 위해 치료사인 우리를 찾아온다. 위의 방법 중 하나를 통해 고통을 줄이거나 단순히 없앤다고 고통을 견딜 수 있는 더 큰 역량을 키울 수 있을까? 사람들을 고통 속으로 더 깊이 이끌어서 감정경험을 최대한 몸의 많은 부분으로 확장하지 않고서 말이다. 그 해답은 신경과학의 최신 연구 결과에 있으며 이 연구는 인지, 감정, 행동이라는 세 가지 중요한 심리적 기능이 모두 뇌뿐만 아니라 몸과 몸의 환경과의 연결에 의존하며, 감정에 몸이 관여하는 것을 억제하면 감정과 관련된 상황에 대한 인지와 행동이 손상된다는 사실을 입증했다. 이러한 연구 결과는 감정경험에 몸을 더 많이 참여시키면 감정을 더 잘 견디고 더 오랜 시간 동안 지속할 수 있는 역량을 키울 수 있다는 이 책의 중심 주제와 연결되며, 이는 인지와 행동에서 개선된 결과를 가져올 수 있는 가능성을 제공해 준다. 심지어 주로 인지적 또는 행동적 방법에 중점을 둔 치료에서도 말이다.

감정은 상황이 그 사람의 웰빙에 미치는 영향을 대한 요약한 평가이다. 몸을 통해 더 많이 확장되어 더 잘 조절되기 때문에 감정을 처리하는 데 더 긴 시간을 갖는 뇌는 상황과 관련하여 더 기능적인 인지와 행동을 생성할 가능성이 더 크다. 관계 상황에서 분노를 견딜 수 있다면 그 상황에서 생각하고 행동하는 방식이 더 잘 조절되고 관계적인 방식일 가능성이 높다. 따라서 증상 완화를 위해 인지 및 행동 변화를 촉진하는 데 중점을 둔 치료 방식조차도 몸을 통한 감정경험 처리 과정을 통합시킴으로써 결과를 개선할 수 있다.

감정을 다루는 모든 일반적인 방식, 특히 변화가 일어날 때까지 감정경험에 대한 알아차림을 유지하는 전략은 사람들이 감정을 견딜 수 있는 역량을 어느 정도 개발할 수 있게 해 준다. 그러나 이러한 방식은 몸과 함께 작동하지 않거나 몸과 함께 작동하더라도 감정경험을 가능한 한 몸의 많은 부분으로 확장하는 데 초점을 맞추지 않기 때문에 감정을 견디는 역량을 개발할 수 있는 정도는 제한적이다. 모든 방식 중에서 변화가 일어날 때까지 감정경험에 머무르는 전략이 정서적 수용역량을 높일 가능성이 가장 크다.

그러나 감정경험, 특히 힘든 경험이 뇌와 신체 생리 전체와 관련이 있을 수 있다는 사실을 모른다면 추구하는 변화가 일어나기까지 시간이 더 오래 걸리거나 변화가 전혀 일어나지 않을 수 있다. 또한 사람들은 감정경험을 가능한 한 많은 몸 영역으로 확장하기 위해 감정에 대한 신체생리적 방어를 다루는 작업이 필요하다는 점을 알아야 한다. 이렇게 하면 감정을 더 긴 시간 동안 견딜 수 있는 역량이 증가하여 상황이 우리의 웰빙에 미치는 영향을 충분히 파악할 수 있다. 또한 감정이 나타날 때마다 수동적으로 그 감정에 머무르면 재 트라우마를 입을 수 있는 위험이 있는 반면에 몸을 통한 적극적인 작업으로 감정경험을 확장하여 조절하면 재 트라우마의 가능성을 줄일 수 있다.

위의 모든 이유 때문에 몸을 통한 감정경험, 즉 감정경험을 가능한 한 몸의 많은 영역으로 확장하여 감정을 견딜 수 있는 역량을 습득하는 것을 약물치료를 포함한 모든 치료 및 감정을 다루는 작업의 모든 일반적인 방식과 함께 결합하면 다양한 결과를 개선할 수 있는 잠재력을 얻게 된다.

상담 관련 직업에 종사하지 않는 독자들을 위해 이 책은 크고 작은 정서적 어려움을 이해하고 대처하는 데 도움이 되는 자가치유 가이드 역할을 하도록 집필되었다. 자가치유로 이 책을 활용하려는 분들은 치료사라 하더라도 어려운 상황에 처할 경우 반드시 전문가의 도움을 받기를 바란다. 감정에 관한 한 우리가 누구이든 간에 그것을 해결하기 위해서는 항상 다른 사람의 지지가 필요하다는 점을 기억하기를 바란다.

몸을 통한 감정경험 작업을 개발하게 된 나의 개인적, 전문적 여정을 간략하게 공유하고 그 과정에서 나를 도와준 분들께 경의를 표하고 싶다. 그런 다음 책의 장별 개요와 이 책을 최대한 활용하기 위해 사용할 수 있는 전략에 대한 제안을 다루겠다.

몸을 통한 감정경험 작업의 개발

통찰력 있는 책인 「구름 속의 얼굴들Faces in a Cloud」에서 성격이론에서 상호 주관성Intersubjectivity 정신분석가인 애트우드Atwood와 스톨로로Stolorow는 심리학자 프로이드Freud, 융Jung, 라이히Reich가 개발한 다양한 심리학 이론이 이 사상가들의 개인적 역사, 필요, 성격에 의해 형성되었다고 주장한다.[1] 나의 융 분석가인 리처드 오거Richard Auger는 종종 우리가 배울 필요가 있는 것을 가르친다고 말한다. 나의 삶과 내가 선택한 심리학에서의 지향을 되돌아보면, 통합 소매틱 심리학Integral Somatic Psychology, ISP에서 몸을 통한 감정경험 작업과의 관계도 예외가 아니라는 사실을 알게 된다. 나는 모든 치료에서 인지적, 정서적, 행동적 결과를 개선하기 위해 몸을 통한 감정경험을 주요 임상 전략으로 삼아 모든 수준의 정신, 개인적 및 집단적 차원의 몸을 통한 경험에 대한 포괄적인 심리학적 접근법으로 ISP를 개발했다.

나는 인생의 시작이 험난했다. 어머니와 나는 출산 중 거의 죽을 뻔했다. 매우 미숙한 조산사의 보살핌을 받으면서 진통이 길어지는 동안 탯줄이 내 목에 단단히 감긴 채 내 머리에 비해 너무 좁은 산도에 갇혔기 때문이다. 친할머니가 기억하시는 것처럼 우리 둘 다 살아남은 것은 기적이었다. 출산 트라우마는 나를 뇌성마비에 가깝게 만들었고 나는 치료 과정에서 출산 트라우마를 처리하는 동안 경험한 증상과 그 당시의 꿈에서 이 사실을 알게 되었다. 어머니와 나는 긴밀한 유대감을 형성했는데 부분적으로는 이러한 트라우마 경험을 공유했기 때문이라고 생각한다. 생후 10개월부터 5살까지 반복적이고 장기적인 어머니와의 분리를 경험한 것은 아마도 출생 트라우마와 우리 사이의 끈끈한 유대감 때문에 더욱 트라우마가 되었을 것이다. 아버지가 나에게 가한 신체적, 언어적, 정서적 학대까지 더하면 내 역사는 무언가 더해진다고 할 수 있다! 한 번은 이런 꿈을 꾼 적이 있다. 삼엄한 경비가 서 있는 경찰서의 한 방에 들어가서 내가 살면서 겪은 모든 종류의 트라우마에 대한 설명이 담긴 폴더로 가득 찬 서류 캐비넷을 발견하는 꿈이었다.

나는 사람들이 다른 사람들에게 서비스를 제공할 뿐만 아니라 개인적으로도 치유할 수 있는 최적의 환경과 기회를 제공하는 직업을 선택하는 모습에 항상 감탄해 왔다. 특히 정신건강 전문가가 되기로 선택한 치료사들과 훈련과 치료를 위해 선택한 치료 방식에서 이러한 모습들을 목격한다. 나 역시 마찬가지이다.

어릴 적 트라우마로 인해 감정과도 몸과도 연결이 끊긴 나는 음악보다 수학에 더 관심이 많은 똑똑한 아이로 자랐다. 한번은 음악을 좋아하는 여학생과 데이트할 때 음악 감상에 대한 수학적 이론을 자랑스럽게 설명해 준 적이 있다. 그 결과가 어땠는지 상상할 수 있을 거라고 확신한다! 내가 심리학을 전공한 초기부터 자세 통합, 요가, 라이히식 치료Reichian Therapy, 생체 에너지학, 신체역동분석Bodynamic Analysis과 같은 신체 심리치료 시스템에 끌렸던 것은 당연한 일이었다. 이들 분야에서 나는 감정과 기타 심리적 경험에 대한 신체생리적 방어에 대해 처음 배웠고 그러한 방어에 대해 부드럽게 그리고 그렇게 부드럽지 않은 방식으로, 작업하여 머리와 몸을 연결하고 감정에 접속하여 종종 카타르시스적인 방식으로 또는 되돌아가는regressively 방식으로 작업하는 방법을 배웠다.

지크문드 프로이드Sigmund Freud와 동시대 인물인 빌헬름 라이히Wilhelm Reich는 서구에서 신체 심리치료 전통의 창시자로 여겨진다. 그가 개발한 시스템을 라이히식 치료라고 부른다. 생체 에너지 분석과 같은 신체 심리치료 접근법은 라이히안 치료 요법에 기원을 두고 있으며, 신 라이히식 치료로 분류된다. 신체 심리치료 분야는 이제 이러한 신 라이히식 접근법과 다른 치료 양식으로 구성되어 있다. 나의 견해는 신체역동분석Bodynamic Analysis이라고도 알려진 신체역동 소매틱발달심리학Bodynamic Somatic Developmental Psychology을 현재까지 가장 정교한 신체 심리치료 시스템으로 보며, 이는 심리운동psychomotor 기능을 기반으로 주요 수의적인 근육의 심리적 기능에 대한 경험적으로 도출된 지도와 아동기 발달의 7단계에 대한 복잡한 성격 구조 이론을 지니고 있다. 심리학이라는 큰 영역에서 몸에 대한 접근이 아직 제한적이라는 점을 감안하면 이 시스템은 시대를 몇 년 앞선 것이라고 할 수 있다. 나는 수년 동안 근육의 신체역동분석 심리학Bodynamic Analysis psychology과 성격 구조 이론을 가르치면서 많은 것을 배웠다. 아동의 발달 단계별 정서적 욕구에 대한 상세한 지도를 제공함으로써 내 개인적 발전과 전문성 발전에 기여한 신체역동Bodynamic 연구소의 리스베스 마처Lisbeth Marcher와 그녀의 동료들에게 감사를 전한다.[2]

나의 삶에 있었던 많은 생애 초기 트라우마는 몸과 뇌에 엄청난 스트레스와 조절 곤란dysregulation을 초래했으며 그로 인해 소음에 대한 민감성, 수면 부족, 그리고 관계에서의 극단적인 반응성 등을 겪었지만 그것들이 외상 후 스트레스 장애PTSD의 증상일 수 있다는 것을 깨닫지 못한 채 오랫동안 고통스러워했다. 트라우마로 인한 스트레스, 특히 어린 시절의 트라우마로 인한 스트레스는 자율신경계와 그 지배를 받는 내장, 뇌와 척수의 중추신경계 영역에서 높은 수준의 스트레스, 조절 곤란, 반응성을 수반하는 경우가 많다.

나는 자율 조절autonomic regulation을 통해 트라우마를 해결하는 데 초점을 맞춘 소매틱 경험Somatic Experiencing(SE)이라는 신체 지향적인 트라우마 치료 훈련을 받은 것이 큰 도움이 되었다. 이후 창시자인 피터 레빈Peter Levine 박사를 대신해 SE를 전 세계에서 가르쳤다. 이러한 경험은 트라우마에 의한 스트레스 증상을 치유하는 데만 도움이 되었을 뿐만 아니라 몸을 통한 감정경험emotional embodiment 작업을 개발하는 실험실 역할도 했다. 그의 저서 「호랑이를 깨우다: 트라우마 치유Waking the Tiger: Healing Trauma」가 출판된 지 20년이 넘은 지금도 여전히 해당 분야에서 베스트셀러가 되고 있는 피터 레빈Peter Levine 박사는 놀라운 지성의 더없이 뛰어난 임상가이다.[3] 그는 트라우마에 의한 스트레스 증상의 원인이 되는 고도로 각성된 자율신경계를 하향 조절하는 데 대가이다. 나는 이 특별한 분에게 개인적으로나 전문적으로 많은 것을 빚지고 있으며 심리학 분야의 경력을 시작하던 초기에 그를 만난 것에 매우 감사하고 있다.

마이클 시어Michael Shea 박사로부터 받은 생체역동 두개천골 치료요법Biodynamic Craniosacral Therapy 훈련은 다른 사람들과 나의 뇌와 척수의 중추신경계 영역에서 스트레스와 조절 곤란을 직접 다루는 방법을 이해하는 데 도움이 되었다.[4] 뇌와 척수의 핵심 영역은 출생 및 생애 초기의 유기 트라우마와 같은 심각한 트라우마로 인해 점점 더 조절 곤란을 겪게 되는데 나 역시도 이러한 경험을 가지고 있다. 또한 생체 역동 두개천골 치료 요법은 트라우마의 강도가 심각할 때 점점 더 조절 곤란이 될 수 있는 양자quantum 수준 또는 아원자subatomic 수준에서 깊이 있게 몸과 작업하는 방법을 가르쳐주었다. 이 접근법은 또한 몸의 환경 속에서 몸을 공동체의 치유 에너지와 다시 연결하는 방법을 가르쳐주었으며 이 연결은 트라우마의 심각성에 영향을 받아 트라우마의 더 큰 혹은 더 적은 정도로 손상될 수 있다.

나는 비즈니스 학자로서, 심리학에 대한 정식 교육에 관심을 두기 전 그리고 이후 임상 심리학자가 되기 위한 교육과 훈련을 받는 동안에도 감정에 접속하고 감정을 조절하며 몸을 감지하는 데 많은 어려움을 겪었다. 이를 계기로 감정과 그 신체생리에 대한 연구 결과를 심층적으로 연구하도록 동기를 부여했으며, 특히 정서 신경과학과 신체 심리치료 패러다임에 대한 연구를 통해 내담자와 나 자신을 위해 감정과 몸에 접속하고 더 잘 작업하는 방법에 대한 단서를 찾게 되었다.

라이히식 치료, 생체 에너지 요법Bioenergetics, 신체역동 분석과 같은 신체 심리치료는 주로 근육 신경계의 신체 방어 기능을 활용하여 감정에 접근하고 표현한다. 최근에는 신체 심리치료의 초점이 자율신경계의 역할까지 포함하도록 확장되었다. 예를 들어 소매틱 경험Somatic Experiencing은 자율신경계의 방어 및 조절 곤란을 다루어 감정에 접속하고 조절하는 데 더 중점을 둔다. 마음챙김에 기반한 스트레스 감소와 같은 동양의 명상법에 기반한 접근 방식은 마음챙김 연습을 통해 감정을 다룬다. 상호 주관성의 정신분석 접근법과 클라인의 정신분석 접근법, 융의 분석 심리학은 주로 인지를 통해 감정을 다룬다. 인지 행동 접근법은 인지와 행동을 통해 감정을 조절한다. 그리고 바디워크와 에너지워크의 접근 방식으로 수행되는 미세한 작업은 각각 몸 또는 에너지를 조절하여 감정을 조절한다. 이들은 모두 다양한 임상 문제를 가진 내담자들을 돕는 데 효과적인 증거 기반 또는 시간과 현장에서 검증된 방법들이다. 하지만 적어도 일부 내담자들에게는 이러한 접근 방식이 감정을 다루는 작업에 다소 부족하거나, 시간이 오래 걸리거나, 감정 작업을 다루는 데 있어 불완전하다는 것을 알게 되었다. 특히 내게는 그랬다!

내가 감정 신경과학, 특히 몸을 통해 경험된embodied 인지라는 분야에서 감정의 신체생리를 심도 있게 연구하면서 여러 가지 놀라운 사실들을 발견했는데 그중 하나는 지난 20년 동안 감정의 신체생리와 인지의 신체생리에 대한 우리의 이해가 패러다임 전환을 겪으면서 이전의 발견들을 뒤집어 놓았다는 사실을 인식한 것이었다. 또한 감정과 인지의 신체생리에 대해 우리가 이해한 것 중 심리학 임상에, 심지어 신체 심리치료 시스템에도 통합된 것이 거의 없다는 사실에 놀라웠다. 또한 감정에 관한 대부분의 연구가 분노와 슬픔과 같은 제한된 수의 기본 감정에 초점을 맞추고 있으며 내가 감각운동 감정sensorimotor emotions이라고 부르기 시작한 더 많은 수의 항상 존재하는 감정, 즉 자신이 처한 상황에 대해 단순히 좋은 느낌 또는 나쁜 느낌을 느끼는 것과 같은 감정을 간과하고 있다는 점을 알게 되었다. 마지막으로, 몸을 통해 경험된 내재된 인지embodied and embedded cognition와 몸을 통해 경험된 실행적인 감정embodied and enactive emotion에 대한 새로운 연구 패러다임에서 정서 신경과학의 최근 발견은 치료 양식 전반에 걸쳐 인지적, 정서적, 행동적 결과를 개선하는 데 있어 몸을 통한 감정경험 작업의 효과에 대한 상당한 이론적 증거와 경험적 증거를 제공한다. 나는 이 결과를 어느 정도 경험적으로 발견해 왔다.

어떠한 작업도 그 자체로, 독립적으로 존재하지 않는다. 그것은 항상 과거로 깊이 뻗어 있는 어깨들의 피라미드 위에 서 있다. 나는 내가 받아온 감정, 인지, 행동의 상호 연관된 신체생리 교육에 감사해야 할 많은 분들이 있으나 이 축적된 지혜의 피라미드 꼭대기에 있는 분들께 감사하는 것으로 한정하겠다. 나는 신경과학자 안토니오 다마지오Antonio Damasio(그의 계보를 잇는 버드 크레이그Bud Craig가 최근 뛰어난 업적을 남기고 있다.)와 신경과학자이자 정신신경면역학자인 캔디스 퍼트Candace Pert에게서 뇌뿐 아니라 몸이 감정에 관여한다는 사실을 배웠다.[5,6,7]

여러 석학들의 연구를 통해 감정, 인지, 행동은 뇌뿐만 아니라 몸과 환경의 기능이며 인지, 감정, 행동은 뇌와 몸의 생리에서 근본적으로 분리될 수 없고 몸을 통해 감정경험을 하면 인지와 행동을 개선할 수 있으며 감정은 역동적이고 예측 가능하다는 사실을 배웠다. 뛰어난 인재들에는 시카고 대학의 유진 젠들린Eugene Gendlin[8], 오리건 대학의 마크 존슨Marc Johnson[9], 노스이스턴 대학의 리사 펠드먼 배럿Lisa Feldman Barrett[10], 버나드 대학의 시안 베이록Sian Beilock[11], 영국 엑서터 대학의 지오바나 콜롬베티Giovanna Colombetti[12], 밴쿠버 브리티시 컬럼비아 대학의 에반 톰슨Evan Thompson[13], 매디슨 위스콘신 대학의 폴라 니덴솔Paula Niedenthal[14], 스위스 바젤 대학의 레베카 후펜딕Rebekka Hufendiek[15]등이 이에 속한다.

감정을 효과적으로 다루려면 견뎌낼 수 없거나 수용할 수 없는 감정에 대한 심리적 방어에 대한 이해와 감정적 경험에 대한 적절한 외부 지지가 필요하다. 나는 운이 좋게도 칼 로저스Carl Rogers의 인본주의 심리학, 프리츠 펄스Fritz Perls의 게슈탈트 치료, 하인츠 코후트Heinz Kohut의 자기 심리학, 멜라니 클라인Melanie Klein의 대상 관계, 로버트 스톨로로Robert Stolorow의 상호 주관성 정신분석 등 한 가지가 아닌 여러 심리치료 양식에서 감정에 대한 심리적 방어와 감정을 지지하는 방법을 배울 수 있었다.

나는 인도에서 자랐고 스물여섯 살에 고등 교육을 위해 미국으로 이주했다. 나는 꿈이 집단의 의미 있는 메시지로 여겨지는 가정에서 자랐다. 우리 문화에서는 개인의 양자 에너지 몸이 실재하며 개인의 경험은 집단에 깊이 내재되어 있고 집단에 의해 형성된다. 따라서 심리학 공부를 시작할 때부터 인간 정신에 대한 폭넓은 관점 가진 융 학파 심리학에 끌리는 것은 당연한 일이었다. 또한 결국에는 힌두 철학의 한 학파인 아드바이타 베단타Advaita Vedanta라는 동양 심리학으로 다시 이끌린 것도 자연스러운 일이었다. 아드바이타 베단타는 융 학파 심리학의 모든 수준의 심리를 통합하는 것 외에도 개인은 궁극적으로 집단과 분리될 수 없으며 동일하다고 이론화한다.

경험 중 가장 어려운 감정을 다루는 작업을 하려면 감정에 영향을 미치는 정신의 모든 수준 즉 신체, 에너지, 집단을 다루는 작업을 해야 하는 것은 당연하다. 융 학파 심리학, 아드바이타 베단타[16], 요가, 랜돌프 스톤의 극성 치료 요법Randolph Stone's Polarity Therapy[17], 생체역동 두개천골 치료 요법[18]은 감정과 관련된 정신의 모든 수준을 다루는 작업을 시작하는 데 필요한 이해와 도구를 제공해 줬다. 심리적 건강을 위한 상호 주관성의 정신분석, 개별화individuation를 위한 융 학파 심리학, 깨달음을 위한 아바이타 베단타에서는 경험 속에서 상반된 감정을 더 많이 수용할 수 있는 역량을 개발하거나 정서 수용역량을 키우는 것이 강조된다. 이러한 다양한 시스템들이 정서 수용역량에 중요도를 둔다는 점을 인식하면서, 정신에 대한 포괄적인 접근 방식인 ISP의 더 넓은 치료 작업 구조에서 핵심 임상 전략으로 몸을 통한 감정경험 작업emotional embodiment work을 개발하던 초기에 영감을 받았다.

내가 20년 전에 감정경험을 견딜 수 있는 더 큰 역량을 키우는 데 초점을 맞춘 몸을 통한 감정경험 접근법을 치료 도구로 개발하기 시작했을 때는 이에 대한 근거가 되는 오늘날의 과학적 증거의 혜택을 누릴 수 없었다. 그 이후 감정과 인지 모두에서 몸의 역할에 대한 우리의 이해에는 사실상 혁명이 일어났다. 내가 이 연구를 시작했을 때 두 가지 간단한 아이디어를 바탕으로 발전시키고자 했다. 첫 번째 아이디어는 상호 주관성의 정신분석학, 융 학파 심리학, 아바이타 베단타에 대한 연구를 바탕으로 감정을 견딜 수 있는 역량을 개발하는 것은 좋은 일이라는 것과 뇌와 신체 생리 전체를 활용해 감정경험을 더 견딜 수 있게 할 수 있다는 것이다. 두 번째 아이디어는 감정의 신체생리에 대한 초기 연구, 특히 신경학자 안토니오 다마지오Antonio Damasio와 분자 과학자 캔디스 퍼트Candace Pert의 연구를 통해 뇌와 신체 생리의 대부분이 감정경험의 생성에 관여할 수 있다는 사실을 알게 된 후 발전시켰다. 또한 여러 신체심리치료 접근법을 통해 견딜 수 없는 경험에 대한 다양한 신체생리적 방어가 뇌와 몸 모두에 형성되어 고통을 줄일 수 있다는 사실도 알게 되었다.

나와 내담자들의 감정경험을 관찰하면서 두려움과 같은 감정경험은 사람마다 다른 신체 부위에서 발생할 수 있고, 같은 사람이라도 때때로 가슴, 다리, 배, 머리 또는 뇌 등 다른 부위에서 발생할 수 있다는 사실을 알게 되었다. 예를 들어 한 내담자에게 두려움을 느끼는 부위가 어디냐고 물었을 때 처음에는 뇌에서만 느껴진다고 답한 적이 있다. 머리에서 몸으로 확장되는 경험에 대해 근육이 방어막을 형성할 수 있는 목 뒤쪽을 만져보라고 했더니 얼마 지나지 않아 몸 전체에 공포가 느껴진다는 사실에 내담자는 놀라워했다.

이러한 관찰은 나와 내담자들이 뇌와 신체 생리의 극히 일부에서만 나타나는 힘든 감정을 해결하는 데 종종 어려움을 겪는다는 관찰과 함께, 힘든 감정의 에너지를 뇌와 신체 생리의 더 많은 곳에서 처리하면, 말하자면 더 큰 용기에 처리하면 감정을 더 견디고 처리하고 완성할 수 있지 않을까 하는 생각으로 이어졌다. 나중에 고객들에게 설명하겠지만, 힘든 감정경험을 몸을 통해 경험하도록 동기를 부여하기 위해서는 가방을 한 손보다 두 손으로 들 때 더 쉽게 들 수 있는 것처럼 감정을 더 많은 신체 부위에 전달할 때 감정을 더 쉽게 견딜 수 있다.

따라서 몸을 통한 감정경험 작업은 나의 전문성과 개인적 성장에 매우 중요한 역할을 해왔다. 새로운 임상 경험과 새로운 지식의 흐름에서 계속 진화하는 이러한 융합에 매우 만족하고 있다. 몸을 통한 감정경험은 확실히 나와 내담자들, 훈련생들, 그들의 내담자들에게도 도움이 되었다. 이 책을 쓰면서 나는 전 세계의 정신건강 전문가와 일반인 등 가능한 한 많은 사람들과 이 작업을 공유할 수 있기를 기대한다.

이 책의 개요

이 책은 이 분야에 대한 개요(1부 '개요' 1~4장), 그 기반이 되는 이론에 대한 탐구(2부 '이론' 5~9장), 몸을 통한 감정경험 처리 과정에 관한 세부 사항(3부 '몸을 통한 감정경험 4단계' 10~14장)의 세 부분으로 구성되어 있다.

1부의 1장부터 4장까지는 이 작업에 대한 더 실질적인 소개를 제공한다. 다양한 임상 상황과 다양한 수준의 정서 수용역량 또는 감정경험을 견딜 수 있는 역량을 가진 내담자를 대상으로 이론, 기본 개념, 몸을 통한 감정경험의 실제, 그리고 그 이점에 대한 소개를 다양한 임상 사례를 통해 설명한다. 1장에서는 감정과 감정 강도가 높고, 감정의 폭이 넓고 깊으며, 감정 처리의 주기가 긴 정서 수용역량이 높은 내담자에 초점을 맞춘다. 2장에서는 감정과 감정 강도가 낮고, 몸에서 감정이 좁고 피상적으로 확장되며, 감정 처리 주기가 짧은, 정서 수용역량 스펙트럼의 반대편에 있는 내담자와의 작업에 중점을 둔다. 3장에서는 인지, 정서, 행동, 신체, 에너지, 영적 결과의 개선과 같이 몸을 통한 감정경험으로 얻을 수 있는 이점을 강조하는 임상 사례를 다룬다. 또한 이 장에서는 장기적인 작업에서 몸을 통함 감정경험의 임상 사례와 이 방식에서 있을 수 있는 한계를 다룬다. 4장에서는 뇌와 신체 생리의 상당한 조절 곤란dysregulation을 수반하는 심각한 트라우마 치료에서 몸을 통한 감정경험 작업의 임상 사례에 초점을 맞춘다. 1부를 읽고 나면 독자들이 이 접근 방식을 적절히 이해하여 자신과 다른 사람들에게 몸을 통한 감정경험 처리 과정을 시작할 수 있기를 바란다.

 2부 이론 섹션의 5장부터 9장까지는 몸을 통한 감정경험 처리 과정의 근거가 되는 과학적 증거를 다룬다. 5장에서는 감정의 신체 생리를 자세히 다루고 감정의 생성과 경험이 뇌와 신체 생리의 전체와 관련될 수 있음을 밝힌다. 6장에서는 인지, 감정, 행동이 뇌뿐만 아니라 몸과 환경에 어떻게 의존하는지, 이 세 가지가 뇌 생리 및 몸 생리에서 발생하기 때문에 얼마나 분리될 수 없는지에 대한 새로운 증거와 이러한 연구 결과가 몸을 통한 감정경험 작업에 주는 함의를 다룬다. 7장에서는 뇌 생리 및 몸 생리에서 감정이 생성되고 방어되는 7가지 생리적 역동, 즉 몸을 통한 감정경험을 할 때 관찰하고 조작할 수 있는 역동의 틀을 다룬다. 8장에서는 5장,

6장, 7장에서 다룬 연구 결과와 신체생리적 조절의 간단한 모델을 바탕으로 감정경험을 확대하면 그 경험을 견딜 수 있는 역량이 향상된다는 이 책의 중심 논지를 전개한다. 9장에서는 내담자와의 첫 세션에서 몸을 통해 경험할 수 있는 감정경험의 범위를 넓히기 위해, 항상 존재하지만 종종 간과되는 감각운동 감정sensorimotor emotions, 즉 단순히 좋은 느낌 또는 나쁜 느낌을 포함한 다양한 종류의 감정에 관해 설명한다.

 10장부터 14장까지의 3부에서는 몸을 통한 감정경험의 핵심에 초점을 맞춘다. 10장의 '상황'에서는 상황을 파악하고 처리하여 감정적인 반응을 이끌어내는 방법을 설명한다. 11장의 '감정'에서는 감정에 접속하기 위해 감정에 대한 심리적 방어, 생래적 방어를 다루는 다양한 방법과 자신과 타인의 감정경험을 지지하는 방법을 다룬다. 12장의 '확장'에서는 감정에 대한 신체생리적 방어에 접근해서 작업하는 방법과 뇌 생리 및 몸 생리의 다양한 부분을 활용하여 감정경험을 가능한 한 몸의 많은 부분으로 조절된 방식으로 확장하는 방법을 살펴본다. 13장의 '통합'에서는 통합의 선택적 단계를 다룬다. 이 장에서는 몸을 통한 감정경험 처리 과정에서 자동으로 발생할 수 있는 신체생리적 에너지 개선, 집단적 에너지, 인지 및 행동 변화와 같은 특정 자원을 사용하여 감정경험을 보다 안정적이고, 담아낼 수 있고, 견딜 수 있게 만들고 증상을 신속하게 해소하는 방법을 설명한다. 14장의 '대인관계 공명'에서는 인간이 단거리 생체 전기 및 생체 자기 에너지와 장거리 양자 에너지를 통해 서로 직접 정보를 교환할 수 있는 생래적인 능력을 갖추고 있다는 증거들을 다룬다. 이 장에서는 대인관계 공명을 이용해 다른 사람의 감정 상태를 이해하고 지지하는 방법을 설명한다.

마지막 장의 제목은 '결론, 미래'에서는 몸을 통한 감정경험과 관련된 신경학 연구의 흥미로운 주제와 모든 치료의 결과를 더욱 개선하기 위해 미묘하거나 양자 수준, 집단적 수준과 같은 새로운 차원을 추가할 수 있는 몸을 통한 감정경험 처리 과정을 다룬다.

시간이 부족하거나 이론에 대한 인내심이 부족한 독자는 1부부터 시작하여 2부를 건너뛰고 바로 3부로 넘어간 다음 2부로 돌아와서 몸을 통한 감정경험의 이론적 토대에 대해 자세히 알아보는 것이 좋다. 이 책을 읽는 즉시 자신과 다른 사람들과 함께 몸을 통한 감정경험을 시작하시기를 적극 권장한다. 우리는 항상 감정을 생성하고 있으며, 크고 작은 힘든 감정경험은 매일 일어나고 있다. 무엇을 망설이고 있는가? 불쾌한 감정경험을 몸으로 확장하는 것이 꺼려진다면 즐거운 경험을 시험 삼아 시작해 보자.

몸을 통한 감정경험 처리 과정 방법을 전달하는 매체로서 글과 그림이 포함된 책은 한계가 있으므로 이러한 한계를 극복하기 위해 몸을 통한 감정경험 작업의 전체 시연 세션 동영상과 몸을 통한 감정경험 단계들을 설명하는 짧은 동영상을 온라인에서 무료로 안전하게 접근할 수 있도록 마련했다. www.integralsomaticpsychology.com을 방문하여 'Books', 'Embodying Emotion', 'Free Additional Digital Media Resources'를 차례로 클릭한 후 등록하면 이 무료 온라인 자료에 접근할 수 있다.

1부

개요

. . .

1부에서는 다양한 치료 사례와 그 결과를 살펴보면서 몸을 통한 감정경험하기의 이론, 개념, 방법 및 그 이점에 관해 다룬다.

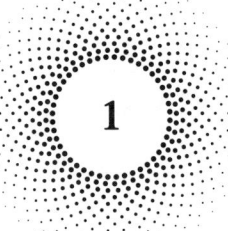

시작

...

요약: *몸을 통한 감정경험하기 처리 과정이 시작되는 초기 단계부터 감정 강도가 높은 수준의 치료 사례를 살펴보면서 개념, 방법, 결과에 대해 살펴본다.*

몸을 통한 감정경험 작업에 대한 이해를 돕기 위해 실제 사례로 시작해 보겠다. 1장과 2장에서는 몸을 통한 감정경험의 치료 사례들을 살펴보면서 접근 방식의 기초가 되는 몇 가지 핵심 개념을 다루고 독자들이 이 책과 함께 시간이 지남에 따라 작업이 어떻게 발전되는지 느낄 수 있도록 할 것이다. 1부에서는 몸을 통한 감정경험하기의 구체적인 기법에 대해 다루지 않고 3부에서 관련된 자세한 기법을 확인할 수 있다.

나는 이번 장에서 다루는 높은 수준의 감정을 경험하는 내담자와의 작업 사례에서 몸을 통한 감정경험하기의 치료 효과를 처음 알게 되었고, 다음 장에서 다루는 낮은 수준의 감정을 경험하는 내담자와의 작업 사례에서는 몸을 통한 감정경험하기의 효과가 얼마나 폭넓고 다양한지 배우게 되었다. 사례의 일부 이름과 사는 지역은 익명을 요청한 분들을 존중하기 위해 변경하였다.

페트라의 사례
목소리와 공황발작

페트라는 일곱 살에 공황발작이 시작되었다. 기억에 따르면 그녀는 방에서 혼자 놀고 있었는데 오른쪽 아랫배에서 들려오는 목소리를 들었다고 한다. "페트라, 이제 네가 죽을 시간이다!" 이것이 공황발작, 우울증, 학교생활의 어려움, 고등학교 졸업 후 저임금 직장에서의 스트레스 등 14년간의 고통이 시작되는 순간이었다. 페트라는 하루에 최대 12시간 동안 일하고, 집에 와서 먹고, 잠을 잤다. 그녀는 집에 있음에도 안전하다고 느끼지 못해 부모님이 집 밖으로 나가는 것을 원치 않았다. 그녀를 처음 만났을 때 나는 네덜란드에서 6일간의 교육을 진행하고 있었다. 첫째 날이 끝날 무렵에 훈련 과정의 조교였던 그녀의 삼촌은 나에게 페트라를 만나서 도움을 줄 수 있는지 만나달라고 부탁했다.

나는 첫 만남에서 그녀의 부모님이 의기소침해 있던 점이 특히 기억에 남는다. 그들이 희망적이지 않은 것은 당연했다. 페트라는 그들에게 외동딸이었기에 그녀를 돕기 위해 의사, 정신과의사, 정신분석가를 만나 할 수 있는 모든 것을 다 해 보았다. 21살의 나이에 페트라는 이미 두 번의 정신분석 치료를 받았고 여러 가지 약물을 복용하고 있었다. 나는 짧은 체류 기간 동안 최대 두 번 만날 수 있고 내가 소개해 준 치료사와 후속 작업을 해야 할 수도 있다고 말하자 페트라는 더 이상 심리치료를 받고 싶지 않다는 의사를 분명히 밝혔다. 나는 우리가 함께하는 작업이 끝난 후 적절한 보살핌을 받기 위해 다른 치료사를 만나는 데 동의해야 한다고 주장하는 대신에 과정 중에 내가 가르쳐 준 것들을 실천한다면 훨씬 더 나은 결과가 있을 수 있다고 그녀에게 말해 주었다.

2004년 인도양 쓰나미 생존자들을 위한 인도 어촌 마을에서의 치료 작업을 통해 나는 내담자들이 자신의 치유에 적극적으로 참여할 수 있다는 점을 배웠다.[1] 나는 그 엄청난 자연재해 발생 후 2년 동안 5명의 국제 치료사 팀을 이끌고 타밀나두주의 생존자들과 그들의 회복을 위한 치료, 교육, 훈련을 제공했다. 후속 설문조사에 따르면 치료 세션 동안 배운 기법들을 실천했다는 응답자들의 증상이 더 많이 완화되었다고 보고할 가능성이 훨씬 더 높은 것으로 나타났다.

페트라의 삼촌은 그녀가 태어난 직후 생명을 위협하는 선천성 대장 결손을 치료하기 위해 두 번의 수술을 받았다고 말했다. 그녀가 들었던 사망 시간을 알리는 목소리와 관련된 것이 바로 그것이었다. 나는 그녀의 공황발작이 형성되는 데 그 부분과 어떻게 관련되어 있는지 궁금했다. 내 경험과 내가 치료했었던 사람들의 경험을 통해 증상은 많은 경우에 가장 큰 트라우마를 입은 몸 부위에서의 기능장애 패턴과 관련이 있다는 사실을 알게 되었다. 내 경험의

1. 시작

예를 들어보면 출생 당시 머리에 비해 너무 작은 산도에 오랫동안 갇혀 죽을 뻔했기에 신체적 스트레스나 정서적 스트레스가 어느 정도 이상으로 증가할 때마다 오른쪽 머리가 수축되고 불편해지는 경향이 있다. 이 증상이 예전보다는 감소했으나 지금도 여전히 그 증상이 느껴진다.

나는 페트라에게 생명을 구하는 수술에서 해결되지 않은 트라우마 패턴이 공황발작과 관련될 수 있다고 설명해 주었다. 그녀의 두 정신분석가 중 한 명은 이미 그런 연관성을 발견한 적이 있었기 때문에 그녀는 놀라지 않았다. 나는 그녀에게 에너지가 트라우마를 경험한 몸 부위에 집중되어 그 강도가 증가하여 상한선에 도달하여 공황발작과 같은 증상이 유발되면서 그 강도를 낮추고 완화하려는 현상은 흔한 일이라고 말해 주었다. 증상이 형성되는 강도의 수준을 증상 임계점 symptom threshold이라고도 한다. 설명 후 그녀에게 치료법과 자가치유 프로토콜을 다음과 같이 제안했다. 그녀가 일상에서 스트레스를 느낄 때마다 그것의 원인과 관계없이 스트레스가 증상 임계점을 넘어 오른쪽 하복부에 쌓이고 응축되지 않도록 스트레스를 분산하는 방법을 배우고 연습해야 한다. 그렇게 되면 그 목소리가 유발되어 그에 따른 공황발작이 일어날 수 있기 때문이다.

우선 그녀의 상사가 스트레스의 원인이 되는 경우가 많았기에 업무 상황에 대처하는 방법을 연습하기로 했다. 그녀가 상사와 상호작용을 할 때의 어려움을 상상한 다음 오른쪽 하복부에 수축, 각성, 스트레스, 불편감이 쌓이는 느낌을 알아차려 보도록 했다. 그녀에게 복부와 다리의 신체생리적 방어로서 복부에서 느껴지는 불쾌한 각성, 스트레스, 불편함을 다리의 주변 영역으로 다시 나누어 보내도록 안내하고 알아차림, 의도, 움직임, 셀프 터치라는 간단한 도구를 활용하도록 했다. 나는 그녀에게 이 방법이 복부 부위의 불쾌감 강도를 완화하는 데 어떻게 도움이 되었는지 주의를 기울여 보면서 결국 그 부위가 어떻게 안정되는지 지켜보도록 안내했다. 이 모든 과정은 그리 오래 걸리지 않았다. 나는 그녀에게 원인과 관계없이 스트레스를 받는다고 느낄 때마다 세션 중에 했던 작업을 매일 연습하도록 안내하고 훈련 과정 마지막 날인 5일 후에 다시 만나기를 제안했다. 치료를 받는 동안 페트라는 내 제안을 충분히 수용하는 모습을 보였지만 오랜 시간 동안 증상 완화 없이 고통을 받아왔던 그녀였기에 다소 회의적인 모습도 이해가 됐다.

5일 후 페트라를 만났을 때 나는 그녀에게서 변화가 있음을 느꼈다. 기분이 한결 나아진 것처럼 보였다. 나는 페트라에게 이전 세션에서 배운 내용을 실천할 수 있었는지, 그 이후 그녀 자신에게 어떤 변화가 있었는지를 물어보았다. 그녀는 규칙적으로 '그 연습'을 했다고 했으며 그녀의 어머니는 딸의 에너지가 어떻게든 더 좋아진 모습을 볼 수 있었다고 말했다. 하지만 그다음에 그녀가 한 말은 나를 더욱 놀라게 했다. 페트라는 평생 심한 변비로 고통을 받아왔고 일주일에 한두 번만 그것도 아주 힘들게 배변할 수 있었으나 우리의 세션 이후 매일 아침 쉽고 규칙적으로 배변을 할 수 있게 되어 크게 안도감을 느끼게 되었다고 한다. 그녀는 '그 연습'이 실제로 효과가 있었던 것 같다고 말하며 그 연습을 가능한 한 자주

1. 시작

하고 있다고 덧붙였다. 이제 그녀는 '그 방법'을 진심으로 신뢰하게 되었고 그것에 대해 더 배우고 싶어 했다.

첫 번째 세션 중에 내가 관찰했던 그녀에게 효과가 좋았던 작업을 바탕으로 그녀에게 알려 준 방법은 간단했다. 복부에 스트레스가 쌓이는 것을 느낄 때마다 다리를 움직여 다리의 쪼이는 느낌을 풀어주는 것이다. 그런 다음 한 손은 복부에 다른 한 손은 한쪽 다리에 올려 에너지를 아래로 끌어내리고 복부와 다리 사이에 더 고르게 분산시킨 후 반대쪽 다리에 손을 올려 동일한 작업을 한다. 그런 다음 몸에서 일어나는 변화, 특히 더 나아진 변화를 관찰한다. 예를 들면 높은 수준의 각성이 자연적으로 내려가고 몸이 전반적으로 더 나아진 느낌이 있을 수 있다.

몇 년 후, 일부 내담자들이 긍정적인 변화가 장기적으로 지속되거나 심각한 증상이 빠르게 변화하는 것은 이제 나에게 더 이상 페트라를 만났을 때만큼 놀랍지 않게 되었다. 천식, 편두통, 만성 통증과 같은 증상들이 심리생리적psychophysiological 원인일 때도 마찬가지다. 사람들은 낮은 수준의 정서적 스트레스에서도 만성 피로와 같은 심각한 심리생리적 증상이 형성될 수 있다. 예전에 '심인성psychosomatic'이라고 불렸던 심리생리적 증상은 심리적 상태에 의해 발생하거나 악화되는 신체적인 증상이다. 심인성 증상이라는 용어가 머릿속에만 존재한다는 부정적인 의미를 지니기 때문에 이 책에서는 '심인성 증상' 대신 '심리생리적 증상'이라는 용어를 사용한다. 몸이 더 많이 담아줄 수 있는 컨테이너가 되거나 더 큰 공간이 되어, 몸에서 정서적 스트레스가 더 분산되고 조절되는 방식으로 경험하는 방법을 익히게 되면 여러 가지 유익한 결과를 얻을 수 있다.

- 감정적 고통에 대한 더 큰 수용력을 만들어낼 수 있으며 이는 증상이 형성되는 임계점이나 수용역량의 수준을 증가시키는 데 도움이 된다.

- 스트레스와 조절 곤란dysregulation의 수준을 낮추고 유기체 전체의 자기 조절 수준을 높일 수 있다.

- 몸과 환경 간의 연결을 증가시켜 대인관계를 통해 조절되는 상호작용 조절interactive regulation의 가능성을 개선할 수 있다.

- 증상을 더 빠르게 해결하고 치료 기간을 단축할 수 있다.

- 전반적인 시스템이 더 회복탄력성을 지니게 되어 스트레스 요인에 직면했을 때 증상이 쉽게 발생하지 않고 증상이 발생하더라도 더 빠르게 해결될 수 있다.

그 당시에는 지금보다 아는 것이 적었던 나는 페트라의 변비 증상이 치료된 것에 대해 내담자가 치료사나 치료법을 이상화하여 뜻밖의 치료가 되는 '전이 치료transference cure'의 가능성을 배제하지 않았다. 전이 치료의 결과는 그 변화가 지속되지 않는다. 페트라와의 두 번째 세션에서 나는 다음 날 출국하기 전에 그녀와 내가 할 수 있는 작업에 집중했다. 페트라는 단 일주일 만에 이룬 성과에 고무되어 두 발로 뛰어들어 많은 일을 할 준비가 되어 있는 것처럼 보였다. 삶에서 스트레스가 많은 상황을 처리하기 시작하자 그녀는 두려움이라는 감정이 가슴 영역에서 더 일관되게 나타난다고 말했다. 감정은 많은 경우에 몸의 가슴 영역에서 가장 먼저 나타난다. 몸에서 두려움을 바로 느낄 수 있었다는 점은 두려움이라는 힘든 감정에 직면했을 때 몸이 차단되지 않을 수 있는 더 큰 역량이 개발되었다는 좋은 신호였다. 사람들이 감정을 처리하는 데 몸을 더 많이 활용하는 법을 배우게 되면 스스로 치유를 지속할 수 있어서 더 큰 정서 수용역량이 개발되는 것은 드문 일이 아니다.

감정은 어떤 상황이 몸 전체의 웰빙에 미치는 영향이나 충격을 평가하는 것으로 생각할 수 있다.[2] 이는 충격이 몸 전체에 걸쳐서 분산될수록 주관적으로 더 수월하게 견뎌낼 수 있다는 점을 의미한다. 우리는 수축과 같은 신체적 방어와 에너지적 방어를 사용하여 감정을 몸의 몇 군데로 제한하여 대처하는 방식의 경향이 있다. 우리는 종종 이런 고통 감소 전략에 의존하는 경향이 있으며, 이는 필요한 고통을 줄이려는 잘못된 시도이다. 불쾌한 경험을 피하려고 하는 우리의 공통점을 고려한다면 이는 너무나 당연한 일이다. 수축, 낮은 각성 또는 무감각과 같은 감정에 대한 신체적 방어와 에너지적 방어는 뇌와 몸의 조절과 신체적 및 심리적 웰빙에 필수적인 다양한 흐름(혈액, 신경계, 림프, 세포사이액, 세포내액, 전자기 및 양자 에너지)을 방해할 수 있다. 이 맥락에서 '몸을 확장하기'의 의미는 신체적 방어와 에너지적 방어를 해제하는 작업을 통해 몸의 한 영역에서 다른 영역으로 흐르는 생명 유지에 필요한 모든 흐름을 개선하고, 감정경험을 몸의 더 많은 부분으로 분산시켜 견딜 수 있게 만들고, 뇌와 몸 전체의 조절 수준을 개선하여 심리생리적 증상을 해결하는 것이다.

나는 페트라에게 두려움의 감정을 확장하기 위해 몸을 '확장'하는 방법을 알려주고, 두려움에 머무르면서 몸의 더 많은 곳에서 감각을 견디는 방법을 알려주면서 두려움의 수준과 심리생리적 각성 수준도 매우 높아져서 페트라가 너무 빨리, 너무 많이 열도록 도와준 것이 아닌가 하는 생각이 들었다. 그래서 그녀가 세션 중이나 세션 후에 회복 불능이 되거나 무너질까 봐 매우 걱정되었다.

페트라와 나, 그리고 세션을 지켜보던 그녀의 삼촌과 함께 두려움이 공포로 바뀌는 것을 오랫동안 지켜보았다. 이는 우리가 처음 시작했을 때의 상황과 비교하면 분명히 불균형적인 반응이었다. 나는 페트라가 고통의 주관적인 강도를 줄이기 위해 몸 안에서 경험하는 것과 주변에서 알아차리는 것 사이에서 그녀의 주의를 분산시키도록 했다. '내 몸은 두렵지만 나는 두렵지 않아.' 같은 진술을 하면서 마음챙김mindfulness이 되도록 했다. 나는 그녀의 두려움을 선천적 결함과 수술로 인해 출생 후 죽을지도 모른다는 두려움으로 해석하고 두려움을 담을 수 있는 의미 있는 틀을 제공했다. 현재의 알 수 없는 것에 대한 두려움이 아니라 과거의 어떤 것에 대한 두려움 반응이라는 맥락으로 이해했다.

그녀의 공포에 대한 신체생리적 방어와 심리적 방어를 다루는 데 집중하는 작업을 가장 중요시하여 가능한 한 조절되는 방식으

1. 시작

로 몸을 확장하여 감정을 최대한 많은 몸의 부분(가슴의 다른 부분, 복부, 팔, 다리, 머리, 목, 척추, 뇌, 앞면, 뒷면)에 분산시킬 수 있도록 했다. 이는 두려움과 같은 불쾌한 감정의 발생과 경험에 내재된 신체생리적 스트레스와 조절 곤란 상태를 관리하기 위한 것이지 제거하기 위한 것이 아니다. 이 모든 것의 목적은 페트라가 가능한 한 조절되고 감정을 견딜 수 있는 경험을 하도록 하는 것이다.

몸이 감정에 관여한다는 개념은 뇌만 감정경험에 관여한다고 배워온 사람들에게는 이상하게 들릴 수 있다. 감정에서 몸의 역할에 이의를 제기하지 않는 사람들에게도 몸 전체가 감정경험에 관여할 수 있다는 생각은 이상하게 들릴 수 있다. 이 책의 뒷부분에서 살펴보겠지만 감정에 대한 최신 연구에 따르면 감정경험이 뇌뿐만 아니라 몸 전체와 그 환경에 달려있다는 사실이 밝혀졌다.[3,4,5] 몸 전체가 감정경험에 관여할 수 있다는 생각을 받아들이면, 과학적 설명이 실제로 복잡할지라도 감정을 처리하는 데 몸을 더 많이 활용하는 것이 얼마나 한 사람에게 이점이 될 수 있는지 쉽게 상상할 수 있다.

페트라에게 도움이 될지 혹은 해로울지에 대한 불확실성으로 관련된 모든 사람에게 참으로 어렵고 긴 세션이었다. 그 당시에는 이 방법이 효과가 있을 거라는 지금과 같은 확신이 없었다. 어찌 보면 선택의 여지가 없었다. 그녀에게 갑자기 극심한 고통이 찾아왔고, 또 다른 공황발작을 피하려면 어떻게든 그녀가 이를 관리할 수 있도록 나는 지원해야 했다. 그 당시에 나는 다음과 같은 이론적 확신만을 가지고 있었다. 신경과학에서 볼 때 감정은 온몸이 관여될 수 있다는 가능성에 대한 관점, 상호 주관적 정신분석에서 보면 치유는 더 큰 정서 수용역량을 수반한다는 관점, 인지행동치료에서 치유는 때때로 극심한 고통에 장기간 노출되는 것을 수반한다는 관점, 융 심리학에서 치유는 대립되는 것들을 더 잘 견디는 역량을 개발하는 것을 수반한다는 관점, 동양 심리학에 따르면 몸에서 대립되는 것들을 견디는 역량은 인간 정신에 가능한 최고의 영적 성취인 깨달음의 전제 조건이라는 관점이 그것이다. 돌이켜보면 페트라와 함께 작업했던 치료를 통해 몸이라는 컨테이너를 가능한 한 많이 활용하면서 조절된 방식으로 필요한 고통을 견딜 수 있는 역량을 키우는 것이 심리생리적 증상을 놀랍도록 효율적으로 해결하는 데 도움이 된다는 사실을 알 수 있다.

두려움과 공포의 감정 처리 사이클이 거의 40분에 달했을 때 페트라는 드디어 안정을 찾았다. 지쳤지만 안도한 나는 페트라에게 두 번째 세션에서 두려움, 스트레스, 조절 곤란을 관리하기 위해 추가로 했던 작업에 대해 교육하고 스트레스나 다른 감정들이 생길 때마다 가능한 한 자주 이러한 기술을 지속적으로 연습하도록 권유했다. 도움이 필요할 경우를 대비해 현지 동료에게 페트라를 소개해 주었고 삼촌을 통해 진행 상황을 계속 알려달라고 부탁하기도 했다. 페트라는 그 동료의 연락처를 가져갔지만 혼란이 있었는지 나중에 알고 보니 그 연락처를 사용하지 않았다고 한다. 나는 다음 날 아침 출국했고 떠나기 전에 기도를 한두 번 했을 것이다. 기도의 효과는 암 치료에서도 그 효과에 대한 증거가 있다.[6] 연구자들은 기도를 받은 암 환자들이 기도를 받지 않은 대조군 환자

1. 시작

들보다 완치율이 더 높다는 것을 관찰했다.

3개월 후에 페트라의 삼촌이 전화로 알려주고 싶은 아주 좋은 소식이 있다는 이메일을 보내왔다. 매우 궁금하고 안도감이 들었던 나는 최대한 빨리 그에게 전화를 걸었다. 삼촌이 들려준 좋은 소식은 정말 기쁜 소식이었다. 페트라의 14년 동안 지속되었던 공황발작 증상이 더 이상 나타나지 않았다. 페트라는 상담 중에 배운 기술을 활용하여 발작이 임박했음을 감지하면 발작이 일어나지 않도록 예방해 왔다. 그녀는 훨씬 더 기분이 좋아지고 삶에 대한 긍정적인 생각도 커졌다. 잠도 많이 자지 않았고 심지어 아버지와 함께 조깅을 시작하기도 했다. 나는 삼촌에게 한 젊은 여성이 자신의 인생에서 앞으로 나아갈 수 있도록 도울 수 있어서 정말 기쁘다고 말했다.

내가 페트라를 다시 만난 건 6개월 후 네덜란드로 돌아가 두 번째이자 마지막 훈련 세션을 가르칠 때였다. 11월 하순이었고 벌써 크리스마스 분위기가 물씬 풍기고 있었다. 나는 그 여정 중 단 한 번 그녀를 만났다. 그 세션은 대부분 그녀가 이전 세션에서 배운 기술의 부족한 부분들을 따라잡고 강화하는 것이었다. 그녀의 삶에 중요한 변화도 있었다. 이전 직장을 그만두고 더 마음에 드는 새로운 직장을 찾았고 더 이상 공황발작을 겪지 않고 있으며 2월 말까지 모든 약을 끊기 위해 정신과 의사와 협력하고 있었다. 그녀의 진전에 흥미를 느낀 정신과 의사는 내가 어떤 '연습'을 가르쳐 주어서 그렇게 효과가 있었는지 알고 싶어 했다. 세션이 끝날 무렵 페트라는 다른 사람들에게 자신의 이야기를 들려주기를 원했고 심지어 다른 사람들도 이 '방식'의 혜택을 받을 수 있도록 자신의 이름을 사용해도 좋다는 허락까지 해 주었다. 나는 이 놀라운 젊은 여성의 진심과 감사, 관대함에 큰 감동을 받았다.

페트라와 마지막으로 이야기를 나눈 것은 그다음 해 봄이었다. 그녀는 힘든 시간을 보내고 있었기에 삼촌을 통해 나에게 연락을 했다. 그녀의 할아버지가 돌아가신 지 얼마 되지 않았고 나는 미국에 있어서 전화로 이야기를 나눴다. 그때 페트라는 모든 약을 끊고 공황발작에서 여전히 벗어나 있는 상태였다. 그녀는 전반적으로 기분이 훨씬 나아졌다. 그녀를 힘들게 했던 것은 그녀의 인생에서 항상 특별한 사람이었던 할아버지를 잃었기 때문이었다. 나는 그녀에게 그런 상실은 참으로 고통스러운 경험이라고 말해 주었다. 그런 경험을 치유하고 받아들이는 데는 시간이 걸리며 이를 극복하기 위해서는 다른 사람들의 지지가 필요하다는 말도 해 주었다. 그녀는 두려움에 대처하기 위해 배운 기법을 슬픔에 대처하는 데에도 활용할 수 있었다. 그런 다음 우리는 슬픔과 같은 불쾌한 감정에 대해 쉽게 형성되는 수축과 같은 신체생리적 방어를 어떻게 풀 수 있는지 작업을 했다. 또한 우리는 다시 알아차림, 의도, 움직임, 셀프 터치, 표현이라는 간단한 도구를 활용하여 그녀의 가슴 부위에서 몸의 나머지 부분으로 슬픔을 조절된 방식으로 분산시키는 방법을 연습했다. 이번에는 슬픔과 같은 불쾌한 감정을 조절된 방식으로 더 온전히 몸을 통해 경험하는 작업이 어떻게 더 오래 그 감정을 견딜 수 있고 그 감정과 함께 머물 수 있는지를 더 의식적으로 배웠다. 우리는 한동안 슬픔을 함께 나누며 앉아 있었다.

1. 시작

　다음 상담 약속이 있어 그 준비를 위해 세션을 마치려고 할 때 페트라가 걱정되는 다른 문제에 대해 도와줄 시간이 있냐고 물었다. 그녀는 예전에는 우울했지만 지금은 에너지가 너무 넘쳐서 어떻게 해야 할지 모르겠다고 했다. 이전에는 공황발작 때만 경험했었던 에너지 수준이었다. 나는 그녀에게 몸이 더 이상 증상을 보이지 않고 감정과 같은 견딜 수 없는 경험에 대한 방어를 멈추게 되면 그 에너지는 자유롭고 건설적이고 삶을 향상시키는 목적으로 활용될 수 있다고 설명해 주었다. 나는 페트라에게 여분의 에너지를 활용하여 인생에서 성취할 수 있는 일이 있는지 생각해 볼 수 있는지 물었다. 페트라는 학위 취득을 위해 대학에 복학할 생각을 하고 있었기 때문에 내가 그런 질문을 하는 것이 흥미롭다고 대답했다. 나는 그녀에게 그렇게 하라고 격려했다. 그리고 새로 찾은 에너지를 건설적으로 사용하지 않으면 예전의 증상이 다시 나타날 수 있다는 이야기로 그녀를 조금 독려하기도 했다.

　그 전화 세션이 페트라와 내가 함께 작업한 마지막 회기였다. 내가 '나는 페트라와 작업했다'가 아니라 '나와 페트라는 함께 작업했다'라고 쓴 이유는 그녀의 발전 상당 부분이 그녀가 배우려는 의지와 압도되는 감정경험, 스트레스, 조절 곤란을 다루기 위해 자신의 몸을 컨테이너로 더 많이 사용하려는 의지에서 비롯되었다고 생각하기 때문이다. 나는 자랑스러워하는 부모처럼 그녀의 삼촌과의 연락을 통해 그녀가 삶에서 계속되는 꾸준한 발전을 추적해 왔다. 남자 친구가 생기고, 대학을 졸업하고, 새 직장을 구하고, 자기 아파트를 갖게 되고, 현재는 남자 친구와 함께 살고 있다. 그리고 몇 년 전에 내가 마지막으로 들은 소식은 페트라와 그녀의 남자 친구가 아시아의 한 나라를 오토바이로 장기간 여행 중이라는 이야기였다. 그 나라가 내 고향인 인도인지 궁금해졌다. 언젠가는 알아봐야겠다.

코니의 사례
감전 사고와 편두통

40대 중반 여성인 코니는 기억하는 한 오랫동안 편두통을 앓아 왔다. 일주일에 한두 번 정도 편두통이 생겼는데 때때로 너무 심해서 어두운 방에 누워야만 그 강도를 줄일 수 있었다. 코니는 심리치료사이고 내가 덴마크에서 가르쳤던 훈련 과정에 참여했었다. 실습 보조 트레이너 팀으로부터 들은 바에 따르면 코니는 다른 훈련 참가자와 함께 연습 세션을 하는 동안 울음을 멈추기 어려웠고 그녀를 도우려는 사람들이 무력감과 당혹감을 느꼈다고 한다. 연습 세션 후에 편두통이 생기기도 했다고 한다. 훈련 중의 세션 시연을 위해 그녀가 제출한 자원자 정보 및 자원 동의서에는 코니에 대한 자세한 기록이 없었지만 코니에 대한 이야기를 들으면서 내가 어떤 식으로든 도움을 줄 수 있을 것 같다는 생각이 들었다.

훈련 중에 나는 보통 훈련생 중 한 명과 함께 세션의 작업 일부를 훈련생들 앞에서 시연한다. 시연하는 동안 내가 했던 작업에 대한 질의응답 시간 후에 실습 보조 트레이너의 지도 속에서 참가자

1. 시작

들이 2인 1조 또는 3인 1조로 시연된 작업을 연습하도록 한다. 나는 총 6일간의 훈련 과정 중 둘째 날이나 셋째 날에 코니와 함께 시연할 기회를 얻었다.

세션 시연을 시작하기도 전에 그녀가 계속 울기만 한다면 아무런 성과도 없으리라는 것을 알고 있었고, 그녀와 훈련생들 모두에게 그런 행동은 억제되어야만 진전이 있을 수 있다는 점을 분명히 안내했다. 울음은 종종 치료적인 효과를 줄 수 있지만 때로는 단지 빠른 완화를 얻기 위한 방법이 되거나 무력감의 순환에 갇혀 있다는 신호일 수도 있다. 울음은 증상을 유발하는 고통을 일시적으로 없앨 수는 있으나 그 고통이 담고 있을 수 있는 치유의 실마리를 내담자나 치료사가 탐색할 기회를 빼앗기도 한다. 코니의 경우에 무력한 울음은 치료 과정에서 고통이 조금이라도 건드려질 때마다 반복되는 습관적인 반응처럼 보였다. 알고 보니 코니는 이전에 감정을 강하게 표현하도록 권장하는 치료를 받은 경험이 있었다.

코니가 울음을 참도록 하는 것은 정말 어려운 일이었다. 나는 그녀에게 눈을 뜨게 하고 감지 않도록 하는 등의 치료 개입을 했고 몸 안에서 일어나는 일보다 주변에서 일어나는 일에 더 집중하도록 안내했다. 이는 고통의 강도를 줄이기 위한 것이었다. 또한 극심한 감정적 압도 상태에서는 흔히 상실되는 사고력과 언어 능력을 유지하기 위해 가능한 한 자주 내부의 경험을 말로 표현하도록 했다. 이러한 노력은 그녀가 울음과 감정적 압도 상태를 어느 정도 처리하는 데 도움이 되었다.

울음을 터뜨리는 중에도 많은 안내와 안심을 시키는 것을 통해 그녀는 너무 나쁘거나 끔찍하거나 참을 수 없는 느낌과 같은 가장 기본적인 감각운동 감정의 관점에서 몸의 고통을 파악하고 견뎌내며 표현할 수 있었다. 이는 불쾌한 몸의 감각을 알아차리고 이에 대응하기 위해 기분 좋은 감각을 찾는 등 다양한 전략을 통해 불쾌한 감각을 바꾸려다가 실패한 후 부정적이고 무력하게 반응하는 것과는 대조적인 경험이다. 몸에서 일어나는 것을 추적tracking하고 그에 반응하는 이런 방식은 오히려 역효과를 낼 수 있으며 건강염려증을 겪거나 만성 통증과 같은 심각한 증상을 겪는 사람들 심지어 치료나 명상 방식으로 몸의 감각을 세밀하게 추적하여 조절하는 방식을 배운 사람들에게서도 흔히 볼 수 있다.

몸의 감각을 추적하여 몸에서 일어나는 것을 알아차리는 내부수용감각interoception은 뇌와 몸뿐만 아니라 그 안에서 형성되는 모든 심리적 경험을 조절하는 데 효과적인 증거 기반 도구이다. 심리학에서 몸을 치료하는 방법으로 내부수용감각을 활용하는 것이 널리 확산되고 있다. 이는 오랫동안 몸을 통한 경험을 활용하지 않았던 심리학 분야에 있어 매우 중요하고 환영할 만한 발전이다. 하지만 위에서 언급한 것처럼 불편하지만 의미 있는 심리적 경험을 없애고 회피하는 데 오용될 위험도 있다.[7]

기분이 좋거나 나쁘거나 유쾌하거나 불쾌한 느낌과 같은 기본적인 감각운동 감정은 그 자체로 감정경험이거나 슬픔이나 행복과 같은 더 복잡한 감정경험의 기초 층위로서 우리 삶의 모든 순간에 항상 존재한다. 기분이 좋거나 나쁘거나 또는 유쾌하거나 불쾌한 경험은 상황에 대한 의미 있는 심리생리적 반응이기에 감정으로 간주된다는 치료 및 삶에서의 일반적인 이해 부족은 감정이 행복, 슬픔, 두려움, 분노, 역겨움, 놀람과 같은 제한된 수의 1차 감정과 그 조합으로 구성된다는 감정에 대한 좁은 학문적 정의에서 비롯된다. 이 이론에 따르면 자연의 모든 색이 제한된 수의 원색의 조합에서 발생하는 것으로 이해되는 것처럼 1차 감정 이외의 모든 감정경험은 이러한 1차 감정의 조합인 2차 또는 복합적 감정이다.

감정경험에 대한 이러한 개념화는 많은 사람들이 1차 감정이나 그것이 조합된 감정을 표현하지 않으면 감정이 없다는 잘못된 결론으로 이어지는 경우가 많다. 이는 감정에 대한 이해와 인식, 그리고 치료 양식 전반에 걸쳐 감정을 다루는 작업을 제한하게 된다. 감정을 나쁘거나 좋은 느낌과 같은 기본적인 감각운동 감정을 포함하도록 이해의 폭을 넓히면 모든 치료 양식이 내담자의 정서적 삶에 더욱 효과적으로 접촉하고, 타당함을 인정하고, 지지하고, 발달시키고, 식별하는 데 도움이 될 수 있다.

코니는 기분이 나쁘다, 끔찍하다, 불쾌하다 등의 기본적인 감각운동 감정을 다루는 동안 에너지를 머리에서 발 쪽 아래로 분산시킬 수 있었다. 몸의 에너지가 머리 쪽으로 몰려 집중되는 습관이 있었기에 완화를 위한 울음의 충동을 불러일으켰다. 뇌가 몸에서 일어나는 일에 대처할 수 없으면 뇌도 압도되어 증상이 나타날 수 있다. 편두통은 심리생리적 원인으로 발생하는 경우 종종 에너지가 과중하게 머리 쪽으로 집중되는 패턴을 보인다.

몸에서 일어나는 일들이 느려지고 안정되면서 코니는 자기 몸이 좋은 느낌이 아니라는 기본적인 감각운동 감정을 알아차리고 확장하고 견딜 수 있게 되면서 세션 초반부터 있었던 두려움이라는 1차 감정을 다루는 것이 더 가능해졌다. 나는 내담자뿐만 아니라 나 자신에게도 이런 현상이 자주 관찰되었다. 상황에 따라 기분이 나쁘거나 끔찍한 느낌과 같은 기본적인 감각운동 감정을 경험하고 견딜 수 있게 되면 외로움이라는 복잡한 감정의 고통스러운 공허함과 같은 다른 고차원의 감각운동 감정과 두려움과 같은 1차 감정을 구별하는 것이 더 가능해진다.

코니의 두려움은 몸의 고통에 대한 두려움이든 외부의 무언가에 대한 두려움이든 중요하지 않았다. 두려움은 거기에 있었고 이전보다 더 강하고 식별된 두려움이었기에 그 두려움을 가능한 한 몸의 더 많은 부분으로 확장하는 것이 타당했다. 나중에 살펴보겠지만 감정을 몸으로 확장하면 그 감정에 대한 인식을 개선하는 데 도움이 된다는 신경과학적 근거도 있다.[8] 즉, 몸에서 감정을 확장하는 것은 그 감정이 무엇이고 어디에서 비롯되는지 더 잘 이해하도록 돕는다. 코니는 세션이 진행됨에 따라 울음의 빈도가 줄어들면서 자신이 두려워하는 것이 무엇이든 자신이 염려하는 깊은 두려움을 몸으로 경험할 수 있었다.

코니가 세션이 끝날 무렵 비교적 안정된 상태에 있을 때 나는 그녀가 모든 것을 혼자서 처리하려고 하는 것 같다고 말했다. 세션이 끝나면 임상가로서 내 몸이 어떤 식으로든 참여하고 작업을 했다는 느낌을 대체로 받는데 특히, 어려운 세션을 했을 때 그렇다. 하지만 코니와의 세션이 힘들었던 것에 비해 내 몸은 작업에 의해서 전혀 힘들지 않다고 느껴졌다. 나는 이 관찰에 대한 호기심이 생겨 코니와 훈련생들에게 공유했다. 이 말을 듣고 코니가 다시 울기 시작했을 때 나는 마침내 안정되었는데 잘못된 개입을 한 나 자신을 비난하면서 이를 바로잡으려 했다. 코니는 자신이 괜찮다고 안심시키며 우리에게 자신의 이야기를 더 많이 들려주었다. 내가 그것을 더 일찍 알았다면, 특히 코니와 같은 사례들이 보이는 어려움을 통해 나는 여전히 배우고 나의 방식을 발전시키고 있었기에 그녀와 함께한 작업에서 훨씬 더 신중했을 것이다.

코니는 아이의 뇌 발달과 애착 학습에 있어 매우 중요한 시기인 1살 반이었을 때 보호되지 않은 전기 콘센트에 손가락을 넣었다가 심하게 감전되었다. 그녀는 화상을 치료하기 위해 몇 달 동안 병원의 화상 병동에 입원해 있었다. 병원 직원의 조언에 따라 부모님은 그녀를 자주 면회하지 않았다. 방문하더라도 단방향 투시 거울 너머에서만 딸을 보는 경우가 많았다. 그 발달사를 들으면서 많은 것을 이해하는 데 도움이 되었다. 중추신경계에 압도될 때 흔히 나타나는 편두통, 머리 쪽으로 에너지가 솟구치는 증상, 압도적인 무력감과 울음, 특히 어려운 시기에 외부의 도움을 받는 것에 대한 불신, 훈련 과정에서 연습 세션 중에 사람들이 그녀를 실망시키는 반복되는 경험 등이 이해가 되었다.

여러 분야의 연구에 따르면 우리 몸은 전자기 스펙트럼의 측정 가능한 주파수를 통해 서로 끊임없이 소통하며 서로를 조절하거나 조절 곤란을 일으킨다.[9] '대인관계 공명' 또는 간단히 공명이라고 부르는 이 과정은 다른 사람에게서 일어나는 일을 파악하는 데 있어 매우 유용한 정보원이며 비록 전이transference와 역전이

countertransference라는 복잡한 요소들이 개입될 수 있음에도 불구하고 다른 사람을 조절하는 데 강력한 도구가 되기도 한다. 전이와 역전이란 내담자와 치료사가 서로에게 보이는 반응 중 실제 서로와 무관한 반응을 말한다. 공명은 우리가 선천적으로 가지고 있는 능력이며 평생 신체생리의 발달과 함께 성장한다. 코니가 한 살 반의 아기였을 때를 상상해 보자. 의료진이 그녀의 화상을 입은 피부나 딱지를 벗겨내고 상처를 소독하며 고통이 심한 약을 바르는 치료를 몇 달간 지속하는 동안에 위안을 주는 부모는 곁에 없었다. 그런 상황에서 그녀의 몸이 대인관계 공명을 차단하고 그 대신 절대적인 불신을 형성했을 것이라는 점을 충분히 이해할 수 있다. 내가 코니와 함께 작업을 할 때 내 몸이 거의 사용되지 않거나 소모되는 느낌을 받지 않았던 것도 당연했다.

그 후 며칠 동안 나는 코니가 연습 세션에서 더 나은 시간을 보내고 있고 어린 시절에 대한 큰 슬픔을 다루는 작업을 하고 있으며 예전보다 울음도 덜 하고 다른 사람들의 지지를 더 받아들이고 있다는 소식을 들었다. 나는 이를 좋은 징후라고 생각했다. 내가 내담자들과 나 자신에게서 관찰한 바에 따르면 사람들이 감정을 몸으로 경험하고 견딜 수 있게 되면 상황과 관련된 다른 감정들을 더 유연하게 작업할 수 있게 되는 경우가 많았다. 그들의 인지와 행동은 과거뿐만 아니라 현재와 관련해서도 종종 더 나은 방향으로 변화한다.

우리 삶의 모든 순간에 인지와 행동을 이끄는 것이 감정이라는 증거를 신경과학이 점점 더 많이 밝혀내고 있음을 이후에 더 살펴볼 것이다. 이는 항상 인지가 먼저 일어나고 그 뒤에 감정이 생기며 감정이 행동을 이끈다는 기존의 통념과는 반대되는 관점이다. 따라서 감정 조절 곤란은 인지 및 행동의 조절 곤란 또는 인지 및 행동의 역기능으로 이어지는 것이 일반적이다. 항상 존재하지만 많은 경우에 간과되는 감각운동 감정을 포함한 감정의 전체 범위를 활용하고 이러한 감정을 경험하고 견뎌낼 수 있는 더 큰 역량을 만들어서 그 감정을 조절하면 감정뿐만 아니라 인지와 행동도 개선할 수 있는 좋은 기회를 제공한다. 슬픔이나 행복과 같은 일차적인 감정에 접촉하기 어려운 사람들에게도 해당된다.

최근 통합 소매틱 심리학Integral Somatic Psychology, ISP 시스템을 온라인으로 소개하며 나는 청중들에게 이 접근법의 적용 결과를 보여주기 위해 익명으로 코니의 사례를 공유했다. 그 순간 코니로부터 "나 여기 있어요."라는 문자 메시지를 받았다. 기쁜 마음으로 그녀에게 인사를 건네고 안부를 물었고 그녀는 "전 괜찮아요. 편두통도 여전히 없어요. 고마워요!"라고 답했다.

돌이켜보면 나는 페트라와 코니의 치료로 혜택을 받은 사람은 그들뿐만이 아니라는 것을 깨닫게 되는데 나도 그들과 함께 작업을 하면서 엄청난 혜택을 얻었기 때문이다. 이러한 사례들은 감정, 특히 불쾌한 감정을 조절된 방식으로 보다 넓은 몸의 컨테이너에 담아 경험하는 것이 감정을 다루고 변화시키는 데 있어 효율적인 방법이 될 수 있다는 나의 새로운 이해를 강화하는 데 중요한 전환점이 되었다. 하지만 이 방법이 모든 치료 방식에서 인지와 행동을 다루고 변화시키는 데에도 효과적이라는 것을 이해하게 되기까지는 시간이 좀 걸렸다. 나는 다양한 사례, 임상 환경, 문화 속에서 이 방법의 효과를 검증하고 그 효과에 대한 과학적 근거를 축적하며 이 방법을 다듬는 과정을 거쳐야 했다. 또한 내가 이 책을 쓰기까지 오랜 시간이 걸린 이유 중 하나는 몸을 통한 감정경험을 효과적인 치료 방법으로 입증해 주는 과학적 발견들이 새롭게 떠오르고 있는 신경과학과 신체 심리치료의 매우 흥미로운 패러다임에서 나왔기 때문이다.

이 책의 핵심은 더 폭넓은 범위의 감정을 몸으로 경험하고 조절하여 감정에 대한 더 큰 수용역량을 개발하는 방법을 제시하고 이를 통해 다양한 치료 방식에서 더 나은 결과를 이끌어내고 치료 기간을 단축하는 것이다. 또한 신경과학과 신체 심리치료의 새로운 패러다임에서 이 방법에 대한 과학적 근거를 제공하는 것이 이 책의 목적이다.

페트라와 코니와 함께한 작업은 오랜 시간 동안 높은 수준의 강도에서 높은 수준의 감정과 몸에서 깊고 넓은 감정이 확장되는 경험이 포함되었다. 이러한 세션을 통해 나는 높은 수준의 감정을 강렬하고, 오랜 시간 이어지는, 몸에서 깊고, 넓은 범위에 걸쳐서 경험하는 것이 항상 효과적인 치료를 위해 필요한 것인지 궁금해졌다. 인지행동치료 패러다임에서 노출치료에 대한 연구에 따르면 경험이 강렬하고 불안하게 하는 자극에 노출되는 시간이 길수록 증상을 해결하는 데 가장 효과적인 것으로 입증되었다.[10] 노출치료는 외상 후 스트레스 장애를 치료하는 또 다른 근거 기반 인지행동치료 방법인 체계적 탈민감화 기법보다 더 효과적이라는 연구 결과가 있다. 체계적 탈민감화 기법은 내담자를 감정 수준과 강도가 증가하는 상황에 노출되도록 한 뒤 각 단계의 트라우마 경험에 직면할 때마다 이완 프로토콜을 사용하여 내담자를 안정시킨다.

노출치료는 내담자들의 높은 중도 탈락률과 그 강도가 내담자나 치료사들 자신에게 너무 과하다는 이유로 이 치료를 꺼리는 경우가 많다. 그래서 나는 더 크고 조절된 몸의 컨테이너를 활용하여 감정 강도를 더 쉽게 다루고 더 오랜 시간 머무르면서 견딜 수 있게 하여 치료사가 내담자나 치료사 모두에게 더 쉽게 노출치료를 받을 수 있도록 돕는 방법을 찾았다고 생각했다.

하지만 내담자들과 함께 몸을 통한 감정경험 작업을 지속적으로 하고 전 세계 여러 지역의 치료사들에게 가르치면서 그 적용 가능성과 유용성을 더 보편적이고 다양한 목적으로 활용할 수 있는 또 다른 것을 발견하게 되었다. 내담자와의 경험과 다른 치료사들의 경험을 통해 몸을 통한 감정경험이 항상 높은 수준의 감정을 수반하거나 강렬하거나 오랜 시간 지속되거나 몸에서 매우 깊고 넓은 확장을 수반하지 않더라도 다양한 치료 방식에서 효과적인 결과를 가져올 수 있음을 알게 되었다. 더 중요한 것은 몸에서 감정을 경험하는 개인의 능력으로 보였다. 실제로 몸의 정서 수용역량이 낮으면 심혈관 질환이나 호흡기 질환과 같은 심각한 심리생리적 증상이 나타나는 경우가 많았다.

이 모든 것이 나의 호기심을 자극했고 나는 감정과 신체생리에 관한 문헌에서 단서를 찾기 시작했다. 특히 신경과학에서 몸을 통해 경험된 인지와 실행적인enactive 감정과 같은 새로운 연구 패러다임에서 단서를 찾았다. 나는 이를 몸을 통해 경험된 인지, 감정, 행동의 과학이라고 폭넓게 부른다. 나는 인지, 감정, 행동에 관한 신경과학과 신체 심리치료의 기존 연구들과 더불어 새로운 연구 결과들을 다수 발견하였고 이를 통해 내가 구상하고 다듬어온 몸을 통한 감정경험이 감정의 수준이나 강도가 낮고, 몸을 통한 감정경험의 폭과 깊이 그리고 지속 시간이 덜하더라도 효과를 발휘할 수 있는 이유를 설명할 수 있게 되었다.

2부에서 이 방법과 그 과학적 기반을 체계적이고 상세하게 살펴보기에 앞서 감정경험의 수준, 강도, 지속 시간, 몸에서의 확장 폭과 깊이가 서로 다른 몸을 통한 감정경험 치료의 성공 사례 몇 가지를 먼저 살펴보려 한다. 이 사례들을 통해 몸을 통한 감정경험 작업에서 다루는 다른 개념들도 함께 소개하겠다.

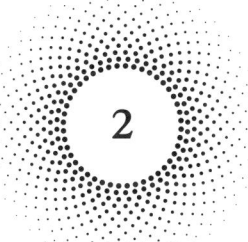

몸을 통한 감정경험 작업의 다양한 형태

...

요약: *낮은 수준의 감정 강도와 관련된 치료 사례, 몸을 통한 감정경험 작업의 발달 후기 단계 및 장기 치료의 맥락에서 개념, 방법 및 결과에 대한 개요를 살펴본다.*

감정경험

수준, 강도, 깊이, 폭, 지속 시간

몸을 통한 감정경험은 감정경험을 가능한 한 몸의 많은 부분으로 확장함으로써 그 감정을 견디고 그 감정에 머무를 수 있는 능력을 증가시키는 과정으로 정의할 수 있다. 통합 소매틱 심리학Integral Somatic Psychology, ISP 치료사가 내담자와 몸을 통한 감정경험 작업을 할 때 심리생리적 증상으로 이어질 수 있는 감정경험으로 인해 나타날 수 있는 극심한 신체생리적 조절곤란과 스트레스를 다뤄서 처리하기 위해 치료사 자신의 몸을 조절된 방식으로 확장한다. 동시에 치료사는 감정 정보에 더 충분히 접근하기 위해 감정경험을 가능한 한 많은 범위의 몸으로 확장한다. 감정경험에 가능한 한 오래 머물도록 작업한다. 이는 감정을 더 잘 견딜 수 있는 역량을 키워 감정이 역기능적인 사고나 행동으로 표출되지 않도록 하기 위함이다. 또한 최적의 인지, 정서, 행동의 결과를 위해 뇌가 감정경험 속의 정보를 충분히 처리할 수 있는 시간을 제공하는 데 도움이 된다. 이 전략을 살펴보면서 우리는 몸을 통해 경험된 인지, 감정, 행동에 대한 최신 과학적 연구 결과들로 감정을 가능한 한 몸의 많은 부분으로 확장하면 감정적 어려움을 겪는 상황을 더 견딜 수 있을 뿐만 아니라 그 상황에서 생각하고 행동하는 방식도 개선할 수 있다는 사실을 알게 되었다.

몸을 통한 감정경험 작업의 간단한 예로 2004년 인도양 쓰나미 생존자들을 치료하기 위해 처음으로 국제 치료사 팀을 데리고 인도 남부 타밀나두주 해안의 한 어촌 마을에서 했던 활동을 나눠보겠다. 무더운 여름날의 끝자락에 해가 서서히 질 무렵 떠나기 위해 짐을 싸고 있을 때 12살 소년이 또 다른 쓰나미가 올 수 있다고 생각할 때마다 심장 박동이 불안할 정도로 빠르고 불규칙해지는 증상을 완화하기 위해 도움을 요청했다.

우리는 그가 두려움을 느끼고 있으며 그 두려움이 가슴에 집중되어 있음을 알아차리도록 작업을 했다. 또한 두려움을 몸 밖으로 짜내려는 것처럼 가슴이 어떻게 수축되는지 주의를 기울이도록 했다. 우리는 그에게 몸의 수축에 대해 숨을 쉬게 하고 가슴을 확장

2. 몸을 통한 감정경험 작업의 다양한 형태

하겠다는 의도를 가지고 자신의 손바닥으로 가슴을 터치하면서 지지해 줌으로써 가슴을 확장할 수 있도록 도와주었다. 우리는 쓰나미 당시 그가 죽음에 대해 얼마나 두려웠을지 이야기하고 생명의 위협 앞에서 어른을 포함한 모든 사람이 그러한 두려움을 느낀다는 점을 함께 나눔으로써 두려움이라는 감정이 계속해서 살아 있도록 했다. 또한 그가 의도적으로 그것을 시도해 보도록 하고 호흡과 손의 터치를 통해 가슴이 확장됨에 따라 두려움이 퍼져 나가는 것을 따라가 보도록 제안함으로써 심장에서 가능한 한 가슴의 더 많은 곳으로 두려움을 확장할 수 있도록 도왔다. 우리는 이 과정을 반복하면서 그가 팔을 움직이게 함으로써 그의 수축된 팔을 확장할 수 있도록 도왔고 그 두려움을 그의 팔로 확장될 수 있도록 도왔다.

이 정말 짧은 개입이 끝나고 나서 그는 가슴과 팔에 여전히 두려움이 느껴지긴 해도 마음이 더 차분해졌다고 말했다. 불안한 심장 박동 증상이 없어서 놀랍냐고 묻자 그는 그렇다고 대답했다. 우리는 그가 쓰나미가 또 올까 봐 두려워질 때마다 세션에서 했던 것을 똑같이 하라고 권했다. 또한 두려움이 가슴과 팔을 넘어 몸의 더 많은 부위로 퍼지는 것을 발견할 수 있고 그것이 일어난다면 그것은 좋은 것이라고 교육하였다. 3개월 후와 1년 후에 실시된 두 차례의 후속 연구 방문에서 그 소년은 더 이상 무서운 증상으로 고통을 겪지 않는다고 기꺼이 우리 연구원에게 보고했다.

몸을 통한 감정경험 처리 과정을 살펴보면 몸을 통한 감정경험은 사람마다 다를 뿐만 아니라 같은 사람이라도 시간이나 상황에 따라 상당히 다양함을 알 수 있다. 몸을 통한 감정경험은 감정의 수준, 감정 경험의 강도, 몸에서의 감정경험의 폭과 깊이, 감정 경험 사이클의 지속 시간에 따라 다를 수 있다는 사실을 발견했다. 이 각 변수를 차례로 살펴보자.

뇌나 몸의 생리에서 생성하고 경험하는 감정의 수준은 높을 수도 있고 낮을 수도 있다. 하지만 감정의 수준이란 무엇일까? 우리는 자신이나 다른 사람들에게서 감정이 많을 때도 있고 어떤 때는 감정이 아주 적을 때도 있다는 것을 종종 발견한다. 감정의 수준은 에너지나 각성 수준과 관련이 없다. 불안과 같은 일부 감정은 신체생리적으로 높은 각성의 감정이고 또 다른 절망과 같은 감정은 낮은 각성의 감정이기 때문이다. 따라서 각성 수준이 높을수록 불안 수준이 높다고 보고하는 반면 절망을 경험하면 각성 수준이 낮아질수록 절망 수준이 높아진다고 보고할 수 있다. 감정의 수준은 경험자가 과거에 경험한 감정을 기반으로 평가하는 주관적 평가이다. 이는 이전보다 감정을 더 많이 느끼는가 아니면 덜 느끼는가? 라는 질문에 대한 답이다.

외부 관찰자가 다른 사람의 감정 수준을 이전보다 높다, 혹은 낮다고 평가할 수 있을까? 이는 어느 정도 가능하며 관찰자가 그 사람의 경험을 얼마나 잘 알고 있는지에 따라 달라진다. 또한 그것은 그 사람이 감정을 언어적으로나 비언어적으로 얼마나 잘 표현하는지 그리고 관찰자가 그 사람의 경험에 얼마나 잘 공감할 수 있는지에 달려 있다. 대인관계 공명, 즉 전자기적 및 양자역학적 방식으로 이루어지는 두 신체 간의 비언어적 의사소통을 뜻하며 우

2. 몸을 통한 감정경험 작업의 다양한 형태

리가 서로의 감정경험을 소통하고 조절하는 데 중요한 역할을 한다. 이 주제는 14장에서 더 다룰 것이다. 다른 사람의 감정 수준을 평가하는 것은 관찰자가 감정경험을 견딜 수 있는 역량에 따라 달라진다. 어떠한 경우든 관찰자가 다른 사람의 감정 수준을 평가하는 것은 주관적일 수밖에 없다.

감정경험은 감정의 강도가 낮은 강도에서 높은 강도까지 다양할 수 있다. 여기서 강도는 감정을 견디고 그 감정과 함께 있을 때 느끼는 주관적인 심리생리적 어려움으로 정의된다. '심리생리적'이라는 용어를 사용하는 이유는 감정을 견디는 데 있어 심리적 요소와 신체생리적 요소가 모두 존재하기 때문이다. 우리는 달리기와 같은 신체 운동 중의 경험을 통해 이러한 어려움을 알고 있다. 어떤 운동이 힘들다고 느끼기 시작하면 스스로에게 힘들다고 말할수록 신체적으로 더 힘들어진다. 우리는 종종 주관적으로 견디기 어려울 때 감정경험이 너무 강렬하다고 말한다. 부모님의 영향을 받아 낮은 수준의 감정을 너무 강렬하다고 느낄 수도 있지만 우리가 감정의 강도를 평가하는 데 외부의 다른 사람들이 어떻게 생각하는지는 관련이 없다. 감정의 수준과 마찬가지로 감정의 강도에 대한 평가 역시 감정을 경험하는 사람이든 관찰하는 사람이든 주관적으로 평가될 수밖에 없다.

감정의 수준과 감정의 강도는 어떤 관계가 있을까? 감정의 수준이 높아질수록 감정경험의 강도가 증가할 것으로 예상하는 것이 타당하다. 하지만 감정경험의 수준이 높아짐에 따라 강도가 증가하는 정도는 개인마다 다를 수 있다. 어떤 사람에게는 특정한 감정의 수준이나 감정의 강도가 낮게 느껴질 수 있지만 다른 사람에게는 그 수준과 강도가 견디기 어려울 수 있다. 그리고 감정의 수준이 낮다고 인식하면서도 그것을 견디기 힘들어할 수 있고 반대로 감정의 수준이 높다고 인식하면서도 충분히 감내할 수 있다고 느낄 수도 있다.

감정의 수준은 감정경험의 강도를 결정하는 여러 요인 중 하나일 뿐이다. 어떤 사람에게는 너무 강렬한 감정이 생각과 행동을 포함한 여러 요인으로 인해 다른 사람에게는 그렇게 강하지 않을 수 있다. 슬픔을 느끼는 것이 나쁘다고 생각하는 사람은 어떤 수준의 슬픔이든 슬픔에 대한 그런 부정적인 심리적 평가가 없는 사람들보다 슬픔을 더 강렬하게 느낄 가능성이 높다. 또한 감정을 표현할 수 있는 사람은 어떤 감정의 수준에서든 감정을 표현하는 데 어려움을 겪는 사람들보다 감정의 강도를 덜 강렬하게 느낄 수 있다. 사람의 신체적 건강 상태 또한 감정경험을 견딜 수 있는 능력에 영향을 미칠 수 있다. 신체 건강이 좋을수록 어떤 감정 수준에서든 감정경험을 더 잘 견딜 수 있다. 감정은 상황이 사람의 뇌와 몸의 생리에 미치는 영향을 평가하는 것으로 볼 수 있다. 따라서 애초에 건강하지 못한 신체생리 상태일수록 불리한 상황으로부터 더 부정적인 영향을 받을 수 있음을 예상할 수 있다.

감정경험의 수준과 마찬가지로 한 사람의 감정경험의 강도 역시 어느 정도 다른 사람에 의해 평가될 수 있으나 동일한 주의 사항이 적용된다. 이는 주관적인 평가일 수밖에 없으며 그러한 평가를 내리는 능력은 상대방의 감정경험을 얼마나 잘 아는지와 같은 여

2. 몸을 통한 감정경험 작업의 다양한 형태

러 요인에 따라 달라진다.

사람들은 감정의 수준과 감정을 경험하는 어려움을 구별할 수 있는 능력이 있는 것으로 보인다. 불안감을 많이 느꼈지만 괜찮다고 하거나 참을 수 있다고 하거나 조금의 불안도 참을 수 없다고 말하는 것을 보면 이를 유추할 수 있다. 두 변수는 적어도 몸의 상태라는 공통점이 있기에 분명히 관련이 있다. 감정 수준이 높을수록 몸에 더 많은 변화를 예상할 수 있다. 그 강도가 클수록 스트레스와 조절 곤란이 더 커진다. 스트레스와 조절 곤란의 정도가 어떠한 몸의 경험이라도, 어떠한 감정의 경험이라도 견딜 수 있게 하거나 견딜 수 없게 만드는 가장 중요한 요소이기 때문이다.

감정의 강도와 감정의 수준, 이 두 가지 변수 중 감정의 강도가 감정의 수준보다 더 주관적이라고 볼 수 있는데 감정의 수준이 신체 기반이 더 많을 수 있기 때문이다. 이 변수들이 주관적이기는 하지만 자신과 다른 사람의 감정을 조절하는 데 유용할 수 있다. 우리는 이 두 가지 관련 차원을 따라 자신과 다른 사람의 감정경험을 관찰하며 추적하는 방법을 배울 수 있고 그것을 배우게 되면 자신이나 다른 사람과 작업을 할 때 어느 쪽을 완화해야 할지 혹은 강화해야 할지를 알 수 있다.

몸을 통한 감정경험하기를 작업할 때 우리가 주시해야 할 핵심 변수는 감정의 강도이다. 감정을 견뎌내고 그 감정 속에 머무르는 데 있어 주관적인 어려움과 계속 접속하고 있어야 한다. 쓰나미 이후 인도 어촌마을의 소년이 경험한 불규칙한 심장 박동과 같은 심각한 심리생리적 증상이 발생하지 않도록 하면서, 동시에 무감각이나 해리와 같은 방어를 통해 감정과의 연결을 완전히 잃지 않도록 하기 위함이다.

견뎌낼 수 있는 범위 내에 머물 수 있도록 강도를 관리하는 방법에는 여러 가지가 있다. 한 가지 방법은 감정의 수준을 관리하는 것인데 감정의 수준은 사람이 감정을 견뎌낼 수 없게 만드는 요인 중 하나이기 때문이다. 우리의 알아차림을 통해 감정에 제공하는 지지를 줄임으로써 감정의 수준을 관리할 수 있다. 예를 들어 몸 안에서 느껴지는 감정에 주의를 절반만 기울이고 나머지 절반의 주의는 몸 바깥의 알아차림이 되는 것들에 두는 방식이다. 이렇게 잠시 동안 감정에서 주의를 분산시키면 내면에 주의를 기울이지 않는 감정은 점차 약화되는 경향이 있기에 감정의 수준이 낮아지는 경향이 있다.

또한 감정 반응을 유발하는 상황이나 그 상황의 특정 측면에 대해 생각하지 않거나 감정을 덜 불러일으키는 상황의 다른 측면에 대해 생각함으로써 감정의 수준을 관리할 수도 있다. 또한 알아차림을 순전히 신체적인 수준으로 전환함으로써 몸의 감정경험을 조절하는 데 도움을 줄 수 있다. 몸의 감각을 추적하는 것은 일반적으로 뇌와 몸 사이에 피드백 루프를 형성하여 몸을 정상 상태로 되돌려서 몸을 조절하는 데 도움이 된다. 특히 몸에서의 정서 수용역량을 더 키우기 위해 우리가 열심히 작업을 한 결과, 우리의 몸과 에너지가 어떻게 더 나아졌는지에 주의를 기울이는 것도 도움이 된다.

그리고 감정의 수준을 관리함으로써 감정의 강도를 조절하는 것 외에도 몸을 통한 감정경험 세션의 다른 변수들, 즉 몸 확장의 폭과 깊이 그리고 감정 처리하기 사이클의 지속 시간을 조절함으로써 감정의 강도를 관리할 수도 있다. 이제 이러한 변수들을 살펴보고 감정경험을 조절하는 데 어떻게 활용할 수 있는지 살펴보겠다.

몸에서 감정경험의 확장은 표면적인 수준일 수도 있고 깊은 수준일 수도 있다. 예를 들어 가슴에 표면적인 수준에서 혹은 근육에만 관여할 수도 있으며 가슴 깊은 곳으로 들어가 폐와 심장에 관여할 수도 있다. 확장은 넓고 많은 몸의 영역이나 온몸 전체를 포함할 수 있으며 반대로 좁게 나타나는 몇몇 몸의 영역에만 국한될 수도 있다. 깊은 슬픔과 같은 감정은 가슴에만 있을 수도 있고 얼굴까지 포함될 수도 있으며 몸 전체에 걸쳐 느껴질 수도 있다.

감정과 함께 머무르며 감정을 처리할 수 있는 시간도 사람마다 상당히 다양할 수 있다. 어떤 경우에는 감정과 함께 머무를 수 있는 시간이 매우 짧을 수 있고 어떤 경우에는 훨씬 더 긴 사이클을 가질 수도 있다. 이러한 차이는 같은 사람에게서도 시간이 지나면서 달라질 수 있으며 상황에 따라서도 달라질 수 있다.

사례 연구
경계선 감정 상태를 다루는 작업

이제 감정경험을 조절하고 그것이 무효화 되지 않도록 감정의 강도를 관리하기 위해 폭, 깊이, 지속 시간이라는 변수들을 어떻게 활용할 수 있을지 간단히 살펴보자. 감정경험을 견뎌내는 역량이 매우 낮은 사람의 경우 감정 처리 과정을 매우 짧은 사이클로 진행하는 것이 도움이 될 수 있다. 실제로 내가 경계선 성격장애 진단을 받은 내담자와 작업할 때도 그러한 접근을 사용했다. 당시 다른 전문가들로부터는 이 내담자와 작업하지 말라는 경고를 받았지만 나는 매우 짧은 사이클로 감정 작업을 진행했다. 경계선 성격장애를 가진 사람들은 감정적 고통을 견디는 역량이 매우 제한적이다. 이들은 그러한 고통을 세상에 과도하게 반응하거나 심각한 심리생리적 증상을 겪는 방식으로 대처하는 경향이 있다. 우리 모두 자신이 이런 '경계선적인borderline' 경향을 보였던 상황을 떠올릴 수 있을 것이다. 그렇기 때문에 앞으로 감정경험을 더 잘 견딜 수 있는 역량을 더 키우기 위해 작업 중 각 감정경험 사이클의 지속 시간을 조절하는 방법을 아는 것은 매우 가치가 있다. 익숙한 감정을 참을 수 없을 때 슬픔이나 두려움과 같은 감정은 먼저 접촉하고 기분이 얼마나 나쁜지에 대한 능력을 키우는 것이 종종 슬픔이나 두려움을 더 잘 견디고 의식적으로 만드는 데 도움이 될 수 있다.

 내가 이 사례에서 함께 작업했던 젊은 여성은 특히 남성에 대한 불신을 다루고 싶어 했다. 그녀가 불신을 느끼게 되었다고 생각한 한 남성과의 경험을 떠올리게 하면서 함께 작업을 시작했다. 하지만 그녀는 그 불신을 그녀의 몸에서 느낄 수 없었다. 그래서 나는 그녀에게 그 상황을 떠올렸을 때 몸의 어디에서 불편함을 느끼는지 주의를 기울이도록 했다. 그녀는 가슴 부위에서 불편함을 느낄 수 있었지만 그것도 몇 초에 불과했다. 그러고 나서 그녀는 마

2. 몸을 통한 감정경험 작업의 다양한 형태

치 '그다음엔 무엇을 해야 하죠?'라는 듯 나를 바라보았다. 나는 다시 그녀에게 그 상황의 세부적인 내용을 떠올리게 했고 다시 한번 1분도 채 되지 않는 짧은 사이클 동안 그녀가 몸에서 불편함을 느끼는 부위를 알아차리도록 했다. 어떤 상황과 관련된 신체적 불편함을 느끼는 것은 의미 있는 신체 반응이며 따라서 감정, 즉 좋지 않은 느낌은 모든 불쾌한 감정경험의 한 층위로 존재한다. 이 좋지 않은 느낌은 우리가 기본 감각운동 감정basic sensorimotor emotion이라고 부를 수 있는 신체 상태로 상황에 대한 의미 있는 반응이며 우리가 심리학 수업에서 배우는 1차 감정이나 2차 감정 목록에는 이 감정들이 포함되어 있지 않다. 우리가 잘 알고 있는 슬픔이나 두려움과 같은 감정을 견뎌낼 수 없을 때 먼저 이 좋지 않은 느낌을 접촉해서 수용역량을 개발하는 것이 슬픔이나 두려움을 더 잘 견디고 더 의식적으로 만드는데 많은 경우에 도움이 될 수 있다.

가슴에서 느껴지는 좋지 않은 느낌의 감정경험을 확장하기 위해 나는 그녀에게 가슴이 얼마나 좋지 않은 느낌인지 소리로 표현해 보도록 했다. 언어적 표현은 감정을 목구멍throat과 얼굴의 구조까지 확장시켜서 다른 몸의 영역으로도 감정경험이 더 넓게 퍼지도록 도울 수 있다. 언어적 표현이 거의 항상 몸의 비언어적 표현을 동반하기 때문이다. 그녀가 더 이상 감정과 함께 있을 수 없게 되고 알아차림이 외부로 향하면서 하나의 감정 사이클이 끝났다. 이후 진행된 감정 작업의 각 사이클은 약 1분가량 지속되었고 각 사이클 마다 그녀는 가슴 영역에서만 아주 조금씩 감정경험을 확장할 수 있었다. 그녀의 감정경험은 몸의 특정 영역에서 확장이 깊지도 않았고 여러 몸의 영역들로 확장되지 않아 그 폭도 넓지 않았다. 그녀의 몸을 통한 감정경험은 얕고 좁은 수준에 머물러 있었다.

우리는 감정의 수준 자체가 낮다는 평가에 대해 서로 동의했다. 그 후 처리 과정을 매우 짧은 사이클로 체계적으로 작업을 진행해 가자 중요한 변화들이 일어나기 시작했다. 그녀가 평소에 보이던 습관적인 분노의 폭발 대신 슬픔이 드러나기 시작했고 그 슬픔을 견뎌낼 수 있게 되었다. 이러한 변화는 몸의 경험으로 고통에 대한 수용역량이 증가함에 따라 무의식적인 인지, 감정, 행동이 점차 의식화되고 최적화되면서 조절 가능해진다는 과학적 연구 결과를 뒷받침해 주었다. 이 주제는 6장과 8장에서 더 다룰 것이다. 세션이 진행될수록 감정과 함께 머무르는 사이클의 길이도 점차 더 길어졌으나 큰 차이는 없었다. 감정과 함께 머무르고 그것을 몸에서 확장하려는 가장 긴 사이클도 대략 2~3분 정도에 불과했다. 그럼에도 불구하고 그녀가 세션 이후 보여 준 변화를 보면 그 정도의 시간조차도 그녀에게는 충분한 변화의 계기가 되었음을 알 수 있었다. 그날 저녁에 트레이닝 팀의 한 구성원이 그녀가 다른 사람들을 신뢰하지 않음으로써 잃어버린 것들에 대해 슬퍼하고 있는 모습을 목격했다. 그리고 우리는 이어지는 훈련 기간에 그녀가 동료 훈련생들과의 실습 과정에서 평소처럼 충분한 지지를 받지 못한다는 주제로 갈등을 일으키던 것과 달리 자신의 취약함을 더 능숙하게 처리하는 모습을 보았다.

이 사례에서 감정 처리 사이클은 내담자가 몸의 감정경험을 더이상 견뎌낼 수 없을 때 그녀 스스로 종료시켰기 때문에 끝났다.

2. 몸을 통한 감정경험 작업의 다양한 형태

감정 처리 사이클의 길이를 조절하는 다른 방법들도 있다. 우리가 간단하게 내담자의 알아차림을 감정경험에서 다른 것으로 전환하도록 안내할 수 있다. 이때 전환의 대상은 다음과 같다. 몸 내부로 전환하도록 하는 방법으로 감정을 다루는 작업을 통해 몸이 어떻게 좋아졌는지 혹은 몸의 감각을 알아차리게 할 수도 있다. 몸 바깥으로 전환하도록 하는 방법으로는 현재 환경의 특정 요소에 주의를 돌리게 할 수도 있으며 마음mind으로 전환하도록 하는 방법은 감정을 다루는 작업을 통해 변화했을 수 있는 생각이나 행동을 성찰하게 하는 방법이다. 특히 이 마지막 전략은 긴 사이클 후나 세션의 마지막 사이클 후에 매우 유용할 수 있다. 또한 내담자에게 제공하던 정서적 지지의 정도를 줄이거나 감정 반응을 유발하는 상황에서 초점을 이동시킴으로써 감정 처리 사이클을 끝낼 수도 있다.

감정경험이 감당하기 어려울 정도로 강렬해지고 있다고 느낄 때 감정 처리 사이클을 중단하지 않고 견딜 수 있도록 감정의 강도를 관리하는 데 도움이 되는 확장 전략을 사용할 수도 있다. 일반적으로 가슴과 같은 몸의 한 영역에 오래 머물수록 감정경험이 그 영역에 더 깊게 들어가야 하고 감정경험의 강도가 더 강렬해지는 경향이 있다. 따라서 감정경험을 더 견딜 수 있도록 강도를 관리해야 하는 상황에 처하면 처음에 감정이 있었던 가슴의 앞쪽에서 시작하여 가슴의 옆쪽과 가슴의 뒤쪽까지 같은 영역의 다른 곳으로 확장할 수도 있다. 또한 가슴에서 팔과 같이 몸의 다른 영역으로 확장할 수도 있다. 이 확장이 바로 인도 어촌마을의 소년과 함께했었던 작업이다. 우리는 그의 또 다른 쓰나미가 올 수 있다는 두려움을 가슴 앞쪽에서 시작해서 가슴의 더 많은 곳으로, 그리고 팔로 확장할 수 있도록 도왔고 이 작업은 비교적 짧은 두 번의 사이클 안에 이루어졌다.

몸의 더 많은 영역이 경험을 공유하도록 동원될 때 감정 반응을 더 견딜 수 있게 되는 이유는 무엇일까? 감정은 상황이 몸 전체에 미치는 영향에 대한 평가이며 그 영향의 에너지가 몸의 한 곳에만 국한되면 그 경험을 견디기가 더 어려워진다. 그 영향을 몸의 더 많은 영역으로 분산시키면 더 수월하게 견딜 수 있다. 하지만 치유가 일어나기 위해서는 몸의 한곳에 머무르면서 그 신체생리에 더 깊게 들어가야 할 때가 있다. 이러한 경우는 이후에 다루고 이 장에서는 몸의 한 곳에서 깊이 있는 작업이 필요하지 않은 경우를 살펴보겠다.

1장에서 살펴본 두 가지 사례의 치료는 높은 수준, 강도, 난이도의 감정이 있었고 몸에서 감정이 더 깊고 넓게 확장되었고 감정 처리 사이클이 길었고 결과 또한 빠르게 나타났던 사례이다. 내가 이 사례들을 먼저 제시했던 이유는 강력한 감정 사례들을 통해 몸을 통한 감정경험 작업의 효과성을 처음으로 깊이 깨닫게 되었기 때문이다. 하지만 실제로 몸을 통한 감정경험 작업의 일반적인 흐름은 더 느린 과정 속에서 점진적인 효과가 누적되어 나타나는 것이다. 물론 감정을 강렬하게, 깊이, 넓게, 오랜 시간 동안 몸을 통해 경험할 수 있을 때 얻을 수 있는 특별한 이점들이 있는 것도 사실이다. 그럼에도 불구하고 감정의 수준이나 강도, 확장 정도, 지속 시간 등이 어떠하든지 간에 몸을 통한 감정경험 작업은 모든 치료 방식에서 인지적, 감정적, 행동적 결과를 개선할 수 있다. 나는 이 장에서 앞으로 다루게 될 사례들을 통해 이러한 중요한 교훈을 배웠다.

몸을 통한 감정경험 세션들을 서로 식별하는 다양한 측면에서 다음에 소개할 두 개의 짧은 사례는 앞서 다루었던 사례들과 비교했을 때 그 스펙트럼의 반대편에 위치해 있다고 할 수 있다. 이 장의 앞부분에서 이미 이와 같은 사례 중 하나인 경계선borderline 내담자와의 작업을 살펴본 바가 있다. 이러한 사례들은 감정을 통한 감정경험의 이점을 잘 보여 준다. 감정의 수준이나 감정의 강도가 낮고 감정이 몸에서 확장되는 정도가 얕거나 좁거나 감정 처리의 사이클이 짧더라도 몸을 통한 감정경험 작업이 여전히 유의미한 효과를 발휘할 수 있다는 것이다. 이는 실제 치료 현장뿐 아니라 일상생활에서도 더 자주 마주치게 되는 상황이기도 하다.

샐리의 사례
슬픔과 천식

내가 가르치는 ISP전문훈련과 워크숍에서는 훈련 참가자들과 함께 몸을 통한 감정경험 작업의 다양한 측면을 시연으로 보여 준다. 프랑스에서의 훈련에서 샐리가 나와의 시연 세션을 요청했다. 샐리는 천식을 앓고 있었고 이를 다루는 작업을 할 수 있을지 궁금해했다. 천식은 많은 질병과 마찬가지로 유전적 소인부터 호르몬 변화, 알레르기에 이르기까지 여러 가지 원인으로 발생할 수 있으나 심리생리적인 원인도 존재할 수 있다. 호흡 생리, 특히 폐에서 나타나는 감정적 고통에 대한 방어의 결과로 인한 심리생리적인 원인일 수도 있다.

감정적 고통에 대한 가장 흔한 신체생리적 방어는 횡격막이나 갈비뼈 사이의 근육인 늑간근과 같은 호흡 근육이나 폐와 같은 장기에서 숨을 억제하는 것이다. 휴식 상태에 있을 때는 많은 양의 산소를 필요로 하지 않기에 자율신경계를 통해 폐 기능이 최소 수준으로 낮아진다. 감정경험의 수준과 강도를 낮추기 위해서 호흡을 줄이기 위한 동일한 메커니즘이 동원될 경우에 휴식 상태 때보다도 더 심하게 호흡이 억제될 수 있다. 이런 상태가 반복되면 천식과 같은 기관지 증상이 나타날 수 있다. 특히 이런 증상에 대해 유전적, 호르몬적, 알레르기적 소인을 가진 사람들에게 더 자주 나타난다.

샐리는 필요할 때 흡입기로 천식을 치료하고 있었고 그 외에 또 다른 주요 증상으로는 다른 사람들과 유대감을 형성하고 관계를 맺는데 어려움이 있다고 말했다. 자율신경계와 심장이나 폐와 같은 자율신경계가 관장하는 장기들은 감정경험 전반에 있어 매우 중요한 역할을 하며, 특히 다른 사람들과 유대감을 형성하고 관계를 맺는데 관련된 감정경험에서 중요하다.[1] 따라서 샐리의 삶에서 실망스러웠던 관계와 관련된 상황을 다루는 것은 매우 타당한 작업이었다.

2. 몸을 통한 감정경험 작업의 다양한 형태

샐리는 어린 시절부터 천식 발작을 자주 겪어왔지만 최근에 발생한 더욱 강도 높고 심각한 천식 발작은 그녀가 인생에서 가장 사랑했던 남성과의 이별로 인해 촉발되었다. 샐리는 관계가 잘 풀리지 않아 얼마나 힘든지, 얼마나 슬픈지 몸에서 추적하는 것이 쉽지 않았다. 그녀의 신체생리적 및 심리적 방어는 감정의 수준과 강도를 낮은 상태로 유지시킬 만큼 강했고 그 감정은 몸에서도 목과 눈에만 국한되어 얕고 좁은 영역에만 존재했다. 샐리는 슬픔을 느끼고 확장하는 데 어려움을 겪었으며 몸이나 알아차림으로 슬픔을 거의 느낄 수 없다고 말했다. 그녀는 짧은 감정 처리 사이클의 시간이었음에도 자신의 슬픔에 접촉하고 그것과 함께 머무르기 위해 외부로부터 심리적인 지지, 특히 나와 훈련 그룹의 지지를 많이 필요로 했다. 이러한 점들은 그녀가 성장하면서 자신이 겪는 감정경험에 대해 충분한 지지를 받지 못했음을 시사한다.

우리는 그녀가 그 상황과 관련하여 가능한 한 많은 감정을 경험할 수 있도록 지지를 했고 그녀가 혼자 있을 때는 알아차림, 의도, 호흡, 움직임, 표현, 셀프터치를 도구로 활용할 수 있다고 제안했다. 우리는 그녀의 목과 눈에 느껴지는 낮은 수준의 슬픔을 얼굴의 나머지 부분과 가슴까지 확장하는 데 성공했지만 그 슬픔은 아주 짧은 시간 동안만 얕게 느껴졌다. 그래서 몇 달 후 샐리가 세션 이후 천식을 더 이상 앓고 있지 않다는 소식을 들었을 때 그것은 기분 좋은 놀라움 그 이상이었다.

겉보기에 특별한 것 없이 짧게 진행된 몸을 통한 감정경험 작업이 어떻게 장기간 지속된 주요 증상의 해소로 이어질 수 있었을까?

그에 대한 하나의 단서는 일반 대중들이 비교적 낮은 수준의 감정적 고통, 즉 낮은 수준과 강도의 감정만으로도 심리생리적 증상이 생기는 경향이 증가하고 있다는 사실이다. 몸을 통한 감정경험 작업을 통해 감정적 고통의 임계점을 조금이라도 증가시키면 샐리의 사례에서 관찰된 결과를 설명할 수 있다.

샐리는 슬픔을 자신의 몸으로 느끼는 것에 대한 높은 저항을 느끼고 몸에서 제한적으로 슬픔을 경험해도 별로 힘들지 않게 느끼는 것에서 알 수 있듯이 몸에서 감정적 고통의 임계점이 낮아서 감정이 몸에서 나타나기도 전에 막아버리는 것이다. 따라서 샐리의 심리적 방어와 신체생리적 방어 모두를 다루면서 그녀의 몸에서 감정적 고통의 수용역량을 아주 조금 증가시켰을 뿐인데도 놀랍게도 그녀의 천식 증상에 긍정적인 변화가 있었다.

사빈의 사례
울음과 편두통

사빈은 내가 가르쳤던 또 다른 훈련생으로 편두통을 앓고 있었다. 상사와 힘든 갈등을 겪은 지 세 달쯤 지나면서 편두통이 더 자주 나타나기 시작했고 증상이 나타날 때마다 상사의 화난 얼굴과 비난하는 표정이 플래시백처럼 떠올랐다. 그 힘든 갈등은 사빈이 상사에게 부당한 평가를 받았을 때 소리를 지른 일이었는데 사빈은 그 경험을 긍정적으로 받아들였다. 어린 시절에는 학대하는 새어머니에게 절대 맞서거나 자신을 방어할 수 없었기 때문이다. 사빈은 어린 시절 새어머니와의 관계에서 큰 고통을 겪었다고 말했다. 새어머니는 감정적이고 신체적으로 그녀를 가혹하고 자의적으로 벌주었다. 훈련 과정 중 시연을 보여 주면서 사빈과 함께 작업했을 때 나는 그녀가 상사와의 사건이나 꽃병 안의 꽃을 다시 정리했다가 새어머니에게 뺨을 맞았던 일을 떠올릴 때 자신의 취약한 감정에 다가가기 어려워한다는 점을 알게 되었다.

사빈은 자신의 취약성을 경험하는 데 큰 저항을 보였다. 감정을 경험하는 것에 대한 저항은 생래적일 수도 있고 심리적일 수도 있다. 우리 뇌는 불쾌한 경험이 몸의 스트레스와 조절 곤란 상태를 의미하여 신체 건강과 웰빙의 저하와 연결되기 때문에 본능적으로 그런 경험을 피하려 한다. 반대로 유쾌한 감정 경험은 스트레스가 줄고 몸의 조절이 향상된 상태를 의미하며 이는 건강과 웰빙의 증진과 관련된다. 프로이드Freud는 이러한 생래적인 쾌락 추구와 고통 회피 성향을 쾌락 원리라고 불렀다. 불쾌한 감정이 생성될 때 뇌와 몸의 신체생리적 스트레스와 조절 곤란이 증가하므로 우리는 본능적으로 그것을 거부한다. 또한 뇌는 낯선 것에 생래적으로 저항하기 때문에 낯선 유쾌한 감정에도 저항이 생길 수 있다. 따라서 감정이 낯설다면 불쾌하든 유쾌하든 모두 본능적으로 저항에 부딪힐 수 있다.

감정경험에 대한 심리적인 저항에는 여러 원인이 있을 수 있다. 가족과 문화는 어떤 감정이 허용되는지 그리고 그것을 어떻게 표현할 수 있는지에 강력한 영향을 미친다. 삶에서 감정이 맡는 역할과 감정에 대한 태도는 문화마다 다르며 치료적 접근 방식에 따라서도 달라질 수 있다. 감정은 언제나 인지와 행동을 비합리적으로 만든다는 기존 통념의 영향은 일반 대중은 물론 일부 치료 모델에도 여전히 남아 있다.

감정에 대한 이러한 편견은 과학의 도전을 받고 있다. 최근 신경과학 연구는 인지, 감정, 행동이 뇌[2]와 몸[3]의 생리 속에서 우리가 예상했던 것보다 훨씬 더 분리가 불가능함을 보여 준다. 또한 연구에 따르면 삶의 모든 순간에 감정이 인지와 행동의 모든 측면에 영향을 미치며 마찬가지로 인지와 행동이 우리의 감정 상태에 영향을 미친다. 그런데 행동에 앞서 일어나는 주의 집중을 포함하여 모든 인지 과정이 감정 상태의 영향을 받기에 감정보다 인지, 행동이 앞서는 것이 아니라 감정이 인지와 행동을 더 강하게 이끈다.[4] 감정의 현존과 몸을 통한 감정경험은 인지, 감정, 행동을 개선하는 반면, 감정이 결여되면 이들 기능이 손상된다는 사실도 밝혀졌다.[5] 어떤 상황이 한 사람의 웰빙에 미치는 영향을 평가하는 과정인 감정은 잠재적으로 뇌와 몸의 전반적인 생리 작용을 모두 아우른다.[6,7] 6장과 8장에서 살펴보겠지만 이러한 연구 결과는 감정을 몸을 통해 경험, 즉 감정경험을 몸 전체로 확장하는 작업이 감정뿐 아니라 인지와 행동까지 향상시킬 수 있음을 시사한다. 안타깝게도 이러한 발견들은 아직 일반 대중들의 삶이나 치료 현장에 충분히 반영되지 못하고 있다. 이 책은 바로 그 간극을 메우기 위한 가교역할을 위해 쓰여 졌다.

우리 자신의 그리고 내담자와 감정을 다루는 작업을 개선하려

2. 몸을 통한 감정경험 작업의 다양한 형태

면 중요함에도 널리 알려져 있지 않은 감정에 대한 사실들을 이해해야 한다. 따라서 감정이 우리 삶에서 핵심적 역할을 하는 것과 감정의 신체생리에 대한 교육을 내담자에게 제공하는 것은 언제나 유익하다. 또한 우리는 감정을 경험하려 할 때 나타나는 생래적인 저항과 심리적인 저항을 인정해야만 그 저항을 다루고 극복할 수 있다. 감정, 인지, 행동이 뇌와 몸에서 얼마나 긴밀하게 얽혀 있으며 몸이 인지, 감정, 행동에 어떻게 관여하는지를 내담자에게 교육하는 것은 내담자가 견디기 힘든 감정을 피하기 위해 몸을 차단하게 되면 감정뿐 아니라 인지와 행동까지도 손상될 수 있다는 사실을 이해하는 데 도움이 된다.

감정, 인지, 행동이 뇌와 몸 안에서 얼마나 정교하게 연결되어 있으며 몸이 인지, 감정, 행동에 어떻게 관여하는지를 내담자에게 설명하고 논의하는 일은 내담자들이 견디기 힘든 감정을 피하려 몸을 차단할 때 감정뿐 아니라 인지와 행동까지도 손상될 수 있다는 사실을 이해하는 데 도움이 된다.

사빈은 훈련생이었지만 이미 감정이 삶과 치료에서 중요한 역할을 한다는 점을 알고 있었다. 그럼에도 불구하고 그녀의 과정에서는 감정에 대한 강한 저항을 다루어야 했고 우리는 그녀가 감정을 경험할 수 있도록 강력한 심리적 지지를 제공했다. 세션 동안 사빈이 감정에 접근하고 그 감정 속에 머물며 의미를 찾아갈 수 있도록 돕는 데 있어 가장 중요했던 부분은 외부로부터 받는 인정과 지지였다. 이는 사빈의 과거를 고려하면 매우 이해할 수 있는 일이었다. 연구에 따르면 아이가 감정을 생성하고 감정에 접촉하며 표현하는 능력은 주 양육자가 보여 주는 모델링과 지지에 크게 좌우된다.[8] 사빈은 자라면서 감정에 대해 많은 지지를 받지 못했다고 직접 밝혔다.

우리는 사빈이 편두통과 관련된 플래시백에서 떠올린 비판적인 상사의 이미지와 어린 시절 꽃병 사건에서의 새어머니 이미지를 활용해 그녀가 당시 느꼈던 불쾌감을 몸 안에서 추적하고 확장해 나가도록 했다. 사빈은 분노를 제외하고는 일차 감정이나 이차 감정을 거의 인식하지 못했기 때문에 우리는 불쾌감이라는 감각운동 감정 수준에서 작업을 시작했다. 이는 사빈이 성인이 되어 비슷한 상황에 직면했을 때 습관적으로 보이는 방어적 반응처럼 느껴졌다. 감정의 수준과 감정 경험의 강도는 모두 낮았고 몸 안에서 감정이 확장되는 폭도 좁고 얕았으며 감정 사이클의 지속 시간도 짧았다. 하지만 이 정도의 작업만으로도 몸을 어느 정도 재조직할 수 있었다. 우리는 그녀가 머리에 집중되어 있던 에너지를 다리 쪽으로 내려보내서 재분배하도록 했다. 이는 편두통처럼 상체에 에너지가 과잉 집중된 증상을 다루는 데 효과적인 접근이었다.

세션 마지막에 나는 사빈에게 그런 상황에서 또 다른 감정을 느낄 수 있을지 상상해 보자고 제안했다. 그녀는 아주 짧고 가볍게 슬픔, 두려움, 무력감, 외로움과 같은 취약성과 관련된 좀 더 세분화된 감정들을 언급했다. 그러나 내가 그 감정들을 몸의 어디에서 느끼는지 물었을 때 사빈은 곧바로 몸의 모든 곳이라고 답했다. 내게는 그녀가 이전에 보여 준 불쾌감의 제한된 경험에 비해 너무 급격한 변화처럼 보였다. 물론 기본적인 감각운동 감정을 다루다 보면 더 세분화되고 복잡한 감각운동 감정이나 일차 감정 및 이차 감정으로 발전할 수 있다는 점은 잘 알고 있었다. 하지만 나는 사빈이 과거 어느 시점에 몸으로 경험했던 그런 감정들을 단순히 기억해서 떠올렸을 가능성도 염두에 두었다.

또한 사빈은 자기 보고에서 실패하거나 부족해 보이지 않으려는 강한 성향을 보였기 때문에 그녀가 실제로 그런 감정들을 온몸으로 느꼈다는 말에 대해 나는 의심이 들었다. 세션을 마치면서 나는 그녀가 뇌나 몸의 일부에서 잠깐 동안 그것들을 감지하고 나머지 부분을 지어냈을 가능성이 있다고 생각했다.

사빈의 짧은 시간 동안 지속된 감정경험의 강도와 수준이 낮았고 그 경험이 몸에서 확장되는 방식이 얕고 좁았으며 그런 행동을 하는 경향 때문에 그녀의 내면 경험에 대한 진술 중 일부를 나는 의심하게 되었다. 그 세션에서 큰 변화가 있을 거라고 생각하지 않았고 우리가 함께했던 작업에 대해 썩 긍정적으로 생각하지 않았다. 그리고 나는 세션이 진행된 방식에 실망한 또 다른 이유가 있었다. 아무리 많은 치료 경험이 있어도 집단 앞에서 시연 세션을 할 때마다 강렬하고 극적인 작업을 좋은 작업이라고 착각하는 경향이 나에게 있었다. 그렇게 해야 나의 에고가 진정되고 안정될 수 있다.

사빈과의 이 세션 결과를 알게 된 것은 거의 1년이 지난 훈련 과정의 마지막 모듈에서였다. 세션이 끝나고 집으로 돌아간 그녀는 울기 시작했다. 이전까지는 훈련 과정 중 연습 세션 중에 가랑비처럼 가볍게 눈물을 흘렸던 그녀가 이번에는 밤새 울음을 멈추지 않았다. 중간중간 잠들기도 했지만 울음은 계속되었다. 만약 세션 바로 다음 날 그녀가 밤새 울었다는 이야기를 들었다면 나는 세션 때문에 그녀가 무너졌을까 봐 크게 걱정했을 것이다. 그러나 놀랍게도 사빈은 그 이후로 편두통을 한 번도 겪지 않았다. 울음을 통해 감정을 표현하는 행동이 심각한 증상을 없앴다. 이 모든 변화는 내가 별로 인상 깊게 생각하지 않았던 몸을 통한 감정경험 작업을 통해 일어났다. 나는 다시 한번 세션 중에 무엇이 일어났는지가 중요한 것이 아니라는 사실을 다시 한번 깨닫고 기분 좋게 놀랐다. 장기적으로 내담자에게 어떤 변화가 일어나는지가 실제로 중요하다.

내담자의 심리생리적 증상이 발생하는 고통의 수준에 따라 결과는 크게 달라진다. 고통의 임계점이 낮은 사람들은 낮은 수준의 감정과 강도에서도 쉽게 증상을 형성할 수 있기 때문에 몸을 통한 감정경험의 아주 작은 작업만으로도 '기적적인' 치유가 일어날 수 있다. 반면 감정적 고통을 견디는 능력이 높은 사람들은 고통의 임계점이 높기 때문에 더 높은 수준의 감정과 강도에서 증상이 형성되며 이 경우 몸을 통한 감정경험 작업도 더 높은 감정의 수준, 더 강한 강도, 더 깊고 넓은 몸의 확장, 더 긴 시간의 감정 처리 사이클을 특징으로 하게 된다.

감정의 강도란 감정의 수준이 높든 낮든 감정경험을 심리생리적으로 얼마나 어렵게 느끼는지를 의미한다는 점을 기억하라.

몸을 통한 감정경험 작업의 핵심 개념
정서 수용역량, 증상의 임계점, 몸의 확장 수준, 심리생리적 증상 형성

이제 감정 경험을 위한 역량 구축과 관련된 몸을 통한 경험 작업의 핵심 개념들을 살펴보겠다. 일반적으로 몸의 더 많은 부분이 감정 경험에 열리고 참여할수록 강도나 심리생리적 어려움은 낮아진다. 몸의 더 많은 부분이 감정에 참여하면 각각의 부분이 감당해야 하는 강도나 어려움이 줄어들게 된다. 또한 몸이 더 많이 참여할수록 낮은 감정의 강도에서 더 높은 수준의 감정을 경험할 수 있다.

페트라와 코니의 경우 그들의 심리적 방어와 신체생리적 방어를 다루는 작업을 비교적 쉽게 할 수 있어서 그들의 몸을 확장하여 더 높은 수준과 강도의 감정에 접근할 수 있었고 더 오랜 시간 동안 감정에 머물면서 몸에서 감정을 더 넓고 깊게 확장할 수 있었다. 반면 샐리와 사빈은 심리적 방어와 신체심리적 방어가 더 강했기 때문에 낮은 수준과 강도의 감정만 접근할 수 있었고 몸과 감정의 확장도 제한적이었으며 감정에 머무는 시간도 짧았다. 그럼에도 불구하고 샐리와 사빈은 놀랍게도 빠른 증상 완화를 경험했다. 이는 얼마나 많은 감정이나 강도, 심리생리적 어려움, 몸과 감정의 확장, 감정 지속 시간이 있었는지가 중요한 것이 아니라 내담자가 자신의 고통 임계점을 약간 넘는 정도로 작업할 때 증상이 발생하지 않으면서 정서 수용역량이 확장된다는 점이 더 중요하다는 사실을 보여 준다.

증상의 임계점은 고통의 수준, 즉 감정의 수준과 감정의 강도가 결합된 총량이 일정 수준을 초과할 때 나타난다. 이 임계점을 넘어서면 인지적, 감정적, 행동적, 신체적, 에너지적, 관계적, 영적인 증상이 발생할 수 있다. 이 증상들은 고통의 임계점을 초과한 몸의 어느 한 부분이나 뇌 안에서 형성된다. 증상이 발생하면 몸이 차단되거나 역기능을 일으키며 그로 인해 몸에서 스트레스와 조절 곤란이 심해진다. 이는 결국 감정을 견디는 데 어려움을 더하게 만든다. 심리생리적 증상과 그로 인한 고통은 사람의 정신이 견딜 수 없는 고통에 대처하기 위해 무의식적으로 취하는 타협으로 볼 수 있다. 과거의 상황에서는 당시의 그 사람이 지닌 자원과 상황을 고려했을 때 어쩌면 최선의 대처였을 수도 있다. 하지만 이런 반응 패턴이 미래의 다른 상황에서도 습관적으로 반복된다면 그 사람의 웰빙에 심각한 대가를 치르게 된다.

심리생리적 증상은 딜레마를 초래한다. 방어가 없다면 세상에서 기능하는 수준이 떨어지고 스트레스와 조절 이어진다. 증상 임계점은 한 사람의 가장자리edge라고 볼 수 있다. 내담자의 치유를 돕기 위해 정서적 수용역량이 확장되는 동안에 증상이 발생되지 않는 방식으로 내담자가 이 가장자리 혹은 그들의 수용역량의 경계를 넘어 작업할 수 있도록 도와야 한다. 이를 위해 감정에 대한 심리적 지지가 몸의 컨테이너를 더 확장하고 조절하는 작업과 함께 병행해야 한다. 이렇게 해야 내담자와 치료사 모두 최적의 결과를 얻기 위해 감정에 대한 지지와 몸과의 협력이 모두 필요하다는 것을 이해해야 하며 이를 통해 내담자뿐만 아니라 치료사도 기존

2. 몸을 통한 감정경험 작업의 다양한 형태

상태를 유지하려는 저항을 최소화하고 변화를 효과적으로 촉진할 수 있어야 한다.

한 사람의 신체적, 사회적, 문화적 환경을 포함한 여러 요인이 몸이 얼마나 확장될 수 있는지, 감정이 얼마나 생성될 수 있는지, 증상을 형성하지 않고 감정경험을 얼마나 견딜 수 있는지를 결정할 수 있다는 점에 유의하라. 예를 들어 부모와 함께 있을 때보다 친구들과 있을 때 감정 조절이 더 쉬울 수도 있고 반대일 수도 있다. 어떤 사람은 분노는 견딜 수 있지만 슬픔은 견디지 못할 수도 있다. 따라서 정서 수용역량이나 정서를 견뎌내는 역량은 고정된 특성이 아니라 환경과 특정 감정에 대한 태도에 따라 변할 수 있다.

감정을 견뎌내는 능력을 결정하는 가장 중요한 두 가지 요소는 감정을 경험하고 표현하고 견디고 머무를 수 있게 해 주는 내면적 태도와 다른 사람으로부터 받는 감정에 대한 지지다. 관계 안에서 누구든 한 사람의 정서를 견뎌내는 역량은 그 관계로부터 영향을 받는다. 정신의학자 대니얼 시겔Daniel Siegel은 두 사람이 만날 때 그들 각각의 역량을 단순히 합친 것 이상의 힘을 지닌 하나의 시너지 초시스템supersystem이 형성된다고 설명한다.[9] 이러한 관점에서 볼 때 한 사람의 정서를 견뎌내는 능력은 단순히 몸 컨테이너의 확장에 의해서만 결정되는 것이 아니라 내면적 태도와 다른 사람으로부터 받는 지지 또한 중요한 영향을 미친다고 할 수 있다.

샐리와 사빈의 치료 과정을 통해 나는 감정의 낮은 수준과 낮은 강도, 짧은 지속 시간의 몸을 통한 감정경험 작업, 좁고 얕은 몸의 확장만으로도 충분히 효과적일 수 있다는 사실을 배웠다. 이는 페트라와 코니의 치료에서 볼 수 있었던 감정의 높은 수준과 강도, 긴 지속 시간, 깊고 넓은 몸의 확장을 특징으로 하는 몸을 통한 감정경험 작업만이 효과적이라고 생각했던 내 초기 신념을 뒤흔드는 경험이었다. 나는 이런 깨달음을 비교적 자연스럽게 받아들였다. 우리는 일반적으로 많은 일이 일어나는 극적인 사건이야말로 변화를 불러오는 데 반드시 필요하다고 믿기 쉽다. 그래서 무의식적으로 내담자나 자신을 고통의 임계점 너머로 밀어붙이는 실수를 저지를 수 있다. 하지만 이는 오히려 역효과를 낳아 치료 중에 다시 트라우마를 입거나 증상의 악화를 초래하거나 심리적 방어와 신체생리적 방어를 촉발해 감정을 차단해 버릴 수 있다.

나는 감정의 낮은 수준, 낮은 강도, 짧은 지속 시간의 몸을 통한 감정경험 작업이 지닌 중요성과 가능성을 인식하기 시작했다. 그리고 이런 방식을 내 훈련 과정에서도 강조하기 시작했다. 그 결과 내 방식으로 훈련받은 다른 치료사들도 비슷한 사례를 보고하기 시작했다. 이런 흐름은 매우 자연스러웠다. 처음에는 페트라와 코니 같은 강렬한 치료 경험을 통해 감정의 높은 수준과 강도의 몸을 통한 감정경험 작업이 효과적이라는 인식을 갖게 되었고, 그 인식을 통해 모든 치료에 그 방식을 적용하려 했었다. 그러한 유형의 치료를 하나의 공식처럼 재현하려는 과정에서 나는 매우 강력한 필터를 형성하게 되어 빠르고 극적인 결과를 얻으려 해왔으나 나의 이 고정 관념은 스펙트럼의 반대편에 있는 샐리와 사빈의 사례처럼 감정의 낮은 수준과 낮은 강도의 몸을 통한 감정경험 작업에서도 빠르고 극적인 결과가 나타나는 경험을 통해서 비로소 깨질 수 있었다.

　요즘은 삶에서도, 치료에서도 감정이 가져오는 고통 때문에 감정을 직면하기보다는 억제하려는 경향이 점점 강해지고 있다. 그 결과, 사람들의 감정적 고통에 대한 임계점은 점점 낮아지고 있다. 이는 오늘날 점점 더 심각해지고 있는 심리생리적 증상의 형성에 중요한 요인이 되어 왔으며 일반 대중들 사이에서 중독 수준이 높아지고 있는 현상에서도 그 증거를 찾아볼 수 있다.

　최근 연구에 따르면, 사람들이 의료 전문가의 도움을 받으려는 이유가 되는 의학적 증상 중 약 4분의 1에서 3분의 1 정도가 심리생리적 원인에서 비롯된다고 한다.[10,11] 이는 치료사들이 앞으로 감정적 고통에 대한 임계점이 낮은 내담자들과 더 많이 일하게 될 것임을 의미한다. 따라서 감정의 낮은 수준과 낮은 강도의 몸을 통한 감정경험 작업이 효과적일 수 있다는 사실은 아주 중요하다. 이는 감정과 그 강도를 다룰 수 있는 높은 역량을 지닌 소수의 사람들뿐만 아니라 감정적 고통에 취약한 다수의 사람들에게도 적용할 수 있다.

장기 치료에서의 몸을 통한 감정경험 작업

지금까지 살펴본 사례들은 모두 단기 치료에서 몸을 통한 감정경험 작업의 강력함을 보여 주었다. 하지만 대부분의 치료는 장기적으로 이루어진다. 몸을 통한 경험을 기반으로 몸을 통해 경험된 인지, 감정, 행동의 과학과 전 세계 ISP 치료사들의 경험적 증거들은 장기 치료에서도 이 접근법이 증상 해결에 걸리는 시간을 단축시킬 수 있는 가능성을 보여 준다. 몸을 통한 감정경험 작업의 주요 이점 중 하나는 다양한 치료 방식에 이를 접목하게 되면 장기 치료의 기간을 단축할 수 있다는 점이다. 장기 치료가 필요했던 개인 치료 사례를 소개하겠다. 읽으면서 이 사례의 내담자가 증상을 해결하는 데 어느 정도 시간이 걸렸을지 한 번 예상해 보길 바란다. 이야기가 끝난 뒤, 네가 예상한 시간과 실제 걸린 시간을 비교해 보자.

스티븐의 장기 치료 사례
비행 공포증

스티븐은 나의 개인 상담실을 찾아와 몇 가지 증상에 대해 도움을 요청했다. 그중 하나는 비행 공포증이었다. 비행할 때마다 불안 발작을 겪었고 이로 인해 음악가였던 그가 공연을 위해 먼 곳으로 이동해야 하는 직업적 활동에 큰 제약이 생겼다. 약을 먹지 않으면 비행기를 탈 수 없을 정도였다. 또 다른 증상은 수평 자세로는 잠을 잘 수 없다는 것이었다. 그는 비행기 이코노미석처럼 약간 기대는 자세에서만 잠을 잘 수 있었다. 스티븐은 이 두 가지 증상이 모두 어머니가 돌아가신 이후 시작되었다고 말했다. 그는 어머니와 함께 힘든 어린 시절을 보냈다.

2. 몸을 통한 감정경험 작업의 다양한 형태

우리는 이 두 증상과 어머니를 잃은 상실을 다루면서 각 단계마다 감정에 과도하게 압도되어 증상이 악화되지 않도록 점진적으로 주의를 기울였다. 비행 공포증과 관련해서는 먼저 비행 계획을 세우는 상황의 순차적인 장면들을 상상하게 하고 그 과정의 각 단계마다 몸을 통한 감정경험을 위한 시간을 가졌다. 수면 문제와 관련해서는 내 상담실에서 조명을 어둡게 하고 처음에는 그가 익숙한 기울어진 자세에서 시작해서 점진적으로 리클라이너 의자를 조정해 수평에 가까워지도록 단계를 밟아갔다. 우리는 그 과정에서 느껴지는 불편함, 안전하지 않다는 느낌, 두려움, 불안, 그 외의 떠오르는 감정들을 몸으로 확장하고 몸을 통해 경험하는 작업을 계속했다. 또한 어머니를 잃은 상실과 관련된 의미와 스티븐의 어린 시절 기억들을 탐색하면서 떠오르는 감정들도 몸을 통해 경험하도록 했다.

최종적으로 증상이 해결되기까지 약 6개월의 꾸준한 작업이 필요했다. 그 결과 스티븐은 불안 발작 없이 비행할 수 있게 되었고 수평 자세에서도 문제없이 잠을 잘 수 있게 되었다. 스티븐의 사례는 몸을 통한 감정경험 작업이 장기 치료에서도 강력한 도구가 될 수 있음을 보여 준다. 이 비행 공포증 증상의 해결에는 흥미로운 이야기가 있다. 치료가 거의 끝나갈 무렵 스티븐은 다시 일을 시작했는데 처음 비행할 때는 실제로 불안 발작을 경험했다. 하지만 그 이후로는 한 번도 발작을 겪지 않았다. 이러한 현상은 내담자가 증상의 유발 지점 근처까지 감정의 강도를 높여 작업할 경우 실제 생활에서 일시적으로 증상이 다시 나타날 수 있다는 가능성을 보여 준다. 하지만 이는 치료의 실패를 의미하는 것이 아니며 오히려 증상이 근본적으로 해결되어 가는 과정일 수 있다. 나는 이제 함께 작업하는 내담자들에게 이 가능성을 미리 설명해 주는 것을 일상화하여 내담자가 예상치 못한 증상이 나타나더라도 일시적 증상 재발을 불필요하게 두려워하거나 치료 과정 전체를 부정적으로 해석하지 않도록 돕기 때문이다.

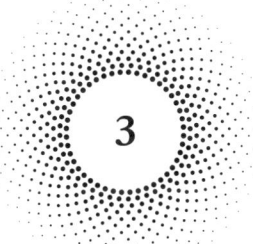

개인, 집단 및 세대 간 트라우마를 다루는 작업에서 몸을 통한 감정경험의 기여

...

요약: *개인, 집단, 세대 간 트라우마와 관련된 치료 사례의 맥락에서 몸을 통한 감정경험 처리 과정의 개념, 방법, 결과에 대한 개요이다.*

트라우마와 몸을 통한 감정경험 작업

감정적 어려움은 보편적이고 흔한 일이다. 일상적인 사건에서도 처리되지 않은 감정으로 인해 고통에 대한 임계점이 낮아지고 심각한 심리생리적 증상이 생기는 경우도 많다. 트라우마는 일반적으로 생명에 심각한 위협을 가할 수 있는 매우 힘든 삶의 경험으로 이해된다. 전쟁이나 반복적인 신체적 학대와 같은 상황에서는 생명에 대한 위협이 실제로 존재한다. 이처럼 극심한 스트레스와 조절 곤란 상태가 해결되지 않으면 심각한 심리생리적 증상의 원인이 될 수 있으며 심한 경우 사망에 이를 수도 있다. PTSD 진단을 받은 사람들은 이러한 트라우마를 겪었고 높은 수준의 스트레스와 조절 곤란을 지닌 것으로 이해된다.

또한 신체적 생명 위협이 없는 정서적 방임이나 정서적 학대 같은 사건도 신체생리적 조절 곤란을 심각하게 유발할 수 있다는 사실이 자주 관찰되었다. 이로 인해 진단 및 통계 편람Diagnostic and Statistical Manual(DSM)에서도 트라우마 정의를 정서적 방임이나 정서적 학대를 포함하는 방향으로 확장할 필요성이 제기되었다. 따라서 어떤 경험이 개인을 얼마나 큰 트라우마를 입혔는지를 평가할 때 그 경험 이후 남은 스트레스와 조절 곤란의 정도를 하나의 기준으로 삼을 수 있다. 트라우마를 다루는 치료는 몸의 스트레스와 조절 곤란 상태를 직접적으로 다루는 개입을 포함할 때 더 효과적일 수 있다.[1]

정신의학자 베셀 판데르콜크Bessel van der Kolk는 PTSD 치료에서 몸을 다루는 것의 필요성을 강조해 왔으며 이는 약물치료나 소매틱 체험Somatic Experiencing[2], 마음챙김 기반 스트레스 감소[3]와 같은 몸 지향의 트라우마 치료 방식의 효과를 통해 뒷받침되고 있다. 하지만 몸 지향 트라우마 치료법은 때때로 감정 대신 몸 감각만을 추적함으로써 감정을 놓치는 약점을 가질 수 있다. 특히 감정경험의 수용 역량이 부족하거나 감정경험을 지지해 줄 다른 사람의 지원이 부족한 내담자들에게는 문제가 될 수 있다.

불쾌한 감정을 다루는 과정에서 몸이 지나치게 조절되면 감정 자체가 사라질 수 있다. 이는 과도한 약물치료에서도 종종 일어나는 현상이다. 통합 소매틱 심리학Integral Somatic Psychology, ISP에서 사용하는 몸과 에너지 조절의 모델에 따르면, 몸과 감정을 최적의 경로를 통해 체계적으로 확장시키는 방식은 신체생리 조절과 감정 조절 사이의 균형을 유지해 준다. 이를 통해 신체생리적 조절이 의미 있는 감정경험을 방해하지 않게 할 수 있는 것이다. 신체생리 조절과 감정 조절을 번갈아 가며 수행하는 기존 방식과 다르게 둘을 동시에 다루는 방식은 정서적 지지를 극대화할 수 있는 이점을 갖는다. 이는 내담자가 감정경험에 집중할 수 있도록 도와주어 심리적 치유를 더욱 깊이 있게 이끌어낼 수 있다.

몸을 통한 감정경험 작업을 통해 신체생리 조절과 감정 조절을 동시에 다룰 수 있는 능력은 극심한 스트레스와 조절 곤란을 특징으로 하는 트라우마로 인한 감정뿐만 아니라 덜 심각한 신체생리적 스트레스와 조절 곤란을 동반한 일상적 어려움에서 오는 감정도 효과적으로 다룰 수 있도록 한다.

나중에 감정의 신체생리와 감각운동 감정을 다루는 장에서 다시 살펴보겠지만 때때로 스트레스와 조절 곤란 상태 자체가 의미 있는 신체생리적 반응으로 이해될 수 있다. 예를 들어 자녀를 잃은 어머니가 느끼는 충격은 사건에 대한 의미 있는 신체생리적 반응이며 이는 감정으로 충분히 간주될 수 있다. 하지만 주의할 점이 있다. 스트레스와 조절 곤란의 수준이 너무 높아 실신 직전이거나 심각한 해리 상태에 있을 경우 몸을 통한 감정경험 작업을 하기 전에 먼저 신체생리적 상태를 안정시켜야 할 필요가 있다. 그래야 심리적 경험, 특히 감정에 대한 일관성을 가지며 작업을 이어갈 수 있다.

그럼에도 불구하고 때로는 매우 조절 곤란 상태에서도 몸을 통한 감정경험 작업을 진행해야 할 필요가 있다. 다음에 소개할 아니타의 사례가 그 예외의 상황을 잘 보여 준다.

아니타의 사례
밤에 불을 켜놓지 않으면 잠들지 못하던 여성

내가 인도에서 진행했던 한 훈련 중, 아니타가 남편과 본인 모두에게 문제를 일으키는 증상에 대해 도움을 요청했다. 그녀는 밤에 불을 켜둔 채로만 잠들 수 있었고 이 증상이 언제 어떻게 생겼는지는 정확히 알지 못했지만 오래된 문제라고 했다. 나는 두려움이 이 증상을 유발했을 것이라고 가정하고 훈련 과정 중의 시연 세션에서 아니타에게 눈을 감고 불을 끈 채 잠을 자려는 상황을 상상하게 하여 두려움을 자극하면서 몸을 통한 감정경험 작업을 시도했다.

구체적으로는 그녀가 얼마나 무섭거나 안전하지 못하다고 느끼는지 그리고 그 느낌을 몸 어디에서 느끼는지를 알아차리도록 했다. 하지만 아니타는 두려움을 느끼기 시작하자마자 해리 상태에 빠지기 시작했다. 그녀는 몸이 마비되는 느낌이 들었고 몸 밖에 있는 것 같은 느낌이 든다고 말했다.

보통 이런 상황에서는 내담자가 현재에 다시 접속하도록 눈을 뜨게 하고 압도적인 두려움이나 그 상황에서 벗어나도록 돕는 과

3. 개인, 집단 및 세대 간 트라우마를 다루는 작업에서 몸을 통한 감정경험의 기여

정을 먼저 진행했을 것이다. 하지만 이상하게도 나는 그 순간에 그렇게 하지 않았다. 대신에 그 상황과 감정을 계속 살려두면서 아니타가 어떻게든 두려움을 느낄 수 있는 부분part과 함께 머물러 있게 했다.

나는 그녀에게 무감각함에도 불구하고 몸에서 두려움을 느낄 수 있는 부위를 계속 물었다. 그녀가 어렴풋하게 두려움을 느낀다고 말하자 나는 빠르게 두려움이 어디로 퍼지는지를 추가로 물어보며 가능한 한 넓게 두려움을 확장시키려 했다. 이는 감정을 견딜 수 있는 수준에서 유지시키기 위함이었다. 이런 작업은 해리하려는 자아self와 두려워하는 자아가 동시에 존재하는 상황에서 두려워하는 자아를 다루는 작업으로 이해할 수 있다. 나는 이를 아니타와 훈련 참가자들에게 설명했다.

어떤 면에서는 몸을 통한 감정경험 처리 과정이 두려운 자극에 지속적으로 노출시키는 노출치료와 비슷하지만 중요한 차이점이 있다. 노출치료는 전통적인 인지행동치료의 변형으로 고전적 조건화 원리에 기반하며 일반적으로 몸이라는 블랙박스 속의 경험에는 관심을 두지 않는다. 이와는 대조적으로 몸을 통한 감정경험 처리 과정은 감정과 상황에 주의를 기울이면서 동시에 몸의 경험과 조절에도 많은 주의를 기울인다. 몸과 그 조절에 주의를 기울이는 것과 감정 및 상황에 대한 주의를 기울이는 것 사이의 균형은 사례마다 달라져야 하고 시행착오를 거치면서 달라져야 한다. 감정의 수준, 감정의 강도, 주관적 난이도, 몸 확장의 폭과 깊이, 감정 처리 사이클의 길이 같은 변수들을 조절하면서 진행해야 한다. 아니타의 경우 균형을 잃어 감정과 상황 쪽으로 심하게 기울어 세션이 끝났을 때 그녀는 세션 동안 자신이 경험한 것을 거의 기억할 수 없다고 말했다. 이는 세션 중에 상당한 스트레스, 조절 곤란, 해리가 있었음을 나타낸다.

세션이 끝난 후 나 역시 약간 무감각하고 해리된 상태였기에 그녀의 결과가 몹시 궁금했다. 특히 그날 밤에 무너지거나 심리적으로 붕괴되지 않을까 걱정되었다. 하지만 다음 날 훈련에 나타난 아니타는 전날 밤잠을 잘 잤다고 말했다. 다만 불을 켜둔 채 잤다고 했다. 그녀는 거주하던 도시에서 혼자 이동해 훈련에 참석했으며 남편 없이 불을 끄고 자는 것을 실험할 준비는 되어 있지 않았다. 그 시점에서 그녀는 그룹에게 어린 시절 반복적으로 겪은 성적 학대 경험이 자신의 증상과 관련이 있을지도 모른다는 중요한 인지적 통찰을 공유했다. 아니타는 과거에 부모님보다 훨씬 이른 새벽, 아직 밖이 어두운 시간에 일어나는 습관이 있었다. 매일 아침 그녀의 집으로 우유를 배달하러 오던 남자가 그녀를 반복적으로 성적으로 학대했고 만약 이를 누설하면 자신과 부모를 해치겠다고 협박했다. 이러한 학대 경험이 밤의 어둠을 두려워하는 감정과 연결된다는 것은 자연스러운 해석이었다. 나는 당시 그녀가 어린 시절에 그러한 학대를 겪었다는 사실을 미리 알았더라면 지금처럼 그녀의 두려움을 다루거나 해리를 그렇게까지 돌보지 않으면서 작업할 용기를 내지 못했을 것이라고 생각했다.

나는 인도에 많아야 1년에 한 번 정도 가는데 1년 후 다시 인도를 방문했을 때 또 다른 훈련 과정에서 이번에는 실습 보조로 참여

3. 개인, 집단 및 세대 간 트라우마를 다루는 작업에서 몸을 통한 감정경험의 기여

한 아니타를 만났다. 그녀는 우리가 함께한 세션 이후 느꼈던 변화에 깊은 인상을 받아 지역 트레이너로부터 몸을 통한 감정경험 세션을 계속 받았다고 말했다. 몸을 통한 감정경험 작업에 큰 흥미를 느낀 그녀는 다음 훈련 과정에서는 실습 보조로 참여해 이를 더 배우게 되었다. 이제 그녀는 불을 켜지 않고도 밤에 잘 수 있게 되었다. 아니타는 지역 트레이너와 5~6회의 세션 만에 밤에 느끼던 증상을 없앨 수 있었다. 이는 몸을 통한 감정경험 작업이 심각한 트라우마 경우에도 모든 치료와 일상생활에서 치료 결과를 촉진하고 치료 기간을 단축할 수 있음을 보여 주는 사례이다.

나는 이 책에 그녀의 이야기를 공유할 수 있도록 아니타에게 허락을 요청하기 위해 편지를 보냈을 때 그녀는 5~6회의 세션에서 두려움뿐만 아니라 학대와 관련된 수치심도 다루었으며 학대와 어둠에 대한 두려움과 자신의 증상 사이에 깊은 연관성을 발견했다고 답장을 줬다. 마지막으로 그녀는 다음과 같이 썼다. "통합 소매틱 심리학Integral Somatic Psychology와 함께한 7년간의 여정을 통해 나는 단순히 그 증상을 극복했을 뿐만 아니라 인생에서 더 많은 성취를 이루었습니다. 지금 나는 조화로운 삶을 살고 있으며 매일 성공적으로 생활하고 있습니다. 매일 ISP를 배우고 실천할 수 있게 해 준 당신과 우주에 감사드립니다."

아니타의 세션과 같은 사례들을 통해 몸이 극심한 스트레스와 조절 곤란 상태에 있을 때 심지어 해리 상태일 때조차도 몸을 통한 감정경험 작업을 활용하는 것이 때로는 유익하다는 점을 배웠다. 단, 알아차림을 충분히 할 수 있는 내면의 목격자가 있고, 주요 증상이 발생하지 않고도 고통을 견뎌낼 수 있는 충분한 역량이 있다면 말이다. 우리는 사전에 내담자가 그러한 능력을 갖추었는지 항상 알 수 없기 때문에 때로는 시행착오를 통해 접근할 수밖에 없다.

극심한 스트레스나 조절 곤란, 심지어 해리가 나타나는 상황에서는 일반적으로 이런 방식으로 접근하는 것이 권장되지 않지만 때로는 그렇게 해야 할 이론적인 이유도 있다. 그 이유는 감정 자체가 그러한 극단적인 상태에 깊이 연결되어 있기 때문이다. 감정은 어떤 상황이 한 사람의 웰빙에 미치는 영향을 평가하는 것이다. 만약 그 영향이 극심한 스트레스, 조절 곤란 또는 해리를 포함한다면 감정경험을 생성하는 근본적인 신체생리적, 심리적 상태로부터 몸이 이탈한 상태에서 감정에 접근하려고 할 경우에 우리는 그 상황이 그 사람에게 얼마나 큰 영향을 미쳤는지를 완전히 파악하지 못할 위험에 처할 수도 있다. 그 영향이 바로 '감정'인데 말이다.

앞서 본 바와 같이 감정경험에 수반되는 스트레스와 조절 곤란의 수준이 너무 높을 경우 심각한 심리생리적 병리를 유발할 수 있다. 이런 경우에도 아니타의 세션에서 사용된 극단적인 방식이 적용될 수 있다. 더욱 점진적인 접근이 더 효과적일 가능성이 크다. 이 접근 방식에서는 감정적으로 어려운 경험의 수용역량을 점진적으로 키우고, 그 과정에서 짧은 감정 처리 사이클, 낮은 수준의 감정 수준과 감정 강도, 낮은 수준의 신체 내의 스트레스와 조절 곤란을 다룬다. 이렇게 하면 내담자는 증상이 발생하는 스트레스와 조절 곤란의 수준을 향해, 그리고 그 너머로 작은 단계씩 나아갈 수 있다.

이러한 점진적인 접근은 특히 스트레스와 조절 곤란의 수준이 매우 높아 통합된coherent 심리적 경험에 접근할 수 없고, 고통을 견뎌낼 수 있는 역량이 매우 낮으며, 심리생리적 증상의 심각성이 극심할 때, 예를 들어 편두통과 같은 경우에 적절할 수 있다. 또한 점진적 접근은 압도되는 경험을 알아차림 할 수 있는 내면의 목격자를 지속적으로 유지할 수 있을 정도로 고통을 견뎌낼 수 있는 역량이 충분하지 않을 때도 점진적 접근이 권장된다. 한 사람이 어떤 경험에 대한 수용역량이 클수록 그 경험을 더 견딜 수 있으며 지속적으로 그 경험을 목격하기가 더 쉬워진다. 그러나 여기서 한 가지 주의할 점은 모든 사람에게 반드시 신중하게 접근할 필요는 없다는 점이다. 심각한 트라우마 이력을 지닌 사람이라 하더라도 이러한 역량은 개인마다 매우 다양하다.

정신약리학은 모든 심리적 문제를 과도한 스트레스와 조절 곤란에 의한 것으로 진단하고 약물로 치료하는 경향이 있다. 이러한 진단이 적절한 경우도 있으며, 약물이 심각하고 기능을 약화시키는 심리적 및 심리생리적 문제들로부터 벗어나게 해서 응집된 신체생리적, 심리적 경험의 상태로 이동하기 위한 신체생리적 조절 수단으로 필요한 경우도 있다. 이런 경우 약물은 조절해 주는 안정제 역할을 하여 필요한 경우 전문가의 도움을 받아 개인이 자신의 사회적 네트워크 안에서 스스로 치유할 수 있도록 해 준다.

모든 심리적 및 심리생리적 문제를 스트레스와 조절 곤란으로 인해 발생한 것으로 이해하며, 스트레스와 조절 곤란을 줄이는 것을 모든 증상의 해결책으로 간주하는 경향은 일부 바디워크나 신체 심리치료 접근법, 특히 최근의 방식들에서 종종 나타난다. 다시 말하지만 특정 상황에서는 그러한 조심스러운 접근이 정당화될 수 있다는 점도 사실이다. 하지만 신체 내의 스트레스와 조절 곤란을 낮추는 데만 집중하는 임상 전략에 지나치게 의존하면 오히려 심리적으로 중요한 고통의 경험을 회피하게 될 위험이 있다는 점은 다시 강조할 가치가 있다. 이러한 고통은 오히려 수용역량을 키워야 할 대상이다. 지속적으로 스트레스와 조절 곤란을 줄이기 위해 초점을 맞춘 접근 방식은 내담자가 다양한 상황에서 감정경험에 직면하여 신체생리적, 심리적 회복탄력성을 가질 수 있는 기회를 놓칠 수 있으며 이후에 유사한 감정경험이 발생했을 때 증상이 발생되지 않도록 하거나 빠르게 해결할 수 있도록 하는 회복탄력성을 제공하지 못할 수도 있다.

세대 간 트라우마

불안한 부모는 불안한 자녀를 키우고 우울한 부모는 우울한 자녀를 키우는 경향이 있다는 것은 잘 알려진 사실이다. 물론 어떤 자녀는 부모와 자신을 동일시함으로써 고통을 피하려고 방어적인 정반대의 태도를 취하기도 한다.[4] 하지만 부모가 신체적 또는 성적 학대나 심각한 상실과 같은 자신의 트라우마를 해결하지 못한 상태라면 현재 상황에 대한 반응이 그 미해결된 트라우마와 관련된 경험과 반응에 의해 영향을 받기 쉽다. 이러한 반응은 자궁 속에

3. 개인, 집단 및 세대 간 트라우마를 다루는 작업에서 몸을 통한 감정경험의 기여

있을 때부터 자녀의 발달 전반에 걸쳐 그 경험과 반응을 형성하게 될 수 있다.

이러한 트라우마의 세대 간 전이는 여러 방식으로 일어난다. 우리의 뇌와 몸은 전자기 스펙트럼에 속하는 측정 가능한 단거리 에너지를 통해 내부 상태, 경험, 신체적 방어와 에너지적 방어를 포함한 반응을 서로 공유하면서 서로를 조절하고 소통하는 것으로 알려져 있다.[5] 우리는 생존과 관심사를 가장 잘 지켜줄 존재로 부모를 본능적으로 신뢰하기 때문에 부모의 내부 상태에 특히 민감하게 맞출 수 있다. 이런 작용은 부모가 자녀의 웰빙을 최대화하기 위해 자신의 경험과 기대를 바탕으로 자신의 세계관을 전달하는 비언어적인 방식으로 볼 수도 있다.

또 다른 방식은 부모가 자신이 경험한 트라우마를 자녀에게 되풀이하는 가해자가 되는 경우이다. 물론 어린 시절 신체적 학대를 받은 모든 부모가 다시 자녀를 신체적으로 학대하는 것은 아니지만 그런 경우도 분명히 존재한다. 어떤 부모는 자신의 고통을 자녀에게 물려주지 않겠다는 결심을 하고 폭력의 순환을 끊으려 하지만 여전히 세대 간 학대가 이어지는 경우도 있다. 일반적인 통념은 학대를 경험한 아이가 성장해 학대하는 어른이 된다는 것이지만 대규모 종단 연구에서는 어린 시절 학대를 받은 사람이 그렇지 않은 사람보다 학대자가 될 확률이 더 높지 않다는 사실이 밝혀졌다. 이는 인간 정신의 회복탄력성이 얼마나 강한지를 보여 주는 사례일 수 있다.[6] 아이는 부모를 관찰하고 모방함으로써 세상이 위험하다는 등 트라우마에 기초한 왜곡된 인식이나 싸움 또는 도피와 같은 역기능적인 방어 방식을 학습할 수 있다.

나의 아버지는 쉽게 무시당한다고 느꼈고 무시당한다고 느끼면 사소한 일에 분노로 반응했다. 그는 자신이 겪은 미해결 트라우마로부터 비롯된 수치심이나 상처 같은 취약한 감정을 외부로 투사함으로써 그것들로부터 벗어나고자 했다. 마치 분노라는 미사일을 사용해 그런 감정을 분노의 대상에게 던지는 것 같았다. 나는 아버지로부터 언어적, 정서적, 신체적 학대를 받으며 나만의 수치심과 상처에 내 나름의 반응들이 있었을 것이다. 하지만 그 당시에 나는 아버지의 학대에 대한 나 자신의 반응을 경험하는 것 외에도 아버지가 감당하지 못하고 외면한 취약한 감정들까지 흡수하고 동일시하고 있다는 사실을 알지 못했다.

클라인 학파 정신분석 이론 중 하나인 '투사적 동일시projective identification'는 부모가 자녀를 조절하는 방식 중 하나를 설명하는 개념으로서 학대 상황에서 자녀가 부모의 취약함을 어떻게 흡수하게 되는지 그 과정을 이해하는 데 도움이 된다.[7] 아기가 감당하기 어려운 불안을 느낄 때 그것을 부모에게 투사한다. 부모는 자녀를 조절할 수 있는 독보적인 능력을 갖추고 있기 때문에 그 불안에 투사와 함께 '동일시'하여 자신의 것으로 만든다. 그런 다음 부모는 자녀를 안고 흔들어 주는 것과 같은 진정시키는 행동에 더해 더 성숙한 자신의 신체생리를 활용해 아기로부터 받은 투사된 불안을 변형시킨다. 이후 부모는 아기에게 남아있는 불안의 흔적과 평온함을 함께 비언어적으로 자녀에게 투사한다. 자녀는 이러한 도움을 마치 어린 새가 어미 새가 입에 넣어 주는 소화된 먹이를 받아들이

듯 받아들이고 내면화한다. 하지만 학대 상황에서는 부모가 자신이 학대당했던 경험에서 비롯된 취약성을 자녀에게 투사하고 자녀는 부모가 감당하지 못하고 외면한 취약성에 동일시하며 부모와의 연결을 유지한다.

심장에서 나오는 전자기 에너지 장처럼 피부에서 여러 피트 떨어진 곳까지 전달되는 것으로 관찰된 것처럼 몸에서 발산되는 단거리 전자기 에너지를 통해 사람들 간에 이러한 비언어적 정보 교환이 가능하다는 과학적 증거는 투사적 동일시 과정에 대한 나의 이해에 탄탄한 기반을 제공해 줬다. 투사적 동일시는 받는 쪽에서 그 투사를 받아들이려는 의지가 있을 때 발생한다. 하지만 신체적 학대와 같은 폭력적인 경험에서 자녀는 부모와의 연결을 유지하기 위해 부모의 투사된 취약성에 동일시하여 감정을 흡수하지 않으려 해도 그 강력한 에너지 앞에서 자신을 보호할 수 없는 피해자가 되기도 한다.

나의 장인은 제2차 세계대전 당시 겨우 다섯 살이었다. 전쟁 말기 독일과 미국이 벨기에 영토를 두고 벌인 벌지 전투에서 그는 가족과 함께 양쪽 군대 사이에 끼인 채 벨기에 시골 농가에 있었다. 그의 독일인 아버지는 연합군의 격렬한 폭격을 피해 가족을 그곳에 피신시켰다. 장인은 침대 밑에 숨어 공포에 떨었고 이후 성장하면서 두려움을 느낄 때 주변 사람들에게 분노를 터뜨리는 습관을 갖게 되었다. 나의 아내는 어린 시절 이를 경험하고 투사적 동일시를 통해 그 패턴을 내면화했다. 성인이 된 후 운전 중 무언가에 놀라면 불안을 해소하기 위해 욕을 하거나 소리를 지르기도 했다. 나 역시 그녀의 반응에 투사적 동일시가 되어 한동안 강한 두려움을 느끼게 되었고 그것은 마치 70년 전 벨기에의 농가에서 침대 밑에 숨어 있던 다섯 살 아이가 느꼈을 법한 두려움과 같았다.

세대 간 트라우마의 유산에 대해 알아가는 방법은 여러 가지가 있다. 그중 하나는 가족 구성원들이 겪은 트라우마에 대해 구체적인 역사를 알아보는 것이다. 하지만 이는 말처럼 쉽지 않다. 사람들은 자신의 트라우마에 대해 말하거나 그것을 트라우마로 받아들이는 것 자체를 꺼리기 때문이다. 특히 전쟁으로 인해 트라우마를 겪은 독일인들은 전쟁을 일으킨 국가의 국민이었다는 죄책감 등 여러 이유로 더욱 그러했다. 따라서 이후에 제시할 간접적인 방법들이 사람들이 트라우마의 유산을 이해하는 데 도움이 될 수 있다.

조상들이 우리에게 물려주었을지도 모르는 미해결된 트라우마를 이해하는 강력한 방법 중 하나는 그들의 습관적인 자세나 반응을 상상하고 자신의 몸을 사용해 그들이 느꼈을 법한 내면의 감정을 직접 감지해 보는 것이다. 또 다른 방법은 '가족 세우기family constellation' 치료를 받는 것이다. 이 치료법은 독일의 베르트 헬링거 Bert Hellinger가 개발한 것으로 내담자가 인식하지 못한 채 고통을 받는 세대 간 트라우마를 드러내고 해결하려는 방식이다. 이 치료에서는 가족 세우기에 참가한 다른 사람이 조상의 역할을 대신 수행하며 인류의 영혼이 조상의 영혼을 그들의 몸으로 인도해 내담자와 가족의 삶에 무의식적으로 영향을 주고 있는 세대 간 트라우마를 드러내고 해결하도록 돕는다고 믿는다. 이 방법이 의심스럽게 느껴진다면 이 접근법에 능숙한 치료사와 함께 직접 가족 세우기

3. 개인, 집단 및 세대 간 트라우마를 다루는 작업에서 몸을 통한 감정경험의 기여

를 경험해 보길 바란다.

세대 간 집단 트라우마

유럽, 특히 독일과 같은 나라에서 작업을 할 때면 제2차 세계대전의 유령과 마주하게 되는 경우가 잦다. 세대 간 집단 트라우마는 한 세대가 경험한 심각한 집단 트라우마가 이후 세대에 미치는 영향으로 전후 세대의 감정적 반응을 지속적으로 형성하고 있다. 미국에서도 아프리카계 미국인에게 나타나는 노예제도의 세대 간 집단 트라우마의 영향, 그리고 미국 원주민 집단에 대한 집단 학살이 후손들에게 여전히 영향을 미치는 모습을 볼 수 있다. 이처럼 해결되지 않은 트라우마는 개인이 현재 겪는 트라우마에 대한 반응을 증폭시키고, 현재의 트라우마를 처리하는 데 어려움을 더한다. 다음에 소개할 이스라엘과 독일 사례는 세대 간 집단 트라우마의 무게가 현재의 트라우마와 증상에 심각하게 작용할 때 몸을 통한 감정경험 작업이 얼마나 효과적인지를 보여 준다.

클라우디아의 아버지는 제3제국 시절 독일의 한 소도시에서 시장을 지냈다. 그는 나치에 저항했기 때문에 가족 전체가 전쟁 내내 위험에 시달렸다. 전쟁이 끝난 훨씬 뒤에 태어난 클라우디아는 아버지의 사회적 양심과 체제에 맞서려는 의지를 물려받았다. 오늘날 그녀는 환경 보호 활동에 열정적으로 참여하고 있으며 개인적으로나 치료사로서 유대인 이스라엘인과 독일인 모두가 전쟁으

로부터 이어진 세대 간 집단 트라우마를 극복할 수 있도록 돕고 있다. 그녀는 수년간 이스라엘을 여러 차례 방문해 트라우마 훈련 프로그램에서 보조 강사로 활동하며 다양한 트라우마를 다루는 방법을 이스라엘인들에게 가르쳐왔다. 나는 그곳에서 내가 가르쳤던 훈련 세션 중 하나에서 그녀를 만났다.

클라우디아는 심장 박동의 갑작스럽고 무서운 불규칙성의 부정맥과 고혈압 증상에 대해 나에게 도움을 요청했다. 그녀는 이 증상이 너무 심각해 베타 차단제를 복용하고 있었다. 이 약물은 심장 박동과 혈압을 조절하는 데 쓰인다. 우리는 그녀의 삶에서 크고 작은 불안에 집중해 두 번의 세션을 진행했다. 이는 그녀의 몸, 더 큰 신체적 컨테이너 속에서 불안을 받아들이고 조절할 수 있는 능력을 기르는 데 중점을 두어 심각한 신체생리적 증상을 해소하고자 함이었다. 클라우디아가 아이 상태로 퇴행하여 무력하게 우는 경향이 있었기 때문에 작업은 쉽지 않았다. 우리는 가능한 한 성인 자아 상태에서 작업하기 위해 끊임없이 현재로 향하게 했다.

그녀가 불안을 견뎌내는 역량을 키웠으며 그 불안은 죽음에 대한 두려움, 더 나아가 세상에 의해 죽임을 당하거나 소멸당할지도 모른다는 두려움이라는 것이 명료해졌다. 클라우디아는 자신이 기억하는 한, 갑자기 그녀의 삶이 끝나버리는 일이 일어날 수 있다는 무서움, 불안, 두려움, 공포에 지배되어 왔다고 말했다. 언제 어떤 일이 닥쳐 생명이 끝날지도 모른다는 생각이 항상 배경에 깔려 있었다는 것이다. 그녀는 자신의 삶에서 일어나고 있는 일들에 따라 때때로 그 두려움이 세상의 이것저것과 관련이 있다고 진단하고 어떻게든 해결하려 애썼지만 결국 그 두려움은 다시 고개를 들었다. 그녀는 어린 시절부터 많은 심리치료를 받아왔으며 이 치료는 두려움을 관리하는 데는 도움을 주었지만 만족스러운 수준으로 해소되지는 못했다.

죽임을 당할지도 모른다는 두려움과 세상에 의해 소멸당할지도 모른다는 공포는 생명을 위협받는 출생 전후 트라우마를 다룰 때 흔히 나타나는 주제다. 클라우디아는 한때 어머니에게 자신의 임신 및 출산 당시 심각한 트라우마가 있었는지 물었을 때 어머니에게는 그런 경험이 없었던 것으로 밝혀졌다. 나는 그럼에도 불구하고 엄마의 해결되지 않은 트라우마로 인해 아기는 자궁 속에서도 트라우마를 겪을 수 있다고 그녀에게 설명했다. 나치에 저항하면서 2차 세계대전이라는 집단적 트라우마를 겪은 그녀의 부모님은 특히 전후 독일이 엄청난 파괴를 겪은 나라를 재건하는 과정에서 치유에 관심을 기울일 시간도 자원도 없었기 때문에 해결되지 않은 활성화 상태가 지속되고 있었을 가능성이 크다.

또한 클라우디아가 자라면서 그녀 주변의 거의 모든 사람들이 겪은 집단 전쟁 트라우마가 여러 가지 방식으로 그녀에게 계속 영향을 미쳤을 수도 있다는 것도 이해가 되었다. 그 방식 중 하나가 대인관계 공명이라는 경로였다. 이는 우리의 뇌와 몸이 자궁 속에 있을 때부터 심장에서 발산하는 전자기 에너지와 같은 전자기 스펙트럼의 에너지를 통해 다른 사람의 뇌와 몸과 비언어적으로 정보를 주고받을 수 있는 능력이다.[8] 또 다른 영향을 받는 경로로는 아원자 입자 subatomic particles 수준에서 서로 빠르게 정보를 주고받는

능력도 있다.[9]

　전쟁과 같은 집단적 세대 간 트라우마에 의해 유발된 압도되는 감정 반응과 그에 대한 방어가 해결되지 않은 채 남아 있을 경우 현재의 삶에서 겪는 감정 반응을 다루고 그로 인한 증상을 해소하는 일은 훨씬 더 어려워진다. 제2차 세계대전과 홀로코스트와 같은 세대 간 집단 트라우마는 가족뿐 아니라 공동체를 통해 다양한 방식으로 아동기 때부터 노출될 수 있다. 이런 유산은 현재의 트라우마에 대한 감정 반응을 처리하는 일을 어렵게 만든다. 현재 상황에서 불편한 감정을 접하는 것만으로도 과거의 크고 압도되는 감정 반응이 활성화되기 때문이다. 마치 과거 사건에 대한 더 큰 반응이 피부 바로 밑에 숨어 있다가 작은 긁힘만으로도 수면 위로 솟아오르는 듯하다. 이로 인해 현재와 과거를 치유하는 것이 까다롭고 어려운 일이 될 수 있다. 나는 이 같은 현상을 제2차 세계대전 및 홀로코스트와 관련된 이스라엘과 유럽뿐 아니라 30년에 걸친 내전을 겪은 스리랑카 생존자들과 미국 내 아프리카계 미국인 집단에서도 목격한 바가 있다.

　이후 이스라엘에서 다시 만난 클라우디아는 더 이상 부정맥이나 고혈압 증상이 없다고 했다. 그녀의 의사는 단 두 번의 세션 후 증상이 이토록 빨리 좋아졌다는 사실에 매우 놀라워했다. 실비아라는 또 다른 독일 여성과의 작업에서도 비슷한 경험을 했다. 실비아는 클라우디아보다 전쟁이 있었던 시기와 더 가까운 시기에 태어났으며 그녀의 부모도 전쟁 중 피난 등 심각한 고통을 겪었다. 단 한 번의 세션 이후 실비아는 여전히 알레르기 양성 반응을 보였

3. 개인, 집단 및 세대 간 트라우마를 다루는 작업에서 몸을 통한 감정경험의 기여

지만 증상은 사라졌다고 보고했다.

실비아와의 세션에서는 그녀가 현재의 삶에서 느끼고 있는 커다란 두려움에 집중했다. 흥미롭게도 몇 년 뒤 다시 이야기를 나눴을 때 실비아는 우리가 두려움을 다뤘다는 사실은 기억하지 못하고 세션 중에 에너지 상태가 놀라울 정도로 달라졌다는 점만 생생히 기억하고 있었다. 이는 매우 타당한 현상이다. 몸을 통한 감정경험 작업을 통해 압도되는 경험을 하는 동안 몸이 더 열리고 조절될 수 있는 역량이 커지면 많은 경우에 더 깊은 치유 에너지가 발생하여 증상을 해소하기 때문이다. 이런 에너지에 주의를 기울이고 이를 지지하는 것은 몸을 통한 감정경험 작업에서 중요한 부분이다. 심리학자인 실비아는 전쟁과 그 여파 속에서 부모와 조부모가 겪은 트라우마가 지금도 자신에게 영향을 미친다는 사실을 의심하지 않았다.

어떤 치료법이 유효성을 갖기 위해서는 그 치료법을 개발한 사람뿐 아니라 그것을 배운 다른 치료자들에게서도 효과가 입증되어야 한다. 그래서 나는 동료 치료자들이 보고하는 성공 사례를 들을 때마다 반갑다. 이스라엘에서의 두 가지 사례를 소개한다.

스데로트는 가자 지구와 가까운 이스라엘의 도시이다. 이곳에는 자주 로켓이 떨어진다. 스데로트에 살던 한 남성은 정원을 가꾸는 일을 좋아했지만 야외에만 나가도 공황 발작이 일어나 더 이상 정원에 나갈 수 없게 되었다. 이는 로켓이 집 가까이에 떨어진 이후 시작된 증상이었다. 나는 내 강의에 참석한 치료사에게 몸을 통한 감정경험 기법을 활용하여 그 남성의 두려움과 불안을 다루는 작업을 하라고 권했다. 나는 이 기법을 확장 기법이라고 부르기도 한다. 이는 이러한 감정을 감당할 수 있는 더 큰 역량을 개발하기 위한 것이다. 몇 달 뒤 그 치료사는 "단 몇 번의 세션만 진행했음에도 그는 여전히 로켓의 위험이 두렵긴 해도 이제는 정원에서 일할 때 공황 발작이 일어나지 않는다."고 알려왔다.

최근 가자 지구 인접 지역은 수소나 헬륨을 채운 소형 방화 풍선으로 인해 또 다른 위협에 놓였다. 다른 치료사로부터 그 지역에서 치료해 온 한 가족이 많은 불안을 겪고 있으며 그 가족들에게 불안에 대처하기 위해 가르쳐왔던 이완 및 방출 프로토콜이 더 이상 효과가 없다는 이야기를 들었다. 그 치료사는 나에게 불안을 몸으로 받아들이게 하는 방식으로 접근해도 되는지 물었고 나는 시도해 볼 가치가 있다고 이메일을 통해 답했다. 한 달 뒤 텔아비브에서 그 치료사를 다시 만났을 때 "아이들이 두려움과 같은 감정의 강도를 감당할 수 있을지 확신할 수 없었기 때문에 우선 어머니와만 작업을 했어요. 최근 어머니와 이야기를 나누며 안부를 물었을 때 어머니는 잘 지내고 있다고 하셨어요. 어머니와 함께했던 모든 작업이 효과가 있었던 거예요. 하지만 어머니의 아이들은 여전히 괜찮지 않았기 때문에 그 어머니는 제가 자신과 효과적으로 작업을 했던 것처럼 아이들 치료를 시작해 주길 원했어요."

독일에서의 클라우디아와 실비아의 사례, 그리고 이스라엘 치료사들이 보고한 빠르고 효과적인 작업의 결과들은 세대 간 혹은 동시대의 집단 트라우마로 인해 감정 처리 역량이 심각하게 제한된 상황에서도 몸을 통한 감정경험 작업이 심각한 심리생리적 증상을 치료하는 데 있어 효율적일 수 있음을 나에게 가르쳐주었다. 이러한 세대 간 혹은 동시대의 집단 트라우마는 새로운 트라우마의 고통에 대한 증상 임계점을 낮아지게 하고 퇴행이나 무기력, 무너짐이 쉽게 일어나게 할 가능성을 높인다. 심각한 증상이 낮은 수준의 고통에서 나타날 때 세대 간 집단 트라우마가 있는 경우에도 고통에 대한 수용역량을 조금만 높여주어도 일부 증상을 빠르게 해결하는 데 도움이 될 수 있다. 이 작업이 과거와 현재의 트라우마에 대한 모든 측면이 온전히 다루어졌다는 뜻은 아니다. 하지만 이는 사람들이 오랜 기간 동안 심각한 심리생리적 증상을 안고 살아가야 할 필요도 없고 증상으로부터 벗어나기 위해 오랜 기간 동안 트라우마의 모든 측면을 다루어야만 하는 것은 아니라는 것을 보여 준다.

정말 다행스러운 일이다.

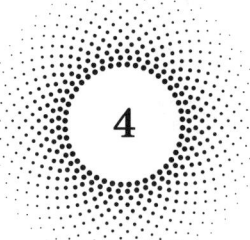

4

다양한 임상 환경에서 몸을 통한 감정경험의 폭넓은 이점

· · ·

요약: *다양한 치료 방식과 인지 및 행동 치료와 같은 여러 임상적 맥락에서 관찰된 몸을 통한 감정경험의 이점들을 개괄적으로 살펴본다. 또한 신경과학, 인지 심리학, 신체 심리치료, 일반 심리학 분야의 오래된 연구 패러다임과 최신 연구 패러다임의 주요 발견들을 다루고 이러한 치료 환경 전반에서 나타나는 몸을 통한 감정경험의 다양한 이점들을 살펴본다.*

다양한 치료 방식에서 몸을 통한 감정경험 작업은 여러 측면에서 긍정적인 변화를 이끌어낸다

몸을 통한 감정경험 작업에 기반한 통합 소매틱 심리학Integral Somatic Psychology, ISP 훈련을 받은 치료사들은 자신이 전문으로 하는 다양한 치료 방식에 이를 보완적으로 적용하여 치료 효과를 높이고자 한다. 이들의 전문적 배경은 매우 다양하며 정신분석가, 정신과 의사, 융 분석가, 심리치료사, 사회복지사, 인지행동 치료사, 상담가, 신체 심리치료사, 심리적 관점을 가진 바디워크 전문가, 에너지워크 전문가, 교육자, 훈련 강사, 명상 및 영성 지도자 등이 포함된다. 이들은 내담자를 돕기 위해 심리적 경험의 다양한 측면을 다룬다.

그들의 작업에서 어떤 이들은 인지에 더 집중하고 또 어떤 이들은 감정, 행동, 뇌, 몸, 에너지 등 다른 요소들에 초점을 맞춘다. 어떤 이는 트라우마를 더 많이 다루고 또 다른 이들은 일상 속에서 마주하는 어려운 삶의 경험이나 다양한 증상을 주로 다룬다. 이들은 이미 근거 기반 치료에 훈련을 받은 전문가들이며 실제로 훌륭한 치료를 제공하고 많은 사람들에게 도움을 주고 있다. 또한 이들은 자신의 치료를 더욱 향상시키기 위해 새로운 접근법을 꾸준히 배워가는 헌신적인 전문가들이다. 이들은 모든 인간에게 나타나는 복잡한 심리를 단 하나의 심리 이론이나 치료 방식만으로는 온전히 이해하거나 효과적으로 다룰 수 없다는 점을 인식하고 있다.

이처럼 다양한 전문적 배경을 지닌 치료사들과 전문가들로부터 우리는 ISP의 몸을 통한 감정경험 작업을 치료에 보완적으로 통합함으로써 여러 측면에서 치료 효과가 향상되고 치료 기간이 단축되었다는 말을 계속해서 듣고 있다.

몸을 통한 감정경험 작업이 다양한 치료 방식에서의 효과는 물론 인지, 감정, 행동, 몸, 에너지, 관계, 영성과 같은 여러 영역에서의 결과를 향상시키는 데 효과적인 이유를 어떻게 설명할 수 있을까? 이제 신경과학, 인지 심리학, 신체 심리치료, 일반 심리학에서의 과거 및 최신 연구 결과들이 이러한 효과를 어떻게 설명할 수 있는지 몸을 통한 감정경험 작업의 실제 사례들을 통해 살펴보자.

정서적 이점

감정을 더 쉽게 경험할 수 있게 되면 우리는 삶에서 상황들이 지닌 의미를 더 온전히 인식할 수 있게 된다. 몸을 통해 감정경험을 함으로써 더 견딜 만해지면 실연과 같은 힘든 감정이 다시 발생하더라도 그것을 극복하고 살아갈 수 있을 것이라고 생각할 수 있게 된다. 그렇게 되면 우리는 더 이상 마음을 닫거나 관계를 피하거나 다른 사람과의 교류에서 마음을 반쯤만 열고 임할 필요가 없어진다. 감정을 다루는 작업이 어느 정도 이제는 마무리되었다고 느낄 수 있는 지점에 이를 수 있으며 "저는 더 이상 상실감에 시달리지 않아요."라고 표현할 수 있게 된다. 감정을 몸 안에서 그저 힘든 상태로 경험할 수 있다면 우리는 그 감정경험에 대한 도움이 되지 않는 2차적인 반응이 생기지 않으면서 그 감정을 있는 그대로 마음챙김을 할 수 있다. 2차적인 반응에는 '나는 사랑받을 자격이 없어.'와 같은 유해한 인지적 결론이나 '이 고통에서 벗어나기 위해 술을 마셔야 해.' 식의 자기 파괴적인 행동 반응이 포함된다.

마음챙김은 정서 조절에서 핵심적인 요소로 밝혀졌다.[1] 아버지와의 관계에서 생긴 불신과 관련되어 현재의 파트너에게 불신을 경험하고 있는 것과 같은 투사와 관련된 감정에 대한 수용역량이 더 커지면 그 투사를 거둬들이는 것이 더 쉬워진다. 다음은 이러한 원리 작용을 잘 보여 줬던 한 내담자의 말이다. "이제 내 몸 안에서 불신이라는 감정이 얼마나 깊은지 느낄 수 있고 그것이 단지 내 몸에서 일어나는 경험일 뿐이라는 점을 알게 되니 저는 이 불신의 원인이 남편이 아니라는 사실을 깨닫게 됐어요."

몸 컨테이너를 통해 감정을 더 견딜 수 있게 되면 그 감정과 더 오래 그리고 더 깊이 머무를 수 있게 되어 그 감정을 식별할 수 있게 되는데 이는 인지 심리학 연구에서 심리적 건강의 핵심 특성으로 밝혀진 감정경험의 '세분화granularity'를 얻게 되는 것이다.[2] 감정 세분화emotional granularity란 몸에서 일어나는 감정경험을 언어, 특히 비유와 몸의 감각을 통한 비유를 통해 식별하는 능력을 말한다. 어떤 상실에 대한 충격을 단지 '좋다' 혹은 '나쁘다'라고만 표현하는 경우는 감정 세분화 수준이 낮은 것이다. 반면 "그것이 제 심장을 강타했어요." 혹은 "순식간에 제 몸 안의 에너지가 모두 빠져나가는 것 같았어요."라고 표현할 수 있다면 이는 높은 수준의 감정 세분화라고 할 수 있다.

인지적 이점과 행동적 이점

신경과학에서 몸을 통해 경험하는 인지, 감정, 행동의 증거 기반 패러다임의 새로운 연구 결과에 따르면, 인지, 감정, 행동은 뇌뿐 아니라 몸에서도 분리될 수 없을 만큼 밀접하게 연결되어 있다.[3] 또한 인지, 감정, 행동은 뇌와 몸, 환경의 상호작용 속에서 형성된다.[4] 따라서 견딜 수 없는 감정에 대처하기 위해 뇌와 몸이 신체적 방어로 차단이 되면 몸의 활용 가능성에 영향을 주고 몸과 환경 간의 연결은 단절되어 감정뿐 아니라 인지와 행동의 기능도 함께 저하된다. 인지, 감정, 행동의 주요한 경험이 손상되면 관계나 영성과 같은 심리적 경험 전반에 걸쳐 영향을 받게 된다.

연구에 따르면 감정이 존재할 때 사람은 상황에 적합한 다양한 행동 대안을 떠올릴 수 있는 능력이 향상되며 여러 대안 중 최선의 선택을 할 능력도 높아진다. 반대로 감정이 부재할 경우 이러한 기능은 손상된다.[5] 또한 감정이 뇌에서 몸으로 확장되면 감정과 그 감정의 맥락에 대한 인지가 향상된다는 연구 결과도 있다.[6] 심리치료에서 이것이 의미하는 바는 몸을 통한 감정경험을 하면 감정이 무엇인지 그리고 그 감정이 현재뿐 아니라 과거와 관련하여 무엇을 의미하는지 이해하는 데 도움이 된다. 거의 모든 심리치료는 내담자가 현재의 감정적 어려움을 이해하고 치유하도록 돕기 위해 이러한 연관성을 찾으려 시도한다.

그동안 인지와 행동이 감정경험의 형성과 변화에 관여한다는 것은 잘 알려져 있었지만 이제는 감정이야말로 인지와 행동을 삶의 매 순간 이끄는 일차적인 힘이라는 것이 밝혀지고 있다. 여기서 감정은 단지 좋은 느낌과 나쁜 느낌이라는 기본적인 감각운동 감정까지 포함하며 인지는 주의, 집중, 지각 등을 포함하는 넓은 개념으로 본다.[7] 조절 곤란 상태의 감정은 흔히 인지와 행동의 역기능으로 이어진다. 그 예를 들어본다면, 그녀가 나를 떠나면 나는 견딜 수 없을 만큼 무가치함을 느낀다(감정). 나는 그녀가 내 무가치함의 원인이라고 확신한다(인지). 그래서 나는 그녀에게 계속해서 용서를 구하는 것 외에는 선택의 여지가 없다고 생각한다(행동).

하지만 우리가 감정을 더 확장된 몸 컨테이너에 감정을 생성하고 더 오래 견딜 수 있다면 감정을 더 잘 조절할 수 있으며 뇌가 우리가 처한 상황의 인지적, 행동적 영향을 처리할 시간을 더 많이 갖게 되어 상황에 대한 최적의 인지적 반응과 행동적 반응이 이루어질 수 있다. 그 결과로 비난하기와 행동화acting out를 피할 수 있다. 예를 들어 저녁마다 기분이 나아지기 위해 강박적으로 먹는 습관이 있는 사람의 경우 그 충동을 유발하는 막연한 불편함을 몸으로 경험하게 되면 그 느낌에 현존할 수 있는 더 큰 수용역량을 발달시키는 데 도움이 될 것이다. 그러면 막연한 불편함이 외로움이라는 것을 인식하게 되어 냉장고의 음식으로 향하기보다는 친구에게 연락하여 외로움을 이겨낼 수도 있다. 또한 감정을 몸을 통해 경험하게 되면 그 감정을 활용할 수 있게 된다. 그 상황에 필요한 행동을 실행하는 데 충분한 동기부여의 감정 에너지를 몸으로부터 얻을 수 있다.

몸을 통한 감정경험 작업이 인지, 정서, 행동 측면에서 긍정적인 변화를 이끈 사례

현재의 문제가 과거에 뿌리를 두고 있다는 사실을 발견하는 인지적 행위는 종종 치료적 효과를 지닌다. 거의 모든 심리치료 방식은 이러한 통찰이 치유에 있어 얼마나 중요한지를 강조한다. 이러한 치유 시점에 내담자들은 종종 다음과 같은 말을 한다. "A가 B와 연결되어 있다는 것을 알고 있었지만 지금처럼 확실하게 알지 못했어요." 이는 몸을 통한 감정경험 작업 중에 더 자주 발생하며 그중 두 가지 사례를 살펴보자.

나는 홍콩에서 진행한 훈련 과정에서 미혼인 50대 중반의 정신건강 전문가 킴을 만났다. 그녀는 한 남자가 자신을 떠난 후 약 6개월 동안 우울증을 앓고 있었기 때문에 이를 극복하기 위해 도움을 요청했다. 그 남성은 그녀의 고등학교 시절 연인이자 인생의 연인이었다. 그는 때때로 그녀에게 돌아왔다가 전 애인에게 돌아가거나 새로운 여성과 관계를 형성하기 위해 그녀를 다시 버리는 패턴을 보였다. 킴은 이 남자를 놓아주거나 다른 사람과 관계를 맺을 수 없었기 때문에 다른 사람과 깊은 애착을 형성하지 못했다. 세션에서 우리는 가장 최근의 배신감이 그녀의 몸에서 얼마나 안 좋은 느낌인지 감각운동 감정을 몸을 통해 경험하는 작업을 한 다음, 그 배신감이 그녀를 얼마나 슬프게 만들었는지에 대한 일차적 감정을 몸을 통해 경험하는 작업을 했다. 슬픔에 접촉하기 어려웠지만 결국에는 킴에게 남자 친구가 지평선 너머로 걸어서 떠나는 모습을 상상하게 했을 때 슬픔이 수면 위로 올라왔다.

슬픔에 머물렀을 때 킴은 갑자기 두려움을 느끼기 시작했다고 말했다. 나는 그 두려움을 영구적인 상실에 대한 두려움으로 해석하고 킴에게 그 두려움에 머물러서 몸으로 확장해 보기를 권했다. 그녀는 공포스러워졌다. 몸이 뒤틀리기 시작하고 팔과 다리가 비틀어졌다. 그런 상태가 되면 될수록 그녀는 더 공포스러워했다. 그녀는 눈을 뜨고 자기 몸이 처한 상태에서 벗어나고 싶어 했다. 이전 세션 중에 몸이 그런 상태가 된 적이 있냐고 물었더니 "전혀요."

4. 다양한 임상 환경에서 몸을 통한 감정경험의 폭넓은 이점

라고 답했다.

그녀는 신체 심리 치료사로서 트라우마에 초점을 맞춘 신체 심리치료 접근법에 대한 수년간의 훈련과 치료를 받아 왔다. 특정 감정 상태는 특정 신체 상태에서만 도달할 수 있고 신체 상태를 정상으로 조절하면 그 감정경험이 완전히 사라질 수 있기 때문에 나는 킴의 몸이 뒤틀리는 모습을 통해 어린 시절부터의 감정 상태로 보이는 공포에 온전히 머물면서 특히 발성을 통해 감정을 표현함으로써 가능한 한 많은 몸의 부위로 감정을 확장하도록 격려했다. 이 기법은 내담자에게 약간의 안도감을 줄 뿐만 아니라 비언어적으로 감정을 확장하는 데 도움이 될 수 있다. 나는 킴에게 그 공포가 몸에서 일어나는 뒤틀림에 대한 공포인지 아니면 과거 상황에서의 감정경험의 필수적인 부분인지는 중요하지 않다고 말했다.

공포를 경험하던 어느 순간, 킴은 자신이 미숙아로 태어나 약 한 달 동안 인큐베이터에 있었다고 말했다. 또한 그녀는 때때로 부모님과 떨어져 지냈으며 어린 시절의 대부분을 조부모님이 돌봐주셨다고 한다. 나는 그녀가 신체적 장애를 가진 아이들에게서 흔히 볼 수 있는 비정상적인 몸 상태에서 공포와 다른 감정을 몸으로 경험하고 견뎌내면서 자신의 과거와 더 깊은 관계를 맺고 있다는 점을 감지했다. 이런 현상은 신체적 장애를 가진 아이들에게서 흔히 볼 수 있다. 나는 그녀의 공포를 죽음에 대한 공포로 해석했다. 이는 조산, 인큐베이터 치료, 출생 직후 어머니와의 분리 경험에서 흔히 나타나는 반응이다. 이러한 공포는 어린 시절 부모나 조부모와 반복적으로 떨어졌던 경험과 성인이 된 후 연인과의 반복된 이별을 통해 더욱 심해졌을 가능성이 크다.

그녀가 공포와 충분히 오래 머물렀다고 생각했을 때 나는 그 감정을 지지하는 것을 멈추고 그녀에게도 그렇게 해달라고 요청했다. 그런 다음 현재로 정향하도록 요청하여 그녀의 몸이 천천히 정상 상태로 회복되도록 했다. 세션이 끝날 무렵 킴은 조용히 사색에 잠겼다. 그녀는 그때까지만 해도 고등학교 시절 연인을 놓지 못하는 자신의 오랜 어려움이 출산을 전후한 자신의 존재에 대한 위협과 관련이 있을 것이라고는 전혀 생각하지 못했다고 털어놓았다. 그 후 며칠 동안 킴은 훈련 과정의 연습 세션과 훈련 기간 동안에 보조 트레이너들로부터 받은 개인 세션에서 두려움, 슬픔, 분노를 더 깊이 다루는 작업을 계속했다.

6일간의 훈련 과정 마지막 날에 킴은 이전에는 꿈을 기억하지 못했는데 그날은 전날 밤에 꾼 짧은 꿈을 자신이 기억을 해서 놀랐다고 말했다. 그녀는 남자 친구가 나타나는 꿈을 꾸었는데 그는 그녀에게 딱 한 가지 말을 하고 싶다고 했고 그 말은 "축하해!"였다. 킴은 마침내 그를 정리했다는 어떤 감정적 확신과 함께 기분 좋게 잠에서 깼다고 말했다. 그녀는 이전에는 느끼지 못했던 방식으로 이제는 자신이 미련을 버리고 앞으로 나아가고 있고 다른 사람과 관계를 맺을 수 있다고 느꼈다. 1년 후 내가 홍콩에 다시 갔을 때 킴과 이야기를 나눴는데 그녀는 정말 새로운 삶을 살게 되었다고 말했다. 그녀는 더 이상 전 남자 친구와의 관계가 맷돌처럼 목에 걸려 있다고 느끼지 않았다. 그녀는 그 일이 거의 떠오르지 않았고 괴로움도 없었다고 말했다.

몸을 통한 감정경험을 통해 통찰이 깊어진 또 다른 사례는 여자 친구와 그녀의 두 자녀와 함께 같은 집에서 사는 것을 견디지 못하는 피터라는 남성과의 작업이었다. 피터는 내가 스위스에서 가르치고 있던 훈련 과정의 시연에서 이것을 다루는 작업을 하겠다고 자원을 했다. 피터는 여자 친구와 그녀의 아이들이 함께 살던 집 외에도 길 건너편에 아파트가 있어 가끔씩 그곳으로 피신하기도 했다. 이는 금전적인 문제뿐만 아니라 그와 파트너 사이의 관계에도 심각한 문제가 되고 있었다. 이 세션에서 나는 피터에게 눈을 감고 여자 친구와 같은 집에서 사는 모습을 떠올리며 길 건너편에 아파트가 없다면 얼마나 불쾌하고 기분 나쁘고 불편할지 느껴보라고 했다. 나는 피터가 느끼는 불쾌감, 안전의 부재, 두려움을 탐색하고 그것을 몸을 통해 경험하는 동안 여자 친구가 가까이 있다는 것을 계속 느끼도록 했다.

잠시 후에 피터는 여자 친구의 큰 몸에 비해 자기 몸이 매우 작고 취약하다고 느끼기 시작했다. 내가 그의 취약성을 몸을 통해 경험하고 그것을 견뎌내도록 격려하고 도왔을 때 피터는 쌍둥이 형제와 관련하여 새롭고 중요한 통찰을 얻게 되었다. 쌍둥이가 태어났을 때 형은 뱃속에서 잘 자랐지만 동생은 그렇지 못했기 때문에 피터는 형보다 매우 작았다. 피터는 이 사실을 항상 알고 있었지만 세션 중에 그 어려움에 대한 감정을 몸을 통해 경험하고 감내하기 전까지는 이 사실이 그의 현재 삶과 친밀한 관계에서 어떻게 중요한 역할을 하는지 이해하지 못했다. 피터가 세션 후에 자신의 생활 방식을 바꿀 수 있었는지는 모르겠지만 파트너와 가까워지면서 겪는 취약성과 그로 인해 겪게 되는 일들을 견뎌내고 더 깊은 상태에서 과거와 현재 사이의 중요한 연결을 만들어내는 그의 능력은 내가 종종 사람들의 진정한 행동 변화로 이어지는 과정을 봐왔었던 종류의 발전이다.

중요한 변화시키는 통찰을 얻는 것은 인지의 행위이다. 몸을 통한 감정경험은 어떻게 그러한 행위를 촉진할 수 있을까? 앞서 살펴본 바와 같이 신경과학에서 몸을 통해 경험된 인지라는 새로운 패러다임은 인지가 뇌뿐만 아니라 몸과 환경의 작용이라는 증거를 축적해 왔다. 뇌와 환경과의 연결이 끊어진 상태에서 몸이 차단되면 그 사람의 인지도 손상된다. 또한 앞서 살펴본 바와 같이 감정에 관한 연구에서 몸을 통한 감정경험하기는 인지를 개선하고 감정이 부족하면 인지가 저하되는 것으로 나타났다.

인지는 좁게 정의할 수도 있고 넓게 정의할 수도 있다. 넓게 정의할 경우 인지는 알아차림, 주의, 집중, 지각, 추상화, 연상, 평가, 기억, 상상, 심지어 언어까지 포함하는 행위로 이루어진다. 몸을 통해 경험되는 인지를 탐구하는 연구 결과에 따르면 감정은 이러한 모든 인지 과정에 영향을 미치며 그 영향은 지각이 시작되기 전에 어떤 환경 요소에 대한 알아차림을 하는 단계부터 시작된다.[8]

따라서 킴과 피터가 몸을 통한 감정경험 작업 세션에서 그들이 조절된 방식으로 감정에 접근하고 그들의 몸이 견딜 수 없는 감정을 피하기 위해 몸을 차단하지 않고 인지를 위해 활용 가능했을 때 중요하고 잠재적으로 변화를 이끌 수 있는 '몸을 통한 경험embodied'의 통찰에 도달할 수 있었던 것은 과학적으로 타당하다. 두 사례 모두에서 그들이 어려운 감정경험을 더 잘 처리하고 해결할 수 있었던 것은 몸을 통한 감정경험 작업이 감정 문제의 해결뿐 아니라 중요한 치료적 인지 통찰에 이르는 데에도 효과적이라는 점을 보여 준다. 킴이 몇 년 동안 반복되어 온 관계의 악순환에서 벗어날 수 있었던 변화는 이 작업이 장기적인 행동 패턴을 변화시킬 수 있다는 효과성을 보여 주는 예다.

신체적 이점

어린 시절의 부정적 경험이 평생의 신체 건강에 영향을 미친다는 사실은 아동기 부정적 경험 연구 Adverse Impact of Childhood Experiences(ACE)를 통해 입증되었다.[9] 심리생리적 증상과 어린 시절의 부정적 경험 그리고 감정경험에 대한 낮은 수용역량 사이에는 강한 상관관계가 있다.[10] 의료 및 심리학 분야의 전문가들로 구성된 한 그룹이 심리생리장애협회 Psychophysiologic Disorder Association라는 조직을 설립했으며 이들은 만성 피로, 섬유근육통, 과민성 대장 증후군 같은 신체 증상과 부정적 어린 시절 경험 간의 연관성에 관한 방대한 연구 자료 목록을 보유하고 있다.[11] 대부분의 연구에 따르면 사람들이 병원을 찾는 신체 증상의 최대 3분의 1이 심리생리적 원인일 수 있다.[12] 어떻게 이런 일이 그렇게 광범위하게 발생할 수 있는지 그리고 몸을 통한 감정경험 작업이 이를 완화하는 데 어떤 도움을 줄 수 있을지 살펴보자.

고통스럽거나 받아들이기 어려운 감정경험에 대처하기 위해 뇌와 몸의 생리 기능이 방어적으로 차단되면 신체생리 시스템은 종종 분열되고 신경계의 소통, 혈액순환, 림프 흐름, 세포들 사이의 간질액의 흐름, 신체생리의 다른 영역 간의 전자기 및 양자 에너지 흐름이 저해된다. 이로 인해 전체 기능 수준은 저하되고 스트레스와 조절 곤란 수준은 전신적으로 증가하며 이는 두통과 같은 가벼운 증상부터 심혈관 질환과 같은 심각한 증상에 이르기까지 다양한 신체 증상의 한 가지 원인이 될 수 있다. 몸을 통한 감정경험 작업은 이러한 신체생리적 분열과 조절 곤란을 줄이고 몸이 강렬한 감정경험을 견디는 역량을 향상시켜 심리생리적 증상 감소에 효과적으로 기여할 수 있다. 이는 1장과 2장에서 다룬 치료 사례에서도 확인할 수 있다.

관계적 이점

감정경험이 감당하기 어려울 만큼 강렬해질 때 우리는 종종 몸을 차단하게 되며 그로 인해 어려운 감정을 처리하는 능력이 손상된다. 이 능력은 관계 안에서 열린 상태를 유지하고 연결감을 지속하기 위해 반드시 필요한 것이다. 이러한 상태에 빠지면 우리는 관계 속 문제를 다른 사람 탓으로 돌리기 쉬워지고 그로 인해 다른 사람에 대한 불신도 커진다. 또한 소통, 감정 조절, 다른 사람에 의해 조절되기, 관계 안에서의 활력 에너지 교환 능력도 약화되어 관계의 질이 더 떨어지게 된다. 어린 시절 형성된 애착 패턴이 다시 활성화되고 강화될 수도 있다. 가까운 인간관계 안에서 스스로를 차단할 경우에 우리는 집단적 몸과 집단적 정신 그리고 그로부터 오는 자원들과의 연결마저 잃게 된다. 몸을 통한 감정경험 작업은 관계 안에서 흔히 일어나는 강렬한 감정경험을 감당할 수 있는 역량을 만들어내기 때문에 중요한 다른 사람에게 열린 상태를 유지하고 연결을 지속하는 데 도움을 줄 수 있다. 더불어 과거 관계에서 받은 상처를 치유하고 뇌와 몸에 암묵적 감정 기억의 형태로 깊이 자리 잡은 생애 초기에 고착된 애착 패턴을 변화시키는 데에도 기여할 수 있다.

애착 이론은 애착 상처를 회복하는 데 있어 정서 조절이 중요하다는 사실을 밝혀냈다.[13] 정서 조절을 가능하게 하는 핵심은 몸을 통한 경험의 조율embodied attunement이다.[14] 이는 다른 사람의 몸에 있는 감정 상태를 자기 몸으로 감지할 수 있는 능력이다. 자신 안에서 감정 상태를 감당할 수 있을 때 우리는 다른 사람의 감정 상태를 감지하고 감당하며 조율할 수 있는 열린 상태를 유지할 수 있다. 대인관계 공명은 우리가 가까이 있을 때 전자기 스펙트럼의 에너지를 통해[15] 그리고 멀리 떨어져 있을 때는 양자 얽힘quantum entanglement과 같은 양자역학적 원리를 통해 서로의 감정이나 신체 상태를 감지하고 조절할 수 있는 우리 몸과 뇌의 능력을 말한다.[16] 따라서 몸을 통한 감정경험 작업을 통해 몸 안에서 어려운 감정을 감당하는 역량을 개발하는 것은 애착 관련 작업을 하는 내담자와 치료사 모두에게 큰 도움이 될 수 있다.

사람들이 치료를 찾는 이유 중 하나는 과거 관계에서의 부정적인 경험이 현재의 관계 문제나 어려움 혹은 새로운 관계를 형성하는 데 방해가 되기 때문이다. 킴과 피터의 사례에서도 이러한 패턴을 확인할 수 있었다. 이번에는 몸을 통한 감정경험 작업이 관계 역량의 확장을 돕는 데 크게 기여한 또 다른 사례를 살펴보자.

소니아는 남편이 자신의 비서와 사랑에 빠졌다고 말했을 때 그저 받아들이고 넘겼다고 했다. 그녀는 독일에서 내가 진행한 워크숍에 참석했을 당시 다른 관계를 맺고 있었다. 그녀가 도움을 요청한 증상은 새로운 파트너에게 친밀감을 느끼지 못한다는 것이었다. 아무리 노력해도 예전 남편에게 느꼈던 사랑만큼 지금의 파트너에게 느낄 수 없었다. 소니아는 결혼 생활의 종결에 대해 이미 치료를 받아본 경험이 있었기에 우리가 알아차림, 의도, 움직임, 셀프 터치, 표현을 활용해 그것을 다루었을 때 자신의 닫힌 마음 뒤에 여전히 남아 있는 에너지, 충격, 상처가 얼마나 큰지에 대해 자신도 매우 놀랐다.

세션에서는 실연의 결과를 다루었는데 이는 누구나 공감할 수 있는 주제이다. 마음이 부서졌을 때의 고통은 너무나 커서 실제로 심장마비가 온 줄 알고 응급실을 찾는 사람도 있을 정도다. 이별에는 비통, 절망, 무기력, 수치심, 죄책감, 무가치함 같은 감정들이 따르며 아픔, 쓰라림, 상처 입은 심장의 날 것 그대로의 고통이 수반된다. 또 삶에서 중요한 지지를 잃은 데서 오는 스트레스, 혼란, 조절 곤란도 함께 찾아온다. 이처럼 극심한 경험을 감당하기 위해 마음과 몸을 차단하는 것은 어찌 보면 당연한 일이며 그 결과로 인지적, 감정적, 행동적 문제가 나타난다.

우리는 집단의 지지와 더 큰 몸 컨테이너를 통해 소니아가 배신의 경험에서 비롯된 감당하기 어려운 감정을 확장하고 처리할 수 있도록 도왔다. 몇 달 후 소니아에게서 소식을 들었는데 그녀는 그 세션과 그것이 현재의 관계에 미친 영향에 대해 매우 만족해하며 이렇게 말했다. "그 세션 하나만으로도 워크숍 참가비 이상의 가치가 있었어요!"

영적 이점

때때로 나는 훈련생이나 내담자들로부터 몸을 통한 감정경험 작업을 통해 자신의 영적 수행이 더 깊어지거나 개선되고 있다는 이야기를 듣곤 한다. 영적 수행의 방식이 매우 다양하고 영적 경로마다 그 정의와 강조점이 다르기 때문에 '영적 수행의 개선'이라는 말이 구체적으로 무엇을 의미하는지는 정확히 알기는 어렵다. 그럼에도 불구하고 몸을 통한 감정경험 작업이 어떻게 다양한 영적 수행의 결과를 향상시킬 수 있는지 함께 살펴보자.

영적 성장은 넓은 의미로 보면 개인과 일부 종교에서는 '신'이라 부르기도 하는 더 큰 존재 간의 관계가 향상되는 것을 의미할 수 있다. 영적 성장은 비종교적 관점에서는 개인과 전체 사이의 연결이 개선되는 것으로 개념화될 수도 있다. 양자물리학은 궁극적으로 개인이 아원자 수준에서 전체와 분리될 수 없는 존재라는 사실을 우리에게 말해 준다. 감정을 견뎌낼 수 있는 능력을 길러 몸을 환경과의 상호작용에 더 많이 활용 가능해지면 개인은 자신의 존재를 집단적 차원과 더 깊이 연결할 수 있게 된다.

융 심리학은 개인의 자아와 집단적 요소 및 정신의 총체인 전체의 자기 간의 안정적이고 건강한 관계를 형성하는 개성화individuation를 목표로 삼는다. 이러한 개성화 혹은 개인적 성장의 기본적인 조건으로 상반된 것들을 견디는 능력을 강조한다. 아드바이타 베단타에서도 개인의 경험 수준에서 상반된 요소들을 견디는 역량을 깨달음에 이르는 기본 전제조건이자 자질로 본다. 이 깨달음의 상태에서는 한 사람이 개인과 전체가 본질적으로 하나이고 동일한 것임을 안정되고 확장된 의식awareness을 얻는 상태이다. 서구 연금술 전통 또한 상반된 요소들을 견디는 능력을 기본 선행 조건으로 보며 이는 일반적인 심리적 경험이라는 '쇠'를 비범한 심리적 변형이라는 '금'으로 탈바꿈시키기 위한 필수 조건이다.

희망과 절망, 사랑과 증오처럼 감정경험 안의 상반된 요소들을 견디는 역량이 커질수록 개인의 몸과 더 나아가 개인의 정신이 견디기 어렵거나 받아들이기 힘든 감정경험 앞에서도 차단하지 않아도 된다. 더 열린 상태로 전체의 몸 및 정신에 더 열리고 연결된 채 남아 있을 수 있다. 따라서 몸을 통한 감정경험 작업이 어떤 방식으로 개념화되든 개인과 전체 간의 연결을 강화하려는 노력을 위한 다양한 영적 수행에서 개선된 결과를 얻는 데 도움이 된다는 사실은 타당하다. 의식이 개인 차원의 고통에 의해 주의가 붙잡히거나 집중되지 않는다면 그 의식은 개인 및 전체 차원 모두를 포괄하는 자기 자신으로 확장될 수 있으며 이는 깨달음의 또 다른 방식의 설명이다.

1부에서 소개된 사례 요약

1장부터 4장까지 소개된 몸을 통한 감정경험 작업 사례들은 감전이나 조산과 같은 흔치 않은 트라우마부터 성인 관계에서의 이별과 상실처럼 일상적이지만 힘든 삶의 경험에 이르기까지 다양하다. 스트레스와 조절 곤란의 정도, 감정의 수준과 감정의 강도는 낮은 수준부터 매우 높은 수준까지 그리고 신체적인 트라우마부터 심리적인 트라우마까지 폭넓은 사례들이다. 또한 사례들에는 외상 후 스트레스의 충격 트라우마, 발달 트라우마, 그리고 충격 트라우마가 발달에 영향을 미치거나 발달 트라우마가 충격으로 이어진 발달적 충격 트라우마를 포함하고 있다. 사례들 대부분은 기존에 심리치료나 약물치료를 받은 이력이 있었고 거의 모두가 신체 심리치료도 경험한 내담자들이다. 치료에 대한 다양한 지향을 가지고 있는 여러 국가의 치료사들이 그들의 치료 방식에 몸을 통한 감정경험 작업을 통합하여 수행한 사례들과 그 결과, 그리고 유사한 결과에 대한 보고서는 몸을 통한 감정경험 작업이 다양한 치료 방식, 특히 몸을 중시하는 치료 양식에서 다양한 결과를 개선하기 위한 보완적으로 활용될 수 있는 유연한 도구라는 사실을 보여 준다.

몸을 통한 감정경험의 효과가 제한적인 경우는 언제인가?

어떤 치료 방식도 모든 사람에게 항상 효과적인 것은 아니다. 이는 개인마다 욕구가 다르고 한 사람의 욕구도 시간에 따라 변하기 때문에 다양한 심리치료 방식이 존재하는 이유이다. 여러 치료 방식의 효과를 분석한 메타 분석 연구에 따르면 모든 치료 방식을 통틀어 50%의 내담자가 8회기 안에 측정 가능한 개선을 보고했고 80%는 6개월 안에 측정 가능한 개선을 보고했다.[17] 다양한 치료 방식이 여전히 상담 현장에서 활용되고 있다는 사실 자체가 그것들이 일정 수준의 효과를 내고 있다는 간접적인 증거이기도 하다. 사람들은 자신에게 맞는 치료 방식은 지속하지만 그렇지 않은 것은 중단하는 경향이 있기에 다양한 접근 방식을 경험한 내담자들을 대상으로 한 연구에서도 치료 방식 간의 효과 차이가 거의 없다는 결과가 나오는 이유일 수 있다.

또한 최근에는 모든 심리치료에서 몸을 어떤 방식으로든 포함시키면 그 효과를 향상시킬 수 있다는 근거가 점점 더 늘어나고 있다. 이러한 흐름은 미국에서 가장 많은 정신건강 전문가들이 읽는 심리치료 네트워커Psychotherapy Networker 잡지와 그 학회에서 신체 지향 강좌나 발표가 가장 선호되는 주제로 반복해서 선정되고 있다는 사실에서도 드러난다. 또한 정신건강 전문가의 보수교육 과정에서도 신체 지향 방식이 꾸준히 증가하는 이유이기도 하다.

ISP의 목적은 몸을 특정 방식으로 치료에 통합함으로써 신체 지향이든 아니든 모든 치료 방식의 효과를 높이는 데 있다. ISP에

4. 다양한 임상 환경에서 몸을 통한 감정경험의 폭넓은 이점

서 핵심적으로 사용하는 임상 전략은 '몸을 통한 감정경험'이다. 이는 다양한 치료 방식에 쉽게 통합할 수 있는 간단한 도구를 통해 더 다양한 감정, 특히 종종 간과되지만 항상 존재하는 감각운동 감정을 가능한 한 조절된 방식으로 몸을 통해 경험함으로써 이뤄진다. ISP는 하나의 독립된 치료법이라기보다 모든 치료 방식에 통합할 수 있는 보완적인 방법이다. 이를 단지 수많은 치료 방식 중 하나로 간주하면 활용 가능성과 혜택이 크게 제한될 수 있다. 몸을 통한 감정경험 작업은 감정에 대한 더 넓은 이해를 제공하며 내담자가 다양한 감정을 몸에서 감지하고 작업하여 증상을 더욱 효과적으로 다룰 수 있게 해 준다.

모든 방식에는 한계가 있다. 몸을 통한 감정경험이 모든 종류의 치료 방식과 다양한 임상 상황에 있는 다양한 사람들의 치료 결과를 개선하는 데 효과적이라는 증거에도 불구하고 이 방식이 효과적이지 않거나 권장되지 않는 경우에 대한 논의도 필요하다. 감정 발달이 매우 부족하여 감정에 접근하거나 그 감정에 머무를 수 없는 사람에게는 효과가 없을 가능성이 높다. 또한 몸을 통한 감정경험 작업에는 몸에서 감정을 감지하는 능력이 필요하기 때문에 적어도 감정 수준에서 자기 몸을 감지할 수 없는 사람에게는 적합하지 않을 것이다. 또한 감정과 관련된 몸의 감각을 인식하게 될 때 쉽게 무너지는 사람에게도 이 작업은 적절하지 않을 수 있다. 몸을 통한 감정경험은 자신의 경험에 대한 충분한 관찰하는 자아가 부족한 사람들이나 조현병과 같은 임상 스펙트럼의 극단에 있는 사람들에게는 효과가 없을 가능성이 높다. 이 외에도 이 작업이 다양한 목적을 가지고 여러 치료 방식에 적용되고 실험되는 과정에서 다른 한계점들도 드러날 수 있다.

하지만 한 사람이 자기 몸과 감정을 느낄 수 있는 능력은 치료사가 다양한 종류의 감정과 감정경험에서 몸이 하는 역할을 얼마나 잘 이해하고 있는지 그리고 치료사가 내담자로 하여금 다양한 감정을 몸에서 느낄 수 있도록 얼마나 잘 교육하고, 안내하며, 지지하는지에 크게 달려 있다. 나는 종종 치료사들로부터 내담자가 자기 몸을 느끼지 못하거나 감정에 접촉할 수 없다고 말하는 것을 듣는다. 하지만 내 경험에 비추어 보면 이는 대개 치료사가 감정에 대한 정의를 너무 좁게 정의하거나 내담자에게 감정에 대한 적절한 교육과 충분한 정서적 지지 또는 감정을 가지고 작업할 수 있는 충분한 동기를 제공하지 않기 때문에 발생하는 경우가 많다.

내담자들이 치료를 받으러 오는 이유는 기분이 좋아서가 아니라 스스로 뭔가 조처를 해야 할 만큼 기분이 나쁘기 때문이다. 몸으로 느낄 만큼 괴롭기 때문에 힘들게 번 돈을 들여서라도 치료를 받으러 오는 것이다. 이 기분 나쁨은 하나의 감정으로 기본적인 감각운동 감정이거나 슬픔이나 두려움 같은 불쾌한 일차적 감정의 일부이다. 이런 기분 나쁨을 치료사가 잘 안내하면 내담자가 자기 몸에서 쉽게 감지할 수 있다. 내 경험상 내담자들은 몸에서 느껴지는 기분이 나쁘다거나 끔찍하다는 기본적인 감각운동 감정을 먼저 다룰 때 더 식별된 감정 상태에 도달할 수 있다. 이 방법이 효과적인 이유는 감정의 '기분 나쁜' 측면이 종종 감정을 참을 수 없게 만들기 때문이다. 추상적으로 몸에서 무엇을 느끼는지 또는 몸 어디에서 느끼는지 묻는 것만으로는 내담자에게 충분한 동기를 주기 어렵다.

또한 내담자에게 몸에서 불쾌한 무언가를 감지하는 것이 왜 중요한지 그리고 그 불쾌한 감정경험을 몸 안에서 확장하는 것이 왜 도움이 되는지에 대해 교육할 필요가 있다. 대부분의 사람은 고통을 없애기 위해 치료를 찾는다. 치료사가 자신에게 요청하는 작업이 증상 치유와 어떻게 연관되어 있는지 간단한 설명을 해 주지 않는다면 내담자는 이미 겪고 있는 고통보다 더 큰 고통을 겪으려 하지 않을 것이다. 예를 들어 치료사는 이렇게 말할 수 있다.

"짐을 한 팔로 드는 것보다 두 팔로 드는 것이 더 쉽고 빠르듯이 증상을 일으키는 감정을 몸의 더 많은 부분을 통해 처리하면 더 쉽고 빠르게 해결할 수 있습니다."

좀 더 구체적으로는 이렇게 말할 수 있다.

"고통스러운 감정을 견딜 수 없게 되면 우리는 몸을 차단해 버리는 방식으로 버팁니다. 그러면 몸은 더 스트레스를 받게 되고 조절 곤란을 겪게 되며 뇌, 다른 사람들, 세상과 몸의 연결이 손상됩니다. 그 결과로 심리생리적 증상이 발생합니다. 우리가 감정을 억제하는 방어 반응을 다루고 그 고통스러운 감정을 몸에서 확장하면 몸이 조절되고 회복하고 뇌는 물론 다른 사람들 그리고 환경과도 열린 상태로 연결되는 데 도움이 될 수 있습니다. 그렇게 되면 증상도 해결될 수 있으며 고통스러운 감정도 견딜 수 있음을 알게 될 수 있습니다."

2부

이론

· · ·

2부에서는 몸을 통한 감정경험하기embodying emotion에 대한 과학적 증거를 다룬다.

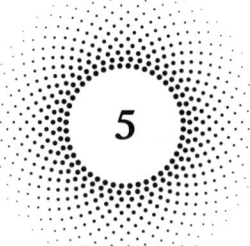

감정의 신체생리

...

요약: *감정의 신체생리에 관한 연구 증거들을 살펴보면서 감정이 뇌 생리와 몸 생리 과정에서 생성되는 모든 방식을 설명하고 감정과 감정에 대한 의식적 경험에 뇌 생리와 몸 생리 전체가 관여될 수 있음을 다룬다.*

1부에서 보았듯이 몸을 통한 감정경험은 몸과 뇌의 확장과 조절을 포함하며 이를 통해 가능한 한 뇌 생리와 몸 생리 전체에서 감정에 대한 의식적 경험을 확장하고 조절하여 더 오랜 시간 동안 감정경험을 견디고 유지할 수 있는 더 큰 수용력을 만든다. 이 방법은 중요한 두 가지의 가정을 기반으로 한다.

- 감정에 뇌 생리와 몸 생리 전체가 관여될 수 있다.
- 특정한 경우 임상적 결과를 개선하기 위해 신체생리 전체를 동원할 필요는 없으나 뇌와 몸을 통해 감정에 대한 의식적 경험을 확장하는 것이 가능하다.

이러한 가정은 대담하고 심지어 약간 당황스럽게 들릴 수도 있다. 결국 감정을 뇌 생리와 몸 생리 전반에 걸쳐 경험한다는 것은 일반적인 경험이 아니다. 이러한 가정을 뒷받침할 충분한 과학적 증거가 있는지에 대한 질문은 내가 가르쳐 온 모든 나라의 치료사들 사이에서 자주 그리고 일찍이 제기되었고 다음과 같은 질문들도 반복적으로 듣는다.

- 감정은 몸과 어떤 관련이 있는가?
- 감정은 엄밀히 말해 뇌의 현상이 아닌가?

슬픔이나 두려움과 같은 어려운 감정이 몸 생리와 뇌 생리 전반에 걸쳐 의식적으로 경험될 수 있다는 것을 시연한 후에도 누군가는 변함없이 이렇게 묻는다. 그것이 실제로 일어난 일인가? 아니면 당신의 암시에 의한 것인가? 아니면 참가자가 그룹 앞에서 무엇인가 보여 줄 필요가 있기 때문인가? 이러한 질문들은 매우 타당하다. 나 역시 몸을 통한 감정경험 작업을 개발하던 초기 단계에서 이러한 질문들을 마주했었다.

감정이 일반적으로
뇌 생리와 몸 생리 전반에 걸쳐 경험되지 않는 이유

우리는 대체로 뇌 생리와 몸 생리 전반에 걸쳐 감정을 의식적으로 경험하지 않는다. 그 이유 중 하나는 몸에 대한 알아차림이 부족하기 때문이다. 이는 일상생활이나 치료 과정에서도 마찬가지다. 또 다른 이유는 이후에 살펴보겠지만 심리적 방어뿐만 아니라 신체생리적 방어를 통해 감정의 생성과 경험 과정에서 뇌 생리와 몸 생리의 더 깊은 관여를 방어하기 때문이다. 이러한 방어는 결국 병리로 이어질 수 있다. 감정 및 다양한 심리적 경험에서 몸의 역할을 뒷받침하는 과학적 증거가 점점 늘어나고 있음에도 불구하고 대부분의 치료사가 훈련 과정에서 접하는 연구들은 몸보다는 뇌에 더 초점을 맞추고 있다. 일반 대중도 감정에 대한 연구가 발표될 때 뇌 중심의 연구를 강조하는 미디어의 편향된 시각에 노출되어 있다.

뇌 생리와 몸 생리 전반에 걸쳐 감정을 의식적으로 경험하지 않는 가장 중요한 이유는 그렇게 하지 않아도 건강한 삶을 사는 데 지장이 없기 때문이다. 감정이 우리의 삶에서 중요한 역할을 하기 위해서 항상 몸을 통해 온전히 경험하거나 의식적일 필요는 없다. 예를 들어 오른쪽에서 차가 위험하게 다가올 때 몸의 오른쪽에서 순간적인 두려움을 느끼는 것만으로도 즉시 피해야 한다는 경고가 될 수 있다. 그리고 몸을 보호하기 위해 움직이기 전에 그 공포를 의식적으로 경험하지 않을 수도 있다. 따라서 여기에 특정한 생활방식에 어떠한 규범적인 제안도 관여되지 않는다는 점을 기억하는 것이 중요하다. 이 책은 깨어있는 모든 순간 뇌 생리와 몸 생리 전반에 걸쳐 모든 감정을 의식적으로 경험해야 한다고 제안하지 않는다. 해소되지 않은 감정과 그로 인해 발생하는 어려움을 해결하기 위해 치료 및 자가치유의 방법으로 더 큰 감정 수용력을 개발하기 위한 기초로 몸을 통한 감정경험을 완료하는 잠재력을 활용할 것을 제안한다.

감정은 복합적이다

감정은 매우 복합적인 현상이다. 뇌와 몸이 감정의 생성과 경험에 어떻게 관여하는지에 대한 다양한 이론이 존재하며 뇌와 몸 중 어느 것이 더 중요한지에 대한 관점도 서로 다르다. 감정이 진화에 의한 생래적인 성향인지, 감정경험 이전에 인지적 평가가 어느 정도 개입하는지, 감정이 몸의 경험을 바탕으로 언어의 도움을 받아 뇌에서 구성되는 것인지에 대한 서로 다른 견해들이 있다. 또한 각각의 감정이 서로 다른 고유한 신경(뇌)과 몸의 패턴이 있는지에 대한 상반된 연구 결과가 존재한다. 감정의 기능이나 목적에 대해서도 의견이 분분한데 예를 들어 감정이 내면 상태를 타인에게 전달하는 역할을 하는지, 항상성과 에너지 관리와 생존에 대한 신속한 평가 역할을 하는지, 혹은 그 외의 다른 목적을 위한 것인지에 대한 여러 가지 가설들이 제시되고 있다.

감정에 관한 연구를 하면 할수록 감정이 뇌 생리와 몸 생리에서 생성되고 경험되는 방식은 하나로 정해져 있지 않다는 확신이 든다. 오히려 여러 가지 방식들이 존재한다. 감정에 관한 연구 분야, 특히 뇌와 몸 중 어느 것이 더 중요한지에 대한 논쟁은 고대 인도의 장님과 코끼리 이야기가 떠오른다. 코를 만진 사람은 굵은 뱀을 만지고 있다고 생각했고, 꼬리를 만진 사람은 밧줄이라고 여겼고,

다리를 만진 사람은 나무줄기 같다고 믿었다. 이들은 각자 자신의 경험이 옳다고 주장하며 다른 사람은 틀렸다고 했다. 현재 과학이 감정을 어떻게 이해하고 있는지 탐구하고 싶은 분들을 위해 다음 두 권의 책을 강력히 추천한다. 「감정의 본질: 기본적인 질문들 The Nature of Emotion: Fundamental Questions」(2018), 폭스Fox, 라페이트Lapate, 쉑맨Shackman, 데이비슨Davison 편집[1]과 「느끼는 뇌: 감정의 생물학과 심리학 The Feeling Brain: The Biology and Psychology of Emotions」(2015), 존스톤Johnston, 올슨Olson 저[2]

몸을 통한 감정경험 작업과 관련된 감정의 신체생리에 관한 핵심 연구 결과를 검토하고 논의하기 전에 이 책 전반에 걸쳐 사용할 용어를 명확히 정리하고자 한다. 간결성을 위해 문헌에서 감정의 상태나 유형을 구분하기 위해 사용되는 정서affect, 느낌feeling, 기분mood, 기질temperament 등의 다양한 용어를 '감정emotion'이라는 단일 용어로 지칭하겠다. 예를 들어 기분과 기질은 모두 지속적인 감정적 상태로 간주할 수 있다. 다마지오Damasio는 감정이 먼저 일어나고 그 후에 느낌이 온다는 견해로 느낌을 의식적인 감정으로 정의하며 감정을 정서적 경험affective experience과 구별한다.[3] 이 책에서는 의식적인 감정적 경험과 무의식적인 감정적 경험을 구분해야 할 필요가 있을 때 의식적인 감정과 무의식적인 감정이라는 용어를 각각 사용할 것이다. 예를 들어 한 사람이 자신이 부러워하는 사람에 대해 비방하는 발언을 할 때 자신의 부러움을 의식적으로 알아차릴 수도 있고 알아차리지 못할 수도 있다. 그리고 달리 명시하지 않았다면 '감정의 경험experience of emotion'과 '감정적 경험emotional experience'이라는 용어는 의식적인 감정의 경험을 의미한다.

제임스-랑게 이론
감정 생성에 몸이 필요하다

감정의 신체생리 역사에서 가장 초기의 감정 이론인 제임스-랑게 James-Lange 이론은 감정 생성에 몸이 중요한 역할을 한다고 보았다. 미국의 심리학자 윌리엄 제임스William James는 1884년 「감정이란 무엇인가?What Is an Emotion?」라는 논문을 발표했다.[4] 그 이듬해에 덴마크 의사 칼 랑게Carl Lange는 「감정에 관하여: 심리생리학적 연구On Emotions: A Psychophysiological Study」라는 독립적인 연구 결과를 발표했다.[5] 이 두 선구자의 연구가 결합되어 제임스-랑게James-Lange 이론으로 알려지게 되었다. 이 이론에 따르면 감정은 몸에서 먼저 생성된다고 제안한다. 이는 체성신경계에 의한 자발적인 근육voluntary muscles의 변화, 자율신경계에 의한 장기, 분비선glands, 혈관에서의 변화, 코르티솔과 같은 호르몬을 혈류로 직접 방출하는 부신과 같은 내분비계의 분비선에서 분비되는 호르몬들의 변화를 통해 감정이 생성된다고 제안한다.

사람의 환경에 중대한 변화가 생기면 그 변화에 대처하기 위해 몸으로 무언가를 해야 한다. 등산객이 갑자기 위협적인 곰과 마주치게 된다면 그 사람은 자율신경계와 내분비계를 통해 많은 에너지를 생성하여 곰으로부터 도망치거나 곰과 싸우기 위해 자발적인 근육계에 연료를 공급해야 한다. 제임스-랑게James-Lange 이론에 따르면 이러한 변화로 인해 생성되는 몸 감각의 패턴을 뇌가 감정으로 인식하게 된다. 이 이론에서는 뇌가 몸 감각을 다양한 감정으로 구별하고 인식하며 경험할 수 있는 능력이 있다고 가정한다. 곰을 마주쳤을 때의 예에서 도망가는 사람은 두려움의 몸 감각을 생성할 것이고 싸우는 사람은 분노의 몸 감각을 생성할 것이다. 아마도 두 감정이 빠르게 연속해서 번갈아 가며 일어날 수 있고 그렇게 해서 두 가지 감정이 모두 생성될 수 있을 것이다.

제임스-랑게James-Lange 이론은 감정적 경험에서 뇌의 역할을 배제하지 않았다는 점에 유의하라. 궁극적으로 감정은 뇌를 통해 경험된다. 감정적 경험은 뇌의 생리만으로는 생성될 수 없으며 몸이 절대적으로 필요하다는 점을 시사한다. 이 이론은 피질이라고 불리는 뇌의 외부 층에 속하는 감각sensory 피질과 운동motor 피질이 몸에서 생성된 감정이 의식화되는 영역이라고 말한다. 이 이론은 감정적 경험의 기초가 되는 환경에 대한 지각perception과 진화에 의해 프로그램된 몸의 자동적인 반응 생성 외에, 뇌가 의식적인 또는 무의식적인 과정에 어떻게 관여하는지에 대한 어떠한 통찰도 제공하지 않았다. 환경에서 들어오는 정보에서 본능적인 반응을 촉발하는 패턴을 즉각적으로 인식하는 뇌의 능력을 시사하고 있다. 이 이론이 뇌에 대해 알고 있던 것이 매우 제한적이었던 1880년대에 공식화되었다는 점을 기억하길 바란다.

제임스-랑게James-Lange 이론은 감정에 대한 이해에 있어 패러다임의 전환이었다.[6] 이 이론은 감정보다 행동을 우선시했을 뿐만 아니라 적어도 이 이론의 초기 단계에는 행동이 감정의 원인이라고 보았다. 이는 우리가 일반적으로 감정을 경험하게 되는 순서와 다르다. 그 순서는 다음과 같다. 우리가 세상을 인식하고, 그것을 평가한 후, 그 평가를 바탕으로 감정적 반응을 경험하고, 그런 다음 그 상황에서 자신의 웰빙을 보호하기 위해 적절한 행동으로 세상에 반응한다. 오늘날까지도 이 이론은 대부분의 사람들이 치료와 삶에서 활용하는 모델이다. 행동이 감정보다 먼저 일어난다는 모델이 납득이 잘 안 될 수도 있으나 모든 경우는 아니더라도 많은 경우에 실제로 행동이 감정보다 먼저 일어난다는 축적된 증거는 상당하다. 이에 대한 수백 건의 연구 결과를 보려면 래리 D. 베어Larry D. Baird의 저서 「느낌: 자기의 지각Feelings: The Perception of the Self(2007)」을 참조하라.[7] 예를 들어 에크먼Ekman과 그의 동료들의 연구는 자발적으로 얼굴을 움직이면 감정과 특정한 신경계 활동이 생성된다는 사실을 보여 준다.[8]

캐넌-바드 이론
감정 생성에 몸은 필요하지 않다

제임스-랑게James-Lange 이론은 1927년에 제임스James의 학부생이자 이후에 하버드 동료였던 신경과 의사 월터 캐넌Walter Canon에 의해 이의 제기가 있었으며 그는 오늘날 트라우마 치료의 주요 요소인 '투쟁 또는 도피'와 '얼어붙음' 반응을 개념화한 기여로 잘 알려져 있다. 또한 캐넌Cannon은 광범위하게 변동하는 외부 조건에 직면했을 때 몸이 최적의 내부 상태를 유지하려는 경향인 항상성 개념으로도 잘 알려져 있다.[9] 캐넌Cannon과 그의 제자 필립 바드Philip Bard는 감정이 뇌에서 생성되고 그에 따라 행동이 따른다고 주장했을 뿐만 아니라 몸이 감정을 생성하거나 조절하는 과정에 관여할 수 없다고 주장했다.[10] 복부에서 느끼는 두려움이나 가슴에서 느끼는 사랑의 행복감 같은 흔한 경험은 어떻게 설명할 것인가? 이는 단지 뇌가 몸을 준비시키기 위해 환경의 변화에 대응하여 감정을 유발하는 과정에서 발생하는 감각일 뿐이며 감정을 표현하는 것은 유기체가 항상성 유지 또는 내부의 균형 상태로 되돌리기 위한 수단으로 보았다.

제임스-랑게James-Lange 이론은 감정의 의식적인 경험이 뇌의 가장 바깥층인 피질cortex에서 발견했으며 캐넌-바드Cannon-Bard 이론도 감정이 경험으로서 의식화되는 곳이 피질이라는 사실을 확인했다. 캐넌-바드Cannon-Bard 이론에서는 감정이 생성되는 특정 뇌 영역을 정확히 찾지 못했으나 감정 표현이 시작되는 위치로 뇌의 피질하subcortical 층 혹은 내부interior 층을, 특히 시상thalamus과 시상하부hypothalamus를 지목했다.

감정에 관한 거의 모든 후속 연구들의 지향이 제임스-랑게James-Lange 이론과 캐넌-바드Cannon-Bard 이론 중 하나 또는 둘 다에서 영감을 받았기 때문에 이 두 이론은 매우 중요하다. 캐넌-바드Cannon-Bard 이론은 감정 연구의 초점을 몸에서 뇌로 옮겨 놓았으며 이는 뇌 연구가 20세기 말에 다시 몸의 중요성으로 초점을 돌리기 시작할 때까지 오랜 기간 동안 지속되었다. 이러한 전환은 제임스-랑게James-Lange 이론에 대한 새로운 관심을 불러일으켰고 새로운 뇌 연구 증거와 함께 이 이론은 업데이트되었다. 한편 캐넌-바드Cannon-Bard 이론은 뇌가 감정에 미치는 역할에 관한 연구에도 상당한 영향을 미쳤다. 감정 생성 및 감정 표현에 관여되는 뇌의 피질하 구조의 역할뿐만 아니라 인지 및 감정을 조절하고 이들의 의식화에 관여되는 뇌의 피질 구조의 역할과 관련된 후속 연구의 발견들은 모두 캐넌-바드Cannon-Bard 이론에 근거를 두고 있다.

제임스-랑게James-Lange 이론을 포함한 어떤 이론도 감정적 경험에서 뇌의 역할을 부정하지 않는다. 논점은 항상 몸이 감정적 경험에서 얼마나 중요한 역할을 하는가이다. 20세기 후반부터 밝혀진 신경과학의 증거들은 몸 경험이 뇌에서 감정의 생성과 감정의 경험에 관여한다는 사실과[11] 뇌가 현재 상황에 대한 가능한 한 빠르게 감정 반응을 예측하기 위해, 과거의 몸 경험들로 인해 생성된 과거 감정적 경험을 회상함으로써 현재 몸의 정보 입력 없이도 감정적 경험을 생성할 수 있다는 사실을 증명했다.[12] 이 증거는 현재 또는 과거의 몸 경험에 전혀 관여하지 않은 뇌에서 감정을 생성하고 감정의 경험을 할 수 있는가의 질문을 제기한다. 이 질문에 대한 답은 이 장의 후반에서 다룰 것이다. 지금은 감정의 생성과 감정의 경험에 몸이 핵심 역할을 한다는 사실을 다시 입증하고 있는 최근 뇌 연구에 초점을 두자.

몸을 다시 감정경험의 중심에 두는 현대 신경과학

최근의 신경과학 연구는 몇 가지 방식으로 최근의 신경과학 연구는 몇 가지 방식으로 몸을 감정적 경험의 중심으로 되돌렸다. 첫째, 몸이 감정적 경험에 관여하지 않는다는 결론을 내린 캐넌-바드Cannon-Bard 이론 연구의 이론적 한계와 경험적 한계에 반박했다. 둘째, 신경해부학적 연구를 통해 뇌가 어떻게 몸으로부터 정보를 수집하는지와 감정 구성에 몸을 어떻게 활용하는지를 보여 주었다. 이제 이러한 연구 흐름을 차례로 살펴보자.

몸은 복잡한 신체생리적 변화의 배열(패턴)을 만들어 다양한 멜로디들(감정들)을 연주할 수 있는 다양한 악기들(몸 시스템들)로 구성된 오케스트라에 비유할 수 있다. 캐넌Cannon이 활동하던 시기에는 자율신경계, 특히 교감신경계가 관장하는 모든 영역에서 같은 방식으로 작동한다고 믿었었다. 하지만 이제 자율신경계가 몸의 각 부분에 따라 반응을 다르게 할 수 있다는 사실을 알고 있다.[13] 예를 들어 여러 사람이 공통의 위협 상황에 직면했을 때 각 사람의 몸이 각기 다르게 반응할 수 있으며 모두가 위협에서 도망칠 때도 유사하지만 서로 다른 신체생리적 변화 배열을 생성한다. 모든 사람이 위협에서 도망칠 때 동일한 근육을 동일한 정도로 사용하는 것은 아니다. 마찬가지로 같은 사람이 유사한 상황에 여러 번 직면할 때마다 매번 동일한 반응을 하지 않으며 상황에 따라 비슷하지만 다양한 신체생리적 변화 배열을 생성할 수도 있다.

이러한 유사하지만 다양한 신체생리적 반응은 만화경을 돌릴 때마다 관찰되는 유사하나 변동된 패턴에 비유할 수 있다. 회전할 때마다 요소들이 재배열되더라도 적어도 몇 번은 원래 패턴을 계속 볼 수 있다. 뇌가 만화경의 연속적인 회전에 의해 생성된 다양한 변동된 패턴들에서 공통된 패턴을 관찰할 수 있는 것처럼, 다양한 상황에서 약간 달라진 변화를 관찰하는 것을 통해 뇌는 두려움과 같은 감정에 대한 고유한 신체생리의 변화 패턴을 인식할 수 있다. 만화경을 여러 번 회전시키더라도 원래 패턴이 새로운 패턴으로 대체된 것을 관찰할 수 있는 것처럼, 두 패턴에서 공통된 일부 배열을 여전히 관찰할 수 있더라도 뇌는 전부는 아니더라도 일부의 공통 요소가 있을 수 있는 신체생리적 변화 배열에서 감정마다 서로 다른 패턴의 신체생리적 변화를 감지할 수도 있다.

뇌는 아주 어린 시절부터 복잡하고 중첩된 정보에서 이러한 패턴을 인식할 수 있는 능력이 있는 것으로 알려져 있다.[14] 캐넌-바드Cannon-Bard 이론을 확립한 연구는 일반적으로 심박수, 호흡수와 같은 몇 가지 변화만을 측정했으며, 두려움과 분노와 같은 두 가지 다른 감정이 둘 다 낮거나 둘 다 높게, 동일하게 측정되면 몸이 감정의 근원이 될 수 없다는 결론을 내렸다. 이후 연구에서는 행복, 슬픔과 같은 다양한 감정에 따라 서로 다른 신체생리적 패턴이 있는지를 현실적으로 연구하기 위해 늘 더 많은 신체생리적 변화를 측정했다.

심박수와 피부 전도율을 측정한 연구에서는 행복, 슬픔, 두려움, 분노와 같은 기본 감정에 따라 서로 다른 신체생리적 변화 패턴을 보였다.[15] 최근 연구에서는 단순한 호흡수가 아닌 다양한 호흡 스타일이나 유형과 같은 자율신경계 자체의 변화를 더욱 세분화하여 측정했다.[16] 다른 연구에서는 심박수의 특성과 변동성, 호흡 주기의 변화, 호흡파 사이의 간격과 같은 심혈관 반응과 호흡 반응을 더 자세히 측정하고 다변량 통계 방법으로 분석했다.[17] 새로운 연구는 몸이 다양한 감정에 대해 서로 다른 별개의 감각 패턴을 생성함으로써 서로 다른 별개의 감정적 경험의 생성에 관여할 수 있다는 증거를 더 성공적으로 제시했다.

또한 모든 기본 감정과 일부 복합 감정을 경험할 때 몸 일부의 광범위한 변화에 대한 자기 보고를 기반으로 한 최근 연구에서는 행복, 슬픔과 같은 기본 감정과 불안과 우울과 같은 복합 감정마다 몸의 서로 다른 변화 패턴이 발견되었다.[18,19] 이러한 교차 문화 연구는 많은 수의 피험자를 대상으로 개인 간 차이를 고려하였고 다변량 통계 방법을 활용하여 각 감정에 따라 구별되는 '공통된 신체 변화 패턴'을 도출하였다.

이제 감정과 관련된 몸의 중요한 역할을 다시 증명한 신경과학의 또 다른 연구 결과들을 살펴보겠다.

뇌가 몸으로부터 정보를 수집하는 방식

뇌가 몸으로부터 정보를 어떻게 받아서 처리하는지는 알려진 것부터 시작해 보겠다. 이전 연구를 통해 뇌가 신경, 혈액, 그리고 세포 사이를 순환하며 영양분과 메시지를 전달하는 세포외액 등 다양한 몸 시스템들을 통해 끊임없이 정보를 받는다. 뇌와 몸 사이를 이동할 수 있는 펩타이드와 같은 화학적 메신저는 뇌와 몸의 세포외액에서 발견된다. 뇌는 각 몸 시스템 내의 다양한 수준의 활동에 대한 많은 정보를 수집한다. 예를 들어 뇌는 개별 근육 세포의 화학적 수준에서 일어나는 것뿐만 아니라 전체 근육의 긴장 또는 이완 수준에 대한 정보를 수집한다. 뇌는 '고통 상태와 관련된 징후들, 체온, 홍조, 가려움, 간질간질한 감각, 떨림, 내장 및 생식기 감각, 평활근 및 기타 내장의 상태, 국소 pH(산성이나 알칼리성 정도), 포도당, 삼투질 농도, 염증 유발 물질 여부 등'과 같은 정보를 받아서 처리한다.[20]

몸에 대한 이러한 상세한 정보의 신경 이미지 또는 뇌 이미지를 '신체 지도 body map'라고 한다. 뇌가 이러한 상세한 정보를 처리하여 집합과 추상화를 통해 고차원적인 신체 지도 higher-order body map를 생성할 수 있다. 예를 들어 뇌는 팔의 다양한 부위에서 느껴지는 개별적인 감각을 알아차리거나 개별 감각의 의미를 모아서 팔 전체가 '좋다' 또는 '나쁘다'라고 느껴지는 신경 신체 지도 neural body map를 형성할 수 있다. 팔이 좋다 또는 나쁘다는 전반적인 감각은 팔의 고차원적인 신체 지도의 한 예이다. 피부, 근육, 관절 등 팔의 다양한 구성 요소에서 좋은 느낌 또는 나쁜 느낌을 주는 고차원적인 신체 지도 경험에 기여하는 이러한 개별 감각들은 저차원적 신체 지도 lower-order body map라고 한다.

또한 뇌는 예측을 위해 서로 다른 집합과 추상화 수준에서 몸의 다양한 영역에 대한 정보를 저장하고 회상할 수 있는 능력이 있다.²¹ 예를 들어 현재 상황에 잘 대응하는 최선의 방법을 선택하기 위해 상황에 대한 다양한 행동 반응의 감정적 결과를 예측하고 비교하고자 한다면, 과거의 유사한 경험을 회상하여 뇌에서 이러한 시뮬레이션을 실행할 수 있다.

뇌가 몸의 경험으로부터 감정을 생성하는 방식

뇌는 몸에서 받은 세부 정보보다는 뇌가 생성하는 집합적이거나 추상적인 신경 이미지를 기반으로 감정을 생성하고 감정을 경험한다.²² 집합적이거나 추상적인 신경 이미지란 무엇을 의미할까? 여름 저녁 강변에서 우산을 쓴 여인이 아이의 손을 잡고 있는 모습을 그린 조르주 쇠라Georges Seurat의 수천 개의 수많은 색 점들로 이루어진 점묘화를 보면 우리는 그 여인, 우산, 아이, 강의 이미지를 집합적이거나 추상적인 수준에서 보는 것이다. 하지만 그림에 가까이 가면 그 이미지를 구성하는 수천 개의 점만 볼 수 있다. 이와 마찬가지로 몸에서 느껴지는 수많은 미세한 감각을 집합하고 추상화하여 관계에 대해 좋거나 나쁘거나 중립적인 감정을 느낀다는 사실을 알 수 있다. 이는 쇠라Seurat의 그림을 구성하는 수천 개의 점에 비유할 수 있다. 여인, 우산, 강의 이미지는 뇌의 고차원적인 신경 지도higher-order neural maps에 비유할 수 있으며 그 이미지를 구성하는 점들은 몸의 저차원적인 신경 지도lower-order neural maps에 비유할 수 있다.

좋은 감정, 나쁜 감정, 또는 중립적인 감정을 일으키는 이러한 고차원적인 신체 지도는 단일 감정에 대해 개인마다 몸 변화가 상당히 다를 수 있으며 같은 사람이라도 다양한 상황에 따라 다르게 나타날 수 있다.[23] 사람은 어떤 몸 시스템이 관여하고 어떻게 관여하는지에 따라 다양한 상황에 다양한 방식으로 행복하거나 슬퍼할 수 있다. 예를 들어 슬픔이나 행복을 느낄 때 심장과 폐가 서로 다른 정도로 관여할 수 있다. 이는 호흡 속도와 폐 조직의 수축 또는 이완이 포함될 수 있다. 또한 심박수와 심장근육의 수축 또는 심장근육의 이완이 포함될 수도 있고 두 가지를 모두 포함될 수도 있으며 그 정도가 다를 수 있다. 이러한 변화는 우주왕복선 챌린저 폭발 사건을 목격한 사람들이 이 공유 상황에 대해 두려움, 공포, 슬픔의 유사한 감정을 경험하는 경우에도 몸의 반응은 다를 수 있다.

마찬가지로 같은 오케스트라가 같은 멜로디를 연주하더라도 악기 구성이나 배치가 다르면 소리가 다르게 들릴 수 있으나 멜로디를 아는 사람이라면 그 멜로디를 여전히 알아차릴 수 있다. 심지어 멜로디를 모르는 사람이라도 다양한 악기 세트를 활용하여 여러 번 멜로디에 노출되면 그 공통된 멜로디를 찾을 수 있다. 이와 마찬가지로 뇌는 유아기 때부터 데이터에서 패턴을 발견하고 관찰한 패턴을 바탕으로 카테고리를 생성할 수 있는 능력이 있다고 알려져 있다.

현재뿐만 아니라 과거의 몸 경험에서
감정이 구성되는 방식

지금까지 뇌가 현재의 몸 경험을 통해 어떻게 감정을 생성할 수 있는지 살펴보았다. 다마지오Damasio에 따르면 뇌는 현재의 몸을 개입시키지 않고 과거의 몸 경험을 회상하여 익숙한 상황에 대한 감정 반응을 빠르게 예측할 수 있는 능력을 지니고 있다.[24] 다마지오Damasio가 '가상 몸의 반응 루프as-if body loop'라고 부르는 이 능력은 에너지를 절약하고 익숙한 상황에 대응하기 위해 과거의 경험을 최적으로 활용한다. 배럿Barrett의 감정 구성주의 이론에 따르면 모든 감정적 경험에 이러한 예측이 항상 포함된다.[25] 모든 감정적 경험은 뇌에 의해 다음과 같은 조합으로 구성된다.

- 과거 경험을 바탕으로 하는 예측(상황에 대한 예측, 상황에 대처하기 위해 에너지와 행동을 조정하기 위해 내부 및 외부에서 최적으로 대응하는 방법에 대한 예측, 내부 및 외부 대응을 수행하는 데 필요한 몸의 변화에 대한 예측)

- 상황에 대해 끊임없이 들어오는 현재의 정보, 그 사람이 내부 및 외부에서 어떻게 반응하고 있는지, 현재 그 순간에 그것이 몸에 미치는 영향

예측이 감정적 경험의 구성 요소라는 점에 의문이 있다면 과거 경험에 기반을 둔 예측이 오감을 통한 지각에도 관여한다는 충분한 증거가 있다는 사실을 기억하길 바란다.[26]

감정경험의 구성에 언어가 관여하는 방식

리사 펠드먼 배럿Lisa Feldman Barrett은 자신의 저서 『감정은 어떻게 만들어지는가: 뇌의 비밀스러운 삶How Emotions Are Made: The Secret Life of the Brain』에서 언어가 단순한 감정적 경험과 복합적인 감정적 경험의 구성에 어떻게 관여하는지 설명한다.[27] 유아기부터 뇌는 내적 경험의 패턴과 외적 경험의 패턴을 인식하고 단어를 붙일 수 있다. 처음에는 모든 비행 물체가 간단한 개념인 '새'라고 불릴 수 있다. 결국 비행 물체는 '공작새', '울새', '여객기', '전투기' 등의 더 복잡한 개념으로 세분화되며 이는 날아다닌다는 특징을 구별하는 관찰을 기반으로 한다. 마찬가지로 상황뿐만 아니라 감정적 경험도 '좋다', '나쁘다', '고통스럽다', '유쾌하다', '슬프다', '행복하다'와 같은 단순한 감정 개념이나 '아버지의 기대에 부응하지 못하는 것에 대한 두려움', '높은 곳에서 떨어지는 것에 대한 두려움'과 같은 더 복합적인 개념으로 설명할 수도 있다.

개인, 가족, 문화에 따라
달라질 수 있는 감정경험

'높은 곳에서 떨어지는 것에 대한 두려움'의 사례들은 '건물에서 떨어지는 것에 대한 두려움', '나무에서 떨어지는 것에 대한 두려움', '어린 시절 울타리의 기둥 위를 걷다가 넘어지는 것에 대한 두려움'

등 다양할 것이다. 또한 이 상황마다 예측과 실제 행동이 완전히 동일할 수 없기에 같은 상황이라도 다를 수 있다. 같은 상황, 즉 '높은 곳에서 떨어질 위험'에 처한 두 사람은 예상하거나 실제로 그 상황을 인식하고 평가하는 방식이 다르다. 또한 그 상황을 처리하기 위해 시작하는 내적 및 외적 행동 반응이나 몸의 반응 역시 다를 수 있다. 예를 들어 울타리에서 떨어지는 상황을 마주했을 때 한 사람은 과거의 추락 경험에 따라 다른 사람보다 더 나쁜 결과를 예측할 수 있고, 다른 사람은 추락을 당연히 여기고 피할 수 없는 추락에 대비하는 몸을 준비할 수도 있다.

'나쁘다', '무섭다' 등과 같은 단순한 감정 개념을 사용하여 다양한 감정적 경험을 표현할 수 있다. 자신의 감정적 경험을 더욱 정확하게 전달하기 위해서는 '어린 시절 울타리 기둥을 걷다가 넘어질 것 같은 두려움'과 같은 복잡한 감정 개념으로 설명해야 한다. '아버지의 기대에 부응하지 못하는 것에 대한 두려움'과 관련된 지각, 평가, 행동 반응 및 그에 따른 몸의 변화는 개인마다 훨씬 더 다양할 것으로 예상할 수 있다. 가족, 하위문화 및 문화에 따라 더 큰 차이를 예상할 수 있다. '아버지의 기대에 부응하지 못하는 것에 대한 두려움'은 특히 문화에 따라 아버지와의 관계에 대한 조건이 다를 수 있기에 잠재적으로 많은 변수가 있을 수 있는 복합적인 감정의 사례이다. 이와 같은 복합적인 감정적 경험에서는 언어가 자신의 감정적 경험을 파악하고 다른 사람에게 전달하는 데 더 큰 역할을 한다. 같은 문화에 속한 사람들과 같은 가족 시스템에 속한 사람들은 서로의 복잡한 감정적 경험을 소통하고 이해할 가능성이 높다.

감정 상태를 서로 소통하는 방식

우리는 단순하고 복합적인 감정 개념의 언어를 통해 감정적 상태를 구두로 소통하고 표정과 몸짓, 목소리 톤과 같은 비언어적 요소를 통해서도 감정적 상태를 소통한다. 다른 사람들이 우리에게서 이러한 정보를 받으면 그들은 과거의 경험을 바탕으로 비슷한 상황에서 느낄 수 있는 감정을 뇌와 몸에서 시뮬레이션하거나 우리의 몸, 얼굴 표정, 목소리 톤을 따라 함으로써 우리가 겪고 있는 감정을 이해하려고 노력할 수도 있다. '거울 뉴런mirror neurons'에 관한 연구는 다른 사람이 하는 움직임을 보고 그것을 모방하는 뇌의 뉴런을 파악하는 데 초점을 두고 있으며 거울 뉴런을 통해 타인의 내면적 경험을 알 수 있다.[28] 예를 들어 어느 오후에 태양의 서커스 공연을 보고 난 후 내 몸이 매우 좋았던 기억이 있다. 그들이 숙련된 동작을 수행할 때 느끼는 즐거움을 내 뇌가 몸을 움직이지 않고도 함께 공유할 수 있었기 때문에 정말 기분이 좋았다.

모든 인간은 공통의 유전적 유산을 공유한다. 우리의 뇌와 몸은 다른 사람들의 것과 신체적인 구성면에서 서로들 비슷하다. 비슷한 상황에 대한 심리적 반응은 매우 다양하지만 고통과 즐거움, 싫음과 끌림, 기분이 좋거나 나쁘거나, 조절된 느낌과 조절되지 않는 느낌 등 많은 공통의 경험을 공유한다. 이 공통의 경험은 사람들의 신체적인 구성의 체질적 차이로 인해 달라질 수 있으나 감정적 경험을 소통할 때 이러한 단순한 단어를 사용하여 서로를 이해할 수 있을 만큼 충분히 공유되고 있다.

어쩌면 이것이 슬픔, 행복, 두려움, 분노, 역겨움, 놀람과 같은 보편적이고 기본적인 감정들이 진화하여 공유된 감정적 경험의 패턴이 된 방식일 수 있다. 감각운동 감정sensorimotor emotion은 심리적으로 의미 있는 뇌나 몸의 신체생리 상태이며 기본적이거나 복합적인 감정으로 분해할 수 없다. 다윈의 보편적 감정 또는 기본 감정 목록(행복, 슬픔, 두려움, 분노, 놀람, 역겨움)보다 더 자주 경험하는 좋은 느낌이나 나쁜 느낌을 보편적 감각운동감정 또는 기본 감각운동 감정이라고 할 수 있다. 이 감정은 얼굴 표정으로 표현하기가 더 어려울 수 있다. 고통이나 즐거움 같은 기본 감각운동 감정은 특히 자신의 감정을 경험하거나 구별하는 데 어려움이 있는 사람들과 몸을 통한 감정경험 작업에서 어떻게 유용할 수 있는지 이후에 살펴볼 것이다.

앞서 언급한 '아버지의 기대에 부응하지 못하는 것에 대한 두려움'의 사례로 돌아가 이것이 개인과 문화 전반에 어떻게 소통될 수 있는지 살펴보자. 한 사람 내에서도 감정이 유발되는 모든 상황에 걸쳐 많은 잠재적 변수가 있을 수 있는 복합적인 감정의 사례이다. 이는 문화에 따른 차이로 인해 아버지와의 관계가 달라질 수 있는 조건에 영향을 미칠 수 있다는 점에서 더욱 복잡한 감정의 사례이다. 따라서 적어도 경험의 본질적인 측면을 소통하기 위해 '나쁜', '고통스러운', '슬픈'과 같은 단순한 감정 개념으로 이 감정을 전달할 가능성이 더 높다. 모든 문화권이 복잡하고 다양한 감정적 경험을 단순하고 축소된 감정 개념을 통해 설명할 수 있는, 소통할 수 있는 단어를 가지고 있는 것으로 보이기 때문에 다양한 문화들이 각기 다른 방식으로 감정을 표현하더라도 서로 다른 문화 간에도 이해되고 소통될 수 있다.

그러나 이러한 단순하고 축소된 감정 개념은 개인과 문화 전반에 걸쳐 '아버지의 기대에 부응하지 못하는 것에 대한 두려움'이라는 복잡한 감정을 제대로 포착하지 못할 수 있다. 같은 문화, 같은 가족 시스템 내에서 경험을 공유한 사람들은 '아버지의 기대에 부응하지 못하는 것의 두려움'과 같은 복잡한 감정경험에 대해 서로 소통하고 이해할 가능성이 더 크다. 더 복잡한 감정경험에서 언어는 자신의 감정경험을 식별하고 다른 사람에게 전달하는 데 더 큰 역할을 한다.

'공명'을 통해 서로의 감정에 대해
직접 배울 수 있는 방식

오감을 통해 감정에 대한 정보를 교환함으로써 서로의 감정 상태를 이해하고 공감하게 된다는 것이 표준적인 가정이다. 서구 현상학에 기반을 둔 이 가정은 한 사람이 다른 사람의 내면과 뇌 상태에 대한 정보를 수집할 수 있는 유일한 방법은 시각, 청각, 후각, 미각, 촉각 등 외부 감각을 활용하는 것이라고 가정한다. 이러한 가정은 서로의 고유한 감정경험을 공유하는 것이 쉽지 않다는 생각을 강화한다.

하지만 여러 분야의 많은 연구 결과에 따르면 우리의 몸과 뇌는 전자기 스펙트럼의 측정 가능한 주파수를 통해 정보를 주고받을 수 있다. 이는 대인관계 공명interpersonal resonance 또는 간단히 공명이라고 부르는 현상이다.[29,30] 서로의 고유한 몸들이 공명을 통해 받은 정보를 걸러낼지라도 우리는 이런 방식으로 서로 감정에 대한 정보를 직접 교환할 수 있다. 우리는 공명을 통해 다른 사람들이 다양한 감정을 어떻게 경험하는지, 다양한 감정을 어떻게 이해하는지, 다양한 감정에 어떻게 이름을 붙이는지 알 수 있다. 이는 감정 경험을 할 때 서로 공유하는 뇌와 몸의 패턴이 감정구성이론constructive theory of emotion에서 주장하는 것보다 더 많을 가능성이 높다.

엄밀한 과학으로 감정경험에서 몸의 역할을 재정립하다

몸에서 정보를 처리하는 데 관여하는 것으로 확인된 뇌 영역을 통칭하여 이제는 '내부수용 네트워크interoceptive network'라고 부른다. 안토니오 다마지오Antonio Damasio와 버드 크레이그Bud Craig와 같은 과학자들은 특히 섬피질insular cortex을 중심으로 뇌의 여러 영역이 내부수용 네트워크를 구성하는 것을 확인했다. 다마지오Damasio는 감각운동 피질(I 및 II), 섬피질, 대상회피질cingulate cortex, 시상, 시상하부, 중뇌 피개tegmentum에 있는 뇌간 핵brain stem nuclei이 내부수용 네트워크에 관여한다는 사실을 발견했다.[31] 감정 처리에 관여하는 것으로 확인된 많은 뇌 영역이 몸의 정보 처리에도 관여한다는 사실이 월터 캐넌Walter Cannon, 필립 바드Philip Bard, 제임스 파페즈James Papez, 폴 매클레인

Paul McLean, 조셉 E. 르두Joseph E. LeDoux 등 탁월한 연구자들의 연구를 통해 검증되었다. 전방 섬피질anterior insular cortex과 같은 내부수용 네트워크를 구성하는 중요한 뇌 영역은 사람들이 주관적으로 감정을 경험한다고 보고할 때 활성화되는 뇌 영역과 동일한 영역으로 밝혀졌다.[32]

몸의 정보를 처리하는 데 특화된 뇌 영역이 감정 처리에도 관여한다는 연구 결과가 반드시 다른 영역과 관련이 있다는 것을 의미하지는 않는다. 감정적 경험이 반드시 몸의 경험에 좌우되거나 몸의 경험에서 파생되는 것만은 아니다. 이들 뇌 영역들이 공통적으로 여러 가지 기능을 가지고 있을 수도 있다.[33] 그럼에도 불구하고 몸 상태가 어떻게 감정을 형성하는지 보여 주는 증거가 점점 더 많아지고 있다. 또한 의식적인 감정적 경험 수용역량이 의식적인 몸의 경험 수용역량과 높은 상관관계가 있다는 증거도 점점 더 많아지고 있다.[34] 이는 감정이 몸 상태에 따라 달라진다는 점을 시사한다.

후각, 미각, 청각, 시각, 촉각을 외부 감각 또는 외부수용exteroceptive 감각이라고 한다. 반면 몸의 내부에서 일어나는 일을 알게 되는 감각을 내부 감각 또는 내부수용interoceptive 감각이라고 한다. 무의식적인 몸의 내부수용 감각을 의식하는 뇌는 항상성, 에너지 관리, 생존 등을 포함하여 많은 기능을 수행하는 데 도움이 된다.[35] 예를 들어 특정 시간 동안 자신의 심장이 몇 번 뛰는지 정확하게 예측할 수 있는 사람들처럼 내부수용 감각이나 몸을 감지하는 것에 능숙한 사람들은 내부수용 감각에 대한 알아차림이 부족한 사람들보다 감정을 더 의식적으로 경험하고 더 높은 수준의 강도로 감정을 경험한다는 사실과 함께 그들은 더 나은 인지 기능을 가지고 있으며 격렬한 운동 중에 에너지를 덜 소비한다고 밝혀졌다.

이 장에서 살펴본 결과는 감정의 생성과 감정적 경험에 몸 전체가 관여할 수 있다는 가능성으로 해당 내용들을 정리해 보면 다음과 같다.

- 뇌는 다양한 방법으로 몸의 모든 시스템에서 수집된 정보를 처리한다.

- 몸의 정보 처리와 관련이 있는 것으로 확인된 뇌 영역은 감정 처리와 관련이 있는 것으로 확인된 뇌 영역의 일부이다.

- 감정은 몸의 상태에 의해 형성된다.

- 의식적인 감정적 경험 수용역량은 의식적인 몸의 경험 수용역량에 달려있다.

- 다양한 감정들은 심혈관 및 호흡 기능을 측정할 때의 미세한 수준 그리고 기본 및 복합적인 감정에 따른 몸의 영역별 일반적인 활성화 패턴을 측정할 때의 거시적 수준에서 서로 다른 몸의 패턴을 수반한다.

5. 감정의 신체생리

감정의 중요한 기능 중 하나가 내부수용 감각의 주요 목표인 항상성, 에너지 관리, 생존을 돕는다는 것과 동일하다는 견해에 모든 감정 연구자들 사이에서 거의 만장일치로 동의한다. 감정의 다른 기능들인 감정을 표현하여 우리가 어떻게 느끼는지 다른 사람들에게 알릴 수 있는 의사소통, 애착, 긴밀한 유대의 기능과 울음과 같은 행위를 통해 내면의 긴장을 풀고 스스로를 조절하는 치유의 기능 그리고 인지와 행동의 모든 측면을 이끌고 행동을 위한 에너지와 동기를 제공하는 기능은 궁극적으로 항상성, 에너지 관리, 생존이라는 세 가지 근본적인 기능으로 귀결될 수 있다.

내가 아내와 떨어질 때 기분이 나쁘다고 느낀다면 이는 항상성, 에너지 관리, 생존 측면에서 잘 지내고 있는 것이 아님을 의미한다. 아내와 함께 있는 것이 즐거울 때 그 느낌은 뇌 생리와 몸의 생리를 더 나은 웰빙의 방향으로 이동된다. 따라서 감정과 내부수용 감각은 동일한 목표를 공유한다. 동일한 데이터의 집합과 추상화를 다르게 사용하더라도 이 둘의 항상성, 에너지 관리, 생존이라는 공통된 목표를 달성하기 위해 사용하는 정보, 즉 몸 상태에 대한 정보를 사용하는 것이 동일하다. 예를 들어 추락과 같은 떨어지는 것을 예방하는 데 도움이 되는 균형 상실의 감각과 소중한 사람이 갑자기 사고로 사망했다는 사실을 알게 되었을 때 끝없이 가라앉고 떨어지는 불쾌한 감정적 경험은 그것들을 일으키는 신체생리적 변화 측면에서 많은 공통점을 가지고 있다.

내부수용 감각과 감정에 대한 중첩된 연구를 통해 지금까지 살펴본 것을 요약하면 다음과 같다. 내부수용 감각과 내부수용 네트워크는 몸에 대한 정보를 수집하고 이를 뇌에서 처리하여 두 가지 유형의 정보를 생성한다. 정보 유형 중 하나는 '혈당 수치 하락', '배고픔' 또는 '좋다', '나쁘다'의 느낌 등 일반적으로 감정으로 인식되지 않는 몸 상태에 관한 정보이다. 또 다른 정보 유형은 '좋은 느낌' 또는 '나쁜 느낌', '슬픔' 또는 '분노'와 같은 느낌에 관한 정보로 '좋은 느낌' 또는 '나쁜 느낌'을 느낄 때 우리가 직면한 상황과 심리적으로 연결될 수 있는 감정으로 인식되는 상태이다. 두 유형의 정보 모두 서로 다른 방식으로 유기체의 항상성, 에너지 관리, 생존에 도움이 된다.

감정 상태, 특히 사회적으로 어떻게 지내고 있는지 알려 주는 감정 상태는 항상성, 에너지 활용, 생존을 개선하는 방향의 후속 행동을 유도할 수 있다. 몸 상태와 감정 상태로 제공되는 정보는 이러한 상태가 의식적인 경험이 아니더라도 유기체에 도움이 된다. 몸 상태와 감정 상태에 대한 의식적인 경험은 항상성, 에너지 관리, 생존에 추가적인 이점을 제공한다.

뇌가 감정을 스스로 생성할 수 있는가?

도파민과 세로토닌과 같은 신경전달물질은 뇌 생리에서 감정 상태를 유도하고 변화시킬 수 있기 때문에 뇌는 스스로 감정을 생성할 수 있는 능력이 있는 것으로 보인다. 몸도 이러한 능력이 있는 것으로 알려져 있다. 뇌에 의해 활성화되든 자체적으로 활성화되든 몸은 성호르몬 및 기타 호르몬과 같은 내부에서 발생하는 내인성 endogenous 물질을 분비하여 다양한 기능 중 감정적 경험을 유도하거나 변화시킬 수 있다.

뇌가 이러한 내인성 물질을 분비함으로써 감정 상태를 빠르게 유도하거나 변화시킬 수 있는 능력은 진화적으로 인류에게 도움이 되었을 것이다. 유기체는 종종 자신의 능력을 넘어서는 상황에 직면할 때 압도당한다. 고문과 같이 압도적이고 피할 수 없는 트라우마에 직면한 사람의 신체생리는 내인성 생화학이 작용하여 뇌와 신체 생리를 조절하여 위협에 지속적으로 대처할 수 있는 정신적, 신체적 수용역량을 유지하지 않는다면 사망에 이를 수도 있는 조절 곤란 dysregulation이 될 수도 있다.

이러한 메커니즘은 상사로부터 부당한 평가를 받는 것과 같은 상황에서 강한 감정적 반응을 보이는 것이 역효과일 수 있는 일상적인 삶의 상황에도 많은 경우에 도움이 될 수 있다. 뇌가 감정적인 불편함을 감지하면 내인성 오피오이드 opioid를 분비하여 불편함을 진정시킬 수 있다. 진화가 이러한 메커니즘을 우리의 신체생리 발달 과정에 유전적으로 내장시켰다는 견해는 일리가 있다.

뇌가 몸을 통해 생성된 감정을 다시 불러일으키려면 몸의 관여가 필요하다고 믿는 사람들이 있지만 우리가 눈을 사용하지 않고도 저장된 시각적 이미지를 떠올릴 수 있는 것처럼 몸 전체의 관여 없이도 몸의 경험을 기억에서 불러올 수 있어야 한다. 오랜 진화의 역사를 가진 뇌는 단순히 현재 삶에서의 몸 경험뿐만 아니라 진화해 온 모든 종 species의 모든 몸의 경험을 바탕으로 빠른 예측을 할 수 있는 생래적인 능력을 갖추고 있다. 몸 경험은 몸 경험의 다양한 수준의 집합과 추상화를 통해 뇌의 신경 이미지가 된다. 이러한 이미지는 뇌의 신체생리, 뇌의 구조, 뇌의 생화학 작용으로 나타난다. 따라서 외부감각인 오감과 내부감각인 내부수용 감각을 통해 세상으로부터 인식되는 패턴에 반응하며, 보편적인 기본 감정과 같은 특정 경험을 불러일으키는 생래적인 능력이 진화의 과정을 통해 뇌에 각인되었을 가능성이 있다.

감정에 관한 문헌에 이러한 가능성에 대한 선례가 있다. 문화적 차이를 초월한 증거 기반의 보편적 감정에 대한 찰스 다윈Charles Darwin의 진화론적 관점[36]은 이후 폴 에크먼Paul Ekman을 비롯한 여러 연구자들의 연구에 의해 지지받아 왔다.[37] 진화 과정이 몸의 감정 표현을 생래적 경향으로 프로그래밍할 수 있고 몸의 감정 표현이 뇌에서의 서로 다른 신경 패턴과 함께 다양한 감정경험을 생성할 수 있다면[38] 필연적으로 진화 과정의 다음 단계는 몸과는 독립적으로 뇌에 감정경험을 생성하는 능력을 어느 정도 프로그래밍하는 것이 아닐까 싶다. 뇌의 예측 능력을 향상시키는 것은 생존 가능성을 높이는 것이다. 감정에 대한 연구의 역사는 뇌의 이러한 능력에 대한 더 많은 증거를 제공한다. 몸의 경험과 무관하게 뇌의 하드웨어를 통해 감정을 생성할 수 있는 생래적인 능력은 감정에서 뇌의 역할을 연구한 월터 캐넌Walter Cannon,[39] 필립 바드Philip Bard,[40] 제임스 파페즈James Papez,[41] 폴 매클레인PaulMcLean,[42] 야프 판크세프Jaap Panksepp,[43] 조셉 E. 르두Joseph E. LeDoux[44] 와 같은 영향력 있는 연구자들의 이론에서 핵심적인 역할로 다루어졌다.

상황에 대한 최상의 인지적인 평가를 내리기 위해 뇌는 현재의 경험뿐만 아니라 과거의 경험도 활용한다. 이는 매우 효율적인 전략이다. 연구에 따르면 뇌는 감정적인 평가에서도 동일하게 작동된다. 이는 매우 효율적인 전략이며 진화에 의해 전달된 경험을 생래적인 경향으로 활용하면서 과거의 몸 경험과 뇌를 포함한 전체 신체생리의 현재 정보 입력도 함께 활용한다. 이것이 내가 지지하는 감정 신체생리의 종합적인 이론이며 감정 신경생리에 관한 방대한 문헌을 연구한 끝에 도달한 관점이다. 나는 그 과정에서 몸을 통한 감정경험 작업의 과학적 기반을 형성하는 중요한 통찰을 얻었다.

결론

감정의 신체생리에 대한 최근 연구에서 도출된 통합적 관점, 즉 감정의 생성과 감정경험에 뇌와 몸 모두 중요한 역할을 한다는 견해는 1970년대 후반에 시작된 비교적 신생 연구 분야인 심리신경면역학Psychoneuroimmunology 연구 결과에 의해 지지를 받고 있으며 확장되고 있다. 이 분야의 연구는 혈액과 세포 사이를 순환하는 체액을 통해 뇌, 자율신경계, 장기 등 몸의 다양한 시스템 사이에서 비교적 자유롭게 순환하는 신경전달물질이나 펩타이드peptide와 같은 화학적 메신저 분자인 '정보 물질information substances'에 초점을 맞추고 있다.

몸이나 뇌의 한 부분에서 생성된 이 분자들이 몸이나 뇌의 다른 부분에 도달하면 표적 세포의 표면에 있는 특수 수용체에 결합하여 해당 세포들의 행동을 변화시킨다. 이 네트워크를 통한 정보 교환은 몸에서 발생하는 모든 의사소통의 98%를 차지한다. 반면 신경계에서 발생하는 정보 교환은 2%에 불과하다. 이 메신저 분자의 생산 세포와 수용체 세포는 뇌와 몸 전체에 분포되어 있다. 감정의 신체생리에 대한 전통적인 연구들이 뇌에서 감정과 더 관련이 있다고 밝혀온 영역에 집중되어 있으며 연구자 캔디스 퍼트Candace Pert는 이러한 물질을 '감정의 분자molecules of emotion'라고 설명한다. 퍼트Pert는 아기를 업은 채 밤마다 실험실에서 고군분투하며 뇌에서 아편제opiate 수용체를 발견한 최초의 과학자였다. 하지만 과학계의 젠더 정치로 인해 노벨상에서 배제되었다.

퍼트Pert는 1997년에 출간한 저서 『감정의 분자: 심신의학 뒤의 과학The Molecules of Emotions: The Science behind Mind-Body Medicine』에서 감정에 대한 연구 결과를 요약했다. 감정이 뇌의 현상인지 몸의 현상인지에 대한 질문을 받았을 때 그녀는 뇌와 몸에서 다양한 정보 물질이 역동적으로 작용한다는 연구 결과를 바탕으로 다음과 같이 답했다. "둘 다입니다! 둘 중 하나가 아닙니다. 사실 둘 다이면서 둘 다가 아닙니다. 동시에 양방향입니다."[45] 즉 감정의 생성은 뇌와 몸 모두 관여한다. 인지 및 행동의 생성도 마찬가지이다. 감정, 인지, 행동을 뇌나 몸 어느 하나로 이분법적으로 이해하는 것은 이치에 맞지 않다.

감정의 생성과 감정경험에서 몸이나 뇌의 다양한 역할에 대해 이야기할 수는 있지만 뇌의 특정 역할이나 몸의 특정 역할 어느 것

하나로 감정의 생성과 감정경험 전체를 설명할 수 없다. 뇌와 몸은 항상 상호작용하고 서로 영향을 주고받는다는 사실이 정보 물질 수준에서 관찰된다. 신경전달물질이나 펩타이드와 같은 정보 물질의 형태로 나타나는 감정의 신체생리적 상관물correlate이나 기질substrate은 뇌 또는 몸의 신체생리 과정에서 먼저 생성될 수 있다. 그런 다음 먼저 생성된 것들 자체로 또는 뇌 생리 및 몸 생리 전체가 빠르게 관여되게 하는 다른 정보 물질을 끌어들임으로써 일련의 연쇄반응인 시퀀스나 도미노 효과를 유발할 수 있다.

감정의 생성이 뇌나 몸에서 시작될 수 있다면 아마도 이 둘 모두에서 동시에 시작될 수도 있을 것이다. 이 가능성은 뇌와 몸 전반에 걸쳐 기능하는 세포의 통합적 특성에 대한 역동적 네트워크 시스템dynamic network systems 개념화를 지지한다. 자극이 여러 연결 지점nodes 또는 여러 부위를 동시에 활성화시킬 수도 있고 한 연결 지점이나 한 부위에서 시작하여 다른 연결 지점이나 다른 부위로 퍼질 수도 있다. 따라서 감정에 대한 신체생리적 자극은 뇌와 몸에서 동시에 시작될 수도 있고 뇌나 몸에서 시작되어 뇌 생리 및 몸 생리의 또 다른 부분으로 빠르게 퍼질 수도 있다.

우리가 이전에 살펴본 감정의 신체생리 연구 결과와 방금 탐구한 분자 연구의 가설들이 여러 가지 방식으로 서로를 지지한다는 사실을 알 수 있다. 뇌의 생래적인 메커니즘을 통해 감정이 생성되거나 혹은 이전의 경험들을 기억에서 불러옴으로써 몸 전체를 현실 검증을 위해 관여시키기 전에 감정이 생성된다면 감정적 자극이 뇌에서 비롯된 것으로 볼 수 있다. 우리가 항성성을 유지하고 에너지를 관리하기 위한 내부 행동의 실행과 상황에 대처하기 위해 외부 행동의 실행으로부터 감정이 생성된다면 우리는 감정적 자극을 몸에서 비롯된 것으로 생각할 수 있다. 감정의 생성이 생래적인 메커니즘에 기반한 예측, 과거의 몸 경험에 대한 기억, 현재의 몸 경험에서 오는 정보 입력이 모두 관여하기 때문에 감정적 자극이 뇌와 몸 모두에서 동시에 발생하는 것으로 이해할 수 있다.

다음 6장에서는 인지, 감정, 행동이 몸뿐만 아니라 뇌의 생리에서 어떻게 복잡하게 서로 얽혀 있는지 그리고 인지, 감정, 행동의 삼각관계에서 감정이 어떻게 중심 역할을 하는지에 대한 연구 결과들을 살펴볼 것이다. 7장에서는 뇌와 몸의 신체생리 역동에서 감정이 생성되고 감정을 방어하는 7가지 신체생리 역동의 프레임워크를 살펴보겠다. 이 역동은 몸을 통한 감정경험 작업에서 관찰될 수 있고 그것을 다뤄서 처리할 수 있다. 8장에서는 감정을 견딜 수 있는 역량인 정서 수용역량을 결정하는 요인을 살펴본 다음, 뇌 생리 및 몸 생리, 특히 몸 신체생리라는 더 많이 담아줄 수 있는 컨테이너를 활용함으로써 감정, 특히 불쾌한 감정에 대한 더 큰 수용역량을 구축할 수 있는 과학적 근거를 다룰 것이다. 몸 신체생리라는 더 큰 컨테이너를 활용하면 인지, 정서, 행동 기능은 물론 건강과 웰빙을 향상시킬 수 있다. 2부의 마지막 9장에서는 다양한 유형의 감정과 그 감정에 접근하여 더 큰 수용역량을 구축할 수 있는 방법을 살펴보겠다.

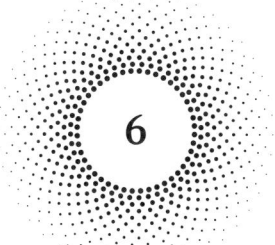

인지, 감정, 행동

...

요약: 몸이 인지, 감정, 행동에 어떻게 관여되는지, 이 세 가지가 얼마나 복잡하게 서로 관련되어 있는지, 몸을 통한 감정경험이 세 영역 모두에서 결과를 향상시킬 수 있는 방법에 대한 과학적 증거에 대해 논의한다.

이 책의 초반부에서 몸을 통한 감정경험 후에 생각과 행동에 변화가 일어나 감정적으로 힘든 상황을 더 잘 대처할 수 있었던 사례들을 살펴보았다. 이 장에서는 힘든 감정이 발생하는 상황에서 몸을 통한 감정경험이 인지와 행동의 모든 측면을 개선하는 데 어떻게 도움이 될 수 있는지에 대한 과학적 근거들을 체계적으로 살펴볼 것이다.

몸을 통해 경험하는
인지, 감정, 행동에 대한 새로운 과학

인지인지란 좁게는 단순히 생각으로 정의될 수도 있고 넓게는 주의, 초점 맞추기, 집중, 지각, 사고, 평가, 기억, 상징화, 언어 등과 같은 정신적 과정을 포함하여 이해될 수 있다. 행동은 우리가 하는 행동, 하지 않는 행동, 할 수 없는 행동으로 정의될 수 있다. 그리고 우리가 언어와 소리를 통해 목소리로 표현하거나 자세와 몸짓과 같은 얼굴 및 다른 몸의 표현을 통해 비언어적으로 표현하는 방식, 표현하지 않거나 표현할 수 없는 방식으로 정의될 수 있다.

지난 20년 동안 인지, 감정, 행동에 대한 신경과학 이해에 사실상 혁명이라고 할 수 있는 발견들이 있었다. 몸을 통해 경험된 embodied[1] 인지와 내재된 embedded[2] 인지의 연구 패러다임은 인지의 몸과 그 주변 환경에 대한 의존성 탐구이다. 그리고 실행적인 감정 enactive emotion 접근법은 감정을 뇌, 몸, 환경의 상호작용 산물로 설명한다.[3] 이러한 연구들의 인지, 감정, 행동이 뇌뿐만 아니라 우리의 몸과 우리가 처한 환경의 작용이라는 발견은 인지, 감정, 행동이 궁극적으로 우리의 경험뿐만 몸과 뇌의 생리에서도 서로 분리될 수 없음을 의미한다. 이러한 중요한 연구 결과를 발견한 인지 및 정서 신경과학과 인지 심리학의 새로운 패러다임을 총칭하여 몸을 통해 경험된 인지, 감정, 행동의 과학이라고 부를 것이다.

6. 인지, 감정, 행동

인지에서 몸과 환경의 역할

지난 장에서 감정경험의 생성에 뇌와 몸 전체가 어떻게 관여될 수 있는지 살펴보았다. 우리의 행동 즉, 행위와 표현이 몸을 통해 실행되고 환경에 의해 촉진되거나 제약을 받는다는 사실은 비교적 쉽게 이해할 수 있으나 몸과 환경이 인지에서 중요한 역할을 한다는 점은 명확하지 않다. 그들은 뇌가 인지를 포함한 다양한 기능을 수행할 수 있도록 에너지를 제공하는 역할을 한다. 이는 부분적으로 과학적 연구가 인지가 오로지 뇌와 관련된다는 잘못된 기본 가정으로 인해 어려움을 겪었기 때문이다.

몸과 환경이 인지에 어떤 역할을 하는지에 대한 과학적 증거를 살펴보기 전에 뇌, 몸, 환경이 인지, 감정, 행동에 어떻게 관여하는지에 대한 직관적으로 쉽게 이해할 수 있는 아이와 엄마 사이의 긴밀한 유대 경험을 통해 그것을 직관적으로 쉽게 이해할 수 있도록 살펴보자. 아이와 엄마 사이의 긴밀한 유대는 평범하지만 매우 중요한 경험이다.

엄마와 아이의 긴밀한 유대 경험은 뇌에서만 국한될 수 없다. 엄마와 아이의 관계 경험은 생애 초기부터 모유 수유를 포함한 다양하고 친밀한 방식으로 상호작용하면서 몸뿐만 아니라 뇌도 관여한다. 아이의 몸에서 긴밀한 유대를 느끼는 경험의 질은 좋든 나쁘든 엄마와 아이의 환경에서 일어나는 일, 즉 지지적인 아빠가 있는지, 전쟁 중인지 평화로운 시기인지, 풍요로운지 가난한 시기인지에 따라 크게 달라진다. 따라서 아이의 긴밀한 유대 경험의 인지적, 정서적, 행동적 측면은 인생의 시작부터 뇌와 몸뿐만 아니라 환경 속 다른 사람들의 몸과 더 큰 세상에서 일어났던 사건들도 포함한다.

이제 몸을 통해 경험되고 내재된 인지의 과학이 인지에서 몸과 환경의 역할을 어떻게 밝혀냈는지 살펴보자.

몸이 학습에 미치는 역할

뇌는 몸의 경험을 통해 몸에 대해 배우고 몸이 세상과 상호작용하면서 몸의 경험을 통해 세상에 대해 배운다. 이는 몸을 통해 경험하여 내재된 인지의 본질적인 철학이다. 인지 심리학과 신경과학에서 꾸준히 제기된 실험적 증거들은 이러한 패러다임에 대한 과학적 기반을 마련해 왔다. 특히 신체 심리치료 분야의 임상 연구, 특히 신체역동 분석 Bodynamic Analysis은 임상 환경에서 얻어진 추가적인 증거를 제공했다. 이제 이러한 연구 결과들 중 일부를 살펴보자.

알파벳 학습과 관성의 법칙

알파벳과 같은 추상적인 기호를 학습하는 데 몸이 중요한 역할을 한다는 사실은 알파벳 쓰기를 연습한 아이들이 그렇지 않은 아이

6. 인지, 감정, 행동

들보다 더 빠르게 익힌다는 사실이 실험으로 입증되었다.[4] 관성의 법칙이라는 복잡한 물리학 이론을 학습하는 데 있어서 몸과 환경의 중요성은 아래에서 설명하게 될 실험을 통해 검증되었다. 실험을 살펴보기 전에 예시를 통해 관성의 법칙을 알아보자.

두 개의 공이 무게와 모양이 동일하지만 무게가 중심부와 외곽부에 다르게 분포되어 있다면 이 두 공을 동시에 경사면에 굴릴 경우에 무게가 중심부에 더 많이 집중된 공이 더 빠르게 가속하여 바닥에 도달한다는 것이 관성의 법칙이다. 이는 피겨 스케이팅 선수가 빙판 위에서 회전할 때 속도를 높이기 위해 사용하는 법칙으로 팔다리를 몸의 중심 쪽으로 끌어당기고 몸을 안쪽으로 구부리면 회전 속도가 빨라지고, 팔다리를 펼치면 속도가 느려진다.

이 실험은[5] 물리학 수업을 듣던 학부생 두 그룹을 대상으로 진행되었고 학생들에게 동일한 무게와 지름을 가진 원반과 링을 동시에 경사면에서 굴리면 어느 것이 먼저 바닥에 닿을지 예측하도록 했다. 원반은 무게가 중심부에 집중되어 있고 링은 무게가 외곽에 분포되어 있었다. 실험은 학생들이 수업에서 관성의 법칙을 배우기 전에 진행되었다. 두 그룹 모두 동일한 시나리오를 제공받았고 동일한 질문을 받았지만 한 그룹은 플라스틱 자와 바인더 클립을 포함한 추가 활동에 참여해야 했다. 그 그룹은 플라스틱 자의 한쪽 끝을 엄지와 검지로 잡고 플라스틱 자의 다른 쪽 끝에 바인더 클립을 부착하고 손목을 움직여 자를 위아래로 흔들게 했다. 그다음에는 플라스틱 자를 잡고 있는 손가락 가까운 위치로 바인더 클립을 옮겨서 부착한 후 같은 동작을 반복했다. 바인더 클립이 플라스틱 자의 맨 끝에 있을 때 무게가 중심에서 멀리 떨어진 링과 유사하고 바인더 클립이 플라스틱 자를 잡고 있던 손가락과 가까운 곳에 부착된 경우는 무게가 중앙으로 집중된 원반과 유사하다는 점을 유의하길 바란다. 이 활동을 직접 해본다면 바인더 클립이 플라스틱 자 끝에 있을 때 손목을 위아래로 흔드는 데 더 많은 힘이 들 것이다. 관성의 법칙에 따르면 무게가 주변으로 분산된 물체는 움직임에 더 많은 물리적 저항을 받게 되어 움직임이 느려진다.

그런 다음 학생들에게 원반과 링 중 어느 물체가 먼저 바닥에 닿을지 추측하도록 했다. 플라스틱 자와 바인더 클립을 가지고 놀던 두 번째 그룹의 학생들은 물체와 상호작용하는 관성의 법칙을 몸으로 체험함으로써 관성의 법칙을 암묵적으로 학습할 수 있을 것으로 기대했다. 이것이 바로 그들이 발견한 것이다. 관성의 법칙을 암묵적으로 배울 기회가 있었던 그룹의 학생들은 이전에 관성의 법칙에 대해 배우지 않았음에도 불구하고 다른 그룹보다 질문에 정답을 답할 확률이 두 배 더 높았다.

심리운동 움직임을 통한 학습

심리운동 움직임Psychomotor movement은 다양한 심리적 기능이나 능력을 학습하는 데 도움이 되는 몸의 움직임으로 정의할 수 있다. 신체역동 분석의 소매틱 발달 심리학somatic developmental psychology 모델에서는 아동들이 신체생리의 성숙과 함께 수행할 수 있는 심리운동

6. 인지, 감정, 행동

움직임의 수가 증가함으로써 더 많은 심리적 기능을 배우거나 더 많은 심리적 역량을 발달시킨다고 주장한다. 코펜하겐의 신체역동 연구소에서 수행한 실증 연구는 주요 근육그룹과 그들의 심리운동 움직임을 통해 심리적 기능에 영향을 주는 근육계의 심리적 기능에 대한 포괄적인 이론을 도출해 냈다.[6]

예를 들어 이두근biceps 그룹은 우리가 좋아하는 물건을 더 가까이 가져오는 행위에 관여한다. 삼두근triceps 그룹은 우리가 싫어하는 물건을 멀리 밀어내는 행위에 관여한다. 환경이 우리의 필요에 충분히 맞춰져 있지 않은 경우에 예를 들어 유아기에 필요한 음식의 종류, 시기, 양에 관계없이 정해진 양의 음식을 강제로 먹이는 것과 같이 원하지 않는 것을 반복적으로 섭취해야 하는 경우 이러한 근육 그룹에 극도의 경직이나 이완이 발생할 수 있다. 근육이 비정상적으로 경직되거나 이완되는 경향은 신체 기능에 지장을 주고 결과적으로 심리운동 기능을 방해한다.

첫 2년 동안 이러한 양육을 받은 아기가 이후 교정적인 경험 없이 성장한다면 타인을 깊이 불신하거나 세상이 자신의 필요를 적절하고 만족스럽게 충족시킬 것이라는 희망을 잃어버린 성인으로 자라날 수 있다. 이러한 불신이나 절망으로 인해 자신의 필요를 충족시키기 위해 손을 내밀지 못하고 실제로 이용할 수 있는 것들을 밀어내는 경향이 있다. 손을 뻗거나 밀어내는 것과 관련된 어린 시절의 인지적, 정서적, 행동적 경험은 종종 이러한 근육 그룹을 다루는 과정에서 자주 나타난다. 이러한 심리적 기능에 어려움을 겪는 개인의 심리적 기능을 회복하려면 이러한 경험을 바탕으로 작업하는 것이 필요하다.

이제 신체 심리치료 접근법의 이러한 발견들이 몸을 통해 경험된 인지 연구 패러다임의 인지심리학 실험 결과를 설명하는 데 어떻게 도움이 되는지 살펴보자.

네덜란드로 쇼핑하러 가자!

우리는 식료품점에 가면 보통 손바구니나 바퀴 달린 쇼핑 카트 중 하나를 선택한다. 우리 중 일부는 자신이 다른 사람보다 덜 소비적이라고 생각하는 잘못된 자부심 때문에 이 두 가지 옵션을 모두 버리고 신이 주신 손을 사용하기로 선택한다. 식료품점을 방문할 때는 보통 종이나 적어도 머릿속으로 쇼핑 목록을 가지고 간다. 네덜란드의 일부 과학자들은 손바구니 또는 더 큰 쇼핑 카트의 선택이 쇼핑객들이 매장에 들어갈 때 구매할 의사가 없는 품목을 구매하는지 여부에 영향을 미치는지 알아내는 데 관심을 두게 되었다.[7] 이런 구매는 충동구매로 계산대에 있는 사탕바를 사는 식의 순간적인 구매이다. 쇼핑객들이 종종 이런 구매를 좋지 않다고 여기면서도 양가적인 태도를 취한다. 연구자들은 손바구니를 사용한 그룹과 쇼핑 카트를 사용한 그룹 중 어느 쪽이 계획되지 않은 충동구매를 더 많이 하는지 알아보려고 했다.

학생들에게 어떤 그룹이 계획되지 않은 물건을 더 많이 샀는지 물으면 종종 "물론 쇼핑 카트를 사용하는 사람들이죠. 왜냐하면 그

6. 인지, 감정, 행동

들이 더 많은 공간을 가지고 있어서 계획하지 않은 물건을 살 가능성이 있어요."와 같은 매우 논리적인 대답을 듣게 된다. 그러나 연구자들은 그 반대의 결과를 발견했다. 손바구니를 사용하는 사람들이 더 많은 계획되지 않은 물건을 구입하는 경향이 높다는 것이다! 이를 어떻게 설명할 수 있을까? 물건을 살지 말지를 결정하는 것은 인지적인 행위이며 우리는 지금 몸을 통해 경험된 인지에 대해 이야기하고 있다. 연구자들이 이러한 직관에 반하는 결과를 얻은 이유는 바구니와 카트를 사용할 때 사용되는 근육들이 다르기 때문인데 이 근육들이 쇼핑객들의 인지에 서로 다른 방식으로 영향을 미친다. 손바구니를 사용할 때는 우리가 좋아하는 물건을 자신에게 가까이 가져오는 심리적 기능을 가진 이두근들이 더 많이 활성화된다. 바구니가 무거워질수록 이두근은 팔과 몸이 바닥에 끌리지 않도록 더 많이 관여된다. 반면 쇼핑 카트를 사용할 때는 팔꿈치를 펴서 카트를 밀어야 하므로 우리가 싫어하는 물건을 멀리 밀어내는 심리적 기능을 가진 삼두근들이 활성화된다. 카트가 무거워질수록 이 근육들은 더 많이 관여된다.

이제 우리가 얼마나 자주 이 두 가지의 반대되는 근육들을 사용해서 좋아하는 것을 가까이 끌어당기고 싫어하는 것은 밀어내는지 생각해 보라. 그래서 계산대에서 우리를 유혹하기 위해 전략적으로 놓인 초콜릿바를 마주했을 때 손바구니를 들고 쇼핑할 때 우리가 충동적으로 그것을 구매할 가능성이 더 높다. 이 연구 결과를 읽으면서 내가 슈퍼마켓 복도를 걸을 때 계획하지 않은 물건을 손에 가득 들고 있던 순간이 떠올랐고 입구에서 바구니나 카트를 선택했으면 좋았을 것 같다는 생각이 들었다! 연구자들은 나와 같은 사람들을 연구하지 않았지만 만약 그랬다면 더 강력한 결과를 발견했을지도 모른다. 나는 손에 물건을 더 많이 들수록 이두근을 사용해서 그 물건들을 가슴에 더 가까이 끌어안으려는 경향이 있다. 마치 사랑하는 사람을 안듯이!

몸을 통해 경험하는 경험된 인지 분야는 몸이 인지의 다양한 측면에 어떻게 관여하는지를 계속해서 밝혀내고 있다. 연구들은 운동이 주의력과 기억력 같은 인지 기능을 포함한 모든 뇌 기능을 향상시킨다고 일관되게 보여 주고 있다.[8] 주의력, 집중력, 지각과 같은 기본적인 인지 기능은 몸의 오감 신체생리에 의존한다. 연구에 따르면 자세도 인지에 영향을 미친다고 밝혀졌다.[9] 몸의 자세가 감정과 일치하지 않을 때 예를 들어 사람들이 매력을 처리할 때는 뒤로 기대고 역겨움을 처리할 때는 앞으로 기대도록 요구받았을 때 뇌가 감정과 그 맥락을 인지적으로 처리하는 능력이 감소한다는 연구 결과도 있다.[10]

이제 연구자들의 질문은 몸이 인지에 관여하는지 아닌지가 아니다. 현재의 질문은 몸이 추상적 개념 추론이나 언어와 같은 다양한 유형의 인지에서 얼마나 필수적으로 관여하는지에 초점을 맞추고 있다. 모든 언어를 어느 정도로 몸의 은유화가 되게 할 수 있는가? 그것을 다시 몸의 경험화가 되게 할 수 있는가? 뇌는 가장 높은 수준의 추상적 개념 추론에서도 몸을 필요로 하는가? 이 두 질문에 대해 일부 연구자들은 '그렇다'라고 답하는 반면 어떤 연구자들은 그러한 결정적인 결론에 이의를 제기한다. 몸을 통해 경험하

여 내재된 인지 분야에 대한 간략한 리뷰는 윈킬만Winkielman 등의 논문을 참고하길 바란다.[11]

    5장에서 살펴본 감정에 대한 연구와 마찬가지로 인지에서 몸과 뇌가 수행하는 역할에 대한 논의는 계속되고 있으며 두 요소가 모두 관여한다는 견해를 지지하는 근거들이 있다. 이는 몸과 뇌가 서로 다른 방식으로 관여한다는 통합적 관점이 필요한 합의를 제공할 수 있음을 시사한다. 통합적 관점에 따르면 어린 시절 발달 초기 단계에서는 물론이고 삶 전반에 걸쳐 지각perception과 관계에서의 연결감과 같은 특정 기능을 수행하는 데 있어 몸이 절대적으로 필요할 수 있다. 이는 아마도 우리가 생각하는 것보다 더 많이 뇌에 편향된 인지에 대한 이해를 가지고 있어서 그럴 수 있다. 그리고 아동이 성장하여 성인이 되고 개념화, 상징화, 추론, 논리, 언어에 대한 추상적 인지 능력이 발달하면서 세상의 일부 요소는 뇌만으로도 인지할 수 있게 될지도 모른다. 피아제Piget의 인지발달 이론에 따르면 아동은 점점 더 추상적 사고를 할 수 있는 능력을 갖추게 된다.

    세상에 대한 모든 지식은 그 지식을 생성하는 추상적 인지의 정도와 상관없이 어느 시점에는 몸을 통해 배운 것으로 환원될 수 있다. 우리가 세상에 대해 아는 것이 모르는 것에 비하면 미미한 수준이라는 점을 감안한다면 삶 전반에 걸쳐 새로운 것을 추가적으로 배우는 데 몸이 필수적인 역할을 한다는 것이 사실일 수 있다. 또한 추상적 인지 방식을 통해 세상에 대해 배운 것을 바탕으로 세상에 대해 새로운 것을 배울 수 있으며 그러한 추상적 인지의 산물에 대한 현실 검증을 위해서도 필요할 수 있다.

지금까지 인지에 있어 몸의 중요성에 대해 알아봤으니 이제 인지, 감정, 행동에 있어 몸의 활용 가능성이 어떻게 손상될 수 있는지 살펴보자.

억제된 몸은 인지를 억제한다

몸은 다양한 방식으로 인지에 지속적으로 관여하며 뇌에서 추상적인 방식으로 생성된 지식을 현실과 대조하여 검증하는 데 필수적이다. 하지만 감정, 행동, 인지 자체가 억제되면 몸이 인지를 위해 활용되는 것이 제한될 수 있다. 예를 들어 어떤 행동이 고통과 같은 심각한 부정적인 감정적 결과를 초래하거나 심각한 부조화 dissonance와 같은 견딜 수 없는 인지적 결과를 초래할 경우 몸이 그 행동을 억제하고 그 과정에서 인지 능력을 저하시킬 수 있다. 감정이 잠재적으로 몸과 뇌의 전체적 현상이기 때문에 이렇게 억제된 몸은 감정경험을 생성하고 감정경험에 대한 대처에도 손상을 줄 수 있다.

마찬가지로 견딜 수 없는 감정경험을 처리하기 위해 몸을 억제하면(감정에 대한 몸의 방어는 다음 장에서 다룰 것이다) 결국 행동뿐만 아니라 인지 능력도 떨어질 수 있다. 예를 들어 사랑하는 사람이 학대할 때 화를 내고 밀어내지 못하는 이유는 관계 단절이라는 감정적 결과를 초래할 수 있기 때문이거나 그렇게 하는 것이 자기개념 selfconcept과 너무 어긋나 심각한 인지 부조화cognitive dissonance를 일으키기 때문이다. 행동이나 감정의 결과가 부조화 같은 인지적 결과일지라도 궁극적으로 몸을 억제하는 것은 부조화로 인해 발생하는 감정의 불편함이라는 점을 기억하라. 불쾌감은 종종 인지 부조화에 대한 자연스러운 감정 반응이며 몸을 억제하는 것은 불쾌감을 느끼지 않으려는 시도이자 부조화 자체에 대한 인지를 약화시키려는 방식이다. 이는 인지가 그와 관련된 몸을 통한 감정경험에 의존하는 것으로 밝혀졌기 때문이다. 이와 관련된 근거를 이 장의 후반부에서 다룰 것이다.

인지를 억제하면 어떻게 몸이 인지, 감정, 행동을 위해 손상되는지 생각해 보자. 가정 폭력의 피해자가 자신을 돌보지 않는 학대자를 생각하지 않기 위해 두려움, 분노, 상황을 벗어나고 싶은 충동을 억제하는 경우를 생각해 보면 이 상황에서의 인지 억제는 감정과 행동을 통해 배우는 몸의 능력을 손상시킨다. 몸의 억제가 지속되고 상황이 계속된다면 이는 다른 상황에도 영향을 미칠 수 있다. 이것이 바로 트라우마를 겪은 사람의 전반적인 정신 기능이 다양한 상황에서 저하될 수 있는 이유 중 하나이다. 인지 억제는 인지에 관여하는 뇌 영역 간의 연결을 비활성화하거나 특정 인지와 관련된 신경 패턴을 억제하는 방식으로 뇌의 생리 자체에 가해지는 제약의 형태로 작용할 수 있다.

예를 들어 학대자가 그다지 학대적이지 않다는 인식을 유지하기 위해서 피해자의 뇌는 이성적 판단을 담당하는 부분과 반복적인 학대 경험을 기억하는 부분 간의 연결을 억제할 수도 있다. 피해자의 뇌는 학대자가 실제로 자신을 돌보지 않는다는 올바른 판단과 관련된 신경 발화 패턴을 억제할 수도 있다. 이러한 뇌의 생리적 제한은 인지적 가능성뿐만 아니라 감정적, 행동적 가능성(뇌에 의존하기 때문에)도 좁힐 수 있다. 또한 이러한 제약이 몸으로 확장되면 가정 내 상황과 유사한 상황, 그리고 특정 부정적인 상황이 피해자의 삶에 지속적으로 존재하는 경우 이러한 제한은 모든 상황에서 최적의 인지, 감정, 행동에 대한 몸의 가용성이 저하될 수 있다.

뇌에 대한 역동적 시스템 관점은 인지, 감정, 행동이 뇌의 생리를 상당 부분 공유한다고 본다. 각 기능이 서로 다른 뇌 영역에 할당된다고 보는 기능적 특화 functional specialization 관점과 대비된다. 이러한 관점에서 볼 때 특정 인지가 허용되지 않는다는 것은 해당 인지를 뇌에서 구현하는 뉴런의 발화 패턴에 제약을 가하는 것과 같다. 허용되지 않는 인지가 많을수록 뇌는 점점 더 위축되고 닫히게 되며 그 결과 단순히 인지뿐만 아니라 감정과 행동을 수행하는 능력도 저하된다. 인지뿐만 아니라 감정과 행동도 동일한 신체생리를 공유하기 때문이다. 마찬가지로 뇌에서 감정적 또는 행동적 가능성에 제한이 가해지면 뇌의 인지적 가능성에도 영향을 미친다. 그리고 뇌의 인지, 정서, 행동 가능성에 대한 제약은 몸에서도 그에 상응하는 가능성을 제한한다. 연구에 따르면 인지, 감정, 행동은 뇌 생리 및 몸 생리에서 상호 연관성이 높기에 셋 중 하나에 제약이 있으면 다른 두 가지에도 영향을 미친다. 인지, 감정, 행동 간의 몸을 통해 경험하는 상호 관계는 이 장의 나머지 부분에서 더 자세히 살펴보겠다.

낮은 정서 수용역량이 몸의 인지 및 행동에 미치는 영향

뇌나 몸에서 인지, 감정, 행동을 억제할 때마다 결국 몸도 어떤 방식으로든 억제되고 이 세 가지 기능 모두에 더 온전히 기여하는 능력이 손상된다. 우리가 몸을 차단하거나 몸이 조절되지 않는 주된 이유는 관련된 감정, 특히 불쾌하거나 수용할 수 없는 감정을 참을 수 없기 때문이다. 특정 인지나 행동을 억제하는 주된 이유는 그것을 허용했을 때 감정적 결과를 견딜 수 없기 때문이다. 예를 들어 거절당함의 수치심을 참을 수 없기 때문에 자신을 굴욕감에 빠트린 사람을 떠나지 못하거나 그 사람이 나에게 나쁜 사람이라고 생각할 수도 없다. 반대로 어떤 상황에서 감정, 특히 불쾌한 감정을 견딜 수 있다면 몸이 더 잘 조절되고, 필요할 때 몸을 자원으로 활용할 수 있고, 환경과 교류할 수 있어서 인지와 행동을 개선할 가능성이 높아진다. 이는 참을 수 없거나 수용할 수 없는 감정경험에 대처하기 위해 그것들을 차단하여 뇌나 몸을 손상시키지 않아도 되기 때문이다.

따라서 감정경험을 견딜 수 있는 능력은 상황에 대한 인지와 행동이 최적화되는데 몸, 몸과 환경의 교류가 자원으로 활용될 수 있도록 하는 데 핵심적인 역할을 한다. 몸을 통한 감정경험 작업은 몸의 감정경험 수용역량을 증가시키기 때문에 몸이 인지와 행동의 기능을 위해 더 잘 조절되고, 자원으로 활용할 수 있고, 환경과 교류할 수 있게 함으로써 상황에서의 행동과 인지를 향상시킬 수 있는 가능성을 제공해 준다.

이제 감정을 적절하게 활용하고 몸을 통한 감정경험embodying emotion으로 인지와 행동을 개선할 수 있는 몸을 통해 경험하는 몸을 통해 경험된 인지, 감정, 행동의 과학적 증거들을 살펴보자.

몸을 통한 감정경험이 인지에 미치는 영향

심리학자 폴라 니덴솔Paula Niedenthal은 몸을 통한 감정경험이 인지 능력을 향상시키는지에 관심을 두고[12] 니덴솔Niedenthal과 그녀의 동료들은 감정적으로 강렬한 영향을 주는 이야기들을 실험 참가자에게 들려주는 실험을 설계했다. 참가자들을 두 그룹으로 나누고 한 그룹은 이야기를 듣는 동안 감정에 중요한 역할을 하는 것으로 잘 알려진 얼굴 근육을 감정경험에 참여하지 못하도록 제한을 두었고 다른 그룹은 얼굴 근육이 정상적으로 기능하도록 허용되었다. 연구자들은 얼굴 근육을 사용하지 못하도록 한 그룹의 참가자들에게 이야기를 듣는 동안 펜을 세게 물도록 하여 얼굴 근육이 고정된 상태를 유지하게 했다. 연구자들은 실험 중, 실험 직후, 실험 1~2주 후 참가자들에게 그들이 접한 이야기의 세부 사항과 함께 감정경험을 회상하도록 요청하였으며 뇌에서 뉴런이 발화하는 패턴을 기록했다.

연구자들은 실험 중에 감정을 처리하는 뇌 영역과 상황의 세부 사항을 처리하는 뇌 영역이 얼굴 근육에 제약을 받은 참가자들보다 얼굴 근육이 정상적으로 기능하는 참가자들에게서 더 활발하게 활동한다는 사실을 발견했다. 이러한 패턴은 실험 직후와 실험 1~2주 후에 감정과 상황적 세부 사항을 회상하는 과제에서도 동일하게 관찰되었다. 즉, 얼굴 근육을 감정경험에 자유롭게 활용할 수 있었던 사람들은 실험 중에 감정과 상황적 세부 사항을 더 잘 처리했으며 이후 감정과 상황적 세부 사항을 회상할 때도 현저하게 더 뛰어난 기억력을 보였다. 이 결과는 감정이 몸을 통해 경험하게 될 때 감정과 그 맥락을 처리하고, 일정 시간이 지난 후에 이를 회상하는 능력이 향상된다는 점을 시사한다.

다른 연구들에서는 끌림과 싫음의 감정을 몸을 통해 경험하게 되는 것을 방해하면 감정과 관련된 상황을 인지적으로 처리하는 데 어려움이 생긴다는 사실을 보여 주었다. 미움과 같은 싫음의 감정을 처리할 때는 몸을 앞으로 기울이고 사랑과 같은 끌림의 감정을 처리할 때는 몸을 뒤로 젖히는 등 감정과 상반된 자세를 취하게 하면 이러한 감정과 상황을 인지적으로 처리하는 과정이 방해받았다.[13] 이 연구들은 감정경험을 몸의 가능한 한 많은 부분으로 확장하는 것이 인지 기능을 향상시키는 데 도움을 줄 수 있으며 특히 감정적으로 강렬한 상황에서 그 효과가 두드러질 수 있음을 강하게 시사한다.

몸을 통한 감정경험 작업에는 확장이 포함된다. 8장에서는 어떻게 몸을 통한 감정경험 작업을 통해 더 오랜 시간 동안 감정과 함께 있을 수 있는 역량을 키울 수 있는지를 살펴볼 것이다. 우리는 몸을 통한 감정경험이 감정과 그 맥락에 대한 인지가 향상될 수 있다는 과학적 증거를 보았다. 감정을 견딜 수 있는 역량이 증가함에 따라 몸에서 감정과 함께 있을 수 있는 시간이 늘어나게 되면 결국 뇌가 감정과 그 맥락을 처리할 수 있는 시간이 더 많아져 인지를 향상시킬 수 있다.

이제 감정과 몸을 통한 감정경험이 감정과 관련된 상황에서 어떻게 행동을 개선할 수 있는지 살펴보자.

감정과 행동

감정과 행동은 우리의 경험에서 분리할 수 없는 것들이다. 감정은 무언가를 하거나 하지 않을 동기를 제공한다. '무언가를 하고 싶은' 감정이나 '무언가를 해야 하는' 감정을 실행doing 그 자체와 분리할 수는 없다. 따라서 감정이나 행동 중 하나를 억제하려는 시도는 어느 정도 다른 하나를 억제하게 된다. 감정은 그 상황과 관련된 인지와 행동을 기반으로 상황의 영향을 평가하는 것이므로 감정은 행동에 따라 달라진다. 감정과 행동의 이런 상호 의존성은 한 사람의 조절 곤란dysregulation이 다른 사람도 조절 곤란이 되게 할 가능성을 시사한다. 몸을 통한 감정경험하기는 감정을 조절해 주기 때문에 행동을 조절해 줄 가능성이 있다. 같은 논리로 행동을 조절하면 감정을 조절할 가능성을 제공한다.

이 개념의 근거가 될 좋은 예시가 있다. 섭식장애로 고통을 겪고 있는 사람은 종종 견딜 수 없는 감정에 이끌려 의식적이거나 무의식적으로 무질서한 행동을 하게 된다. 중독 행동의 충동에 굴복

되면 중독을 유발하는 취약성에 대한 무력감이 강화되어 그들을 무의식 속으로 더 깊이 빠져들게 된다. 이러한 취약성을 인식하고, 이를 조절하고, 그것을 더 견딜 수 있게 되면 이를 회피하기 위해 폭식하거나 굶고 싶은 강박적인 충동을 조절하는 데 도움이 될 수 있다. 이렇게 하면 뇌가 그 경험을 인지적으로 처리할 시간을 더 많이 확보하여 상황에 대해 더 기능적인 방식으로 대처할 수 있다.

다마지오Damasio는 그의 저서 「*데카르트의 오류: 감정, 이성, 그리고 인간의 뇌*Descartes' Error: Emotion, Reason, and the Human Brain (1994/2005)」에서 감정이 행동에 미치는 영향을 탐구하기 위해 사고나 수술로 인해 감정과 관련된 뇌 부위가 손상된 사람들을 대상으로 한 연구 결과를 제공했다.[14] 이 책은 감정이 이성을 방해한다는 기존의 통념에 도전한다. 연구 결과는 통념과는 반대로 감정이 없을 때 감정이 있을 때 더욱 비이성적인 행동을 할 가능성이 더 높다는 사실을 보여 준다. 이 책에서 다루는 증거 기반의 핵심적인 결론은 사람들이 감정에 더 많이 접촉할수록 더 나은 행동의 결정을 내린다는 사실이다. 또한 사람들은 감정에 접촉할 수 있을 때 상황에 대처하기 위한 실행과 표현에 대한 더 많은 기능적 행동 대안을 생성하고 실행하기에 가장 적합한 행동 대안을 더 능숙하게 선택할 수 있다. 반대로 감정이 없으면 상황에 대처하기 위한 적절한 실행 대안을 생성하는 능력과 여러 선택지 중에서 더 나은 실행 대안을 선택하는 능력이 떨어지게 된다.

하위 뇌에 위치한 편도체는 감정경험의 생성과 관련이 있다. 다마지오Damasio와 조셉 E. 르두Joseph E. LeDoux[15]는 양측 뇌에 각각 위치한 편도체의 손상이 감정의 활용 가능성을 저하시키고 이는 결국 개인의 행동에 부정적인 영향을 미친다는 사실을 발견하였다.

뇌의 전두엽은 감정경험을 의식화하고 이를 조절하는 데 관여한다. 다마지오Damasio는 양측 전두엽에 손상이 있는 사람들의 행동이 손상된다는 증거와 함께 정서 조절이 행동 개선에 얼마나 중요한 역할을 하는지를 입증하였다.

감정 접촉이 행동을 개선한다는 이 연구 결과들과 압도적이고 견디기 힘든 감정이 격정적인 범죄를 저지르거나 중독이나 해로운 행동으로 자신이나 타인에게 해를 끼치는 행동을 하게 만든다는 사람들의 일반적인 통념, 이 둘을 어떻게 이해할 수 있을까?

그 해답은 바로 조절에 있다. 감정이 활용 가능하면 행동이 더 나아지고 그렇지 못하면 행동이 더 나빠진다. 그리고 감정이 활용 가능 하더라도 감정이 조절되지 않을 때보다 조절이 될 때 행동이 더 나아진다.

감정 접촉과 감정 조절이 행동에 이로운 영향을 미친다는 증거는 어린 시절부터 성인기까지 사람들을 추적하며 감정을 느끼고 조절하는 아동의 능력과 이후 개인적 및 직업적 성공 간의 관계를 관찰한 종단 연구에서 볼 수 있다.[16] 감정 접촉과 감정 조절의 능력이 뛰어난 아이들이 개인적 및 직업적 삶에서 더 성공적인 것으로 나타났다. 이는 감정이 직장에서 불필요하다는 기존의 통념에 반하는 연구 결과이다. 이러한 연구 결과에 따라 미국의 일부 학교 시스템에서는 유치원과 초등학교 1학년 때부터 감정 전문가를 교실에 투입하여 아이들에게 감정이 무엇인지, 감정을 조절하는 방법, 감정을 소통하는 방법 등 정서 지능을 가르치고 있다. 몸을 통한 감정경험 작업은 감정을 더 잘 활용하고 감정을 더 조절하는 데 초점을 맞추기 때문에 어려운 감정이 발생하는 상황에서 행동을 더 기능적이고 최적화하도록 행동을 조절할 수 있는 가능성을 제공해 준다.

인지, 감정, 행동의 동시성과 순차성

몸을 통해 경험하는 인지, 감정, 행동 과학에서 탐구 주제 중 하나는 이 세 가지 요소가 뇌 생리 및 몸 생리에서 동시에 발생하는지 아니면 순차적으로 발생하는지 여부이다. 그리고 순차적이라면 어떤 순서로 발생할까? 이 주제에 대해 타협할 수 없어 보이는 여러 가지 관점이 있으며 증거에 의해 각각 지지를 받는 관점들이다. 타협을 시도하기 전에 이 논쟁들을 살펴보자. 의식적이든 무의식이든 어떤 형태의 평가가 감정보다 먼저 이루어져야 한다고 주장하기는 어렵지만, 지각 perception이 일어나기 전에 환경에 대한 최초의 주의 attention를 포함한 인지는 감정의 영향을 크게 받는다는 사실이 밝혀졌다.[17,18] 이 증거는 감정이 시작점이며 인지와 행동이 뒤따른다는 견해를 뒷받침한다. 그런 다음 행동이 인지, 감정보다 먼저 발생한다는 동등한 증거 기반의 관점이 있다.[19] 물론 전통적인 지식은 인지가 첫 번째, 감정이 두 번째, 행동이 세 번째라는 고전적인 순서를 고수하고 있다. 인지, 감정, 행동의[20] 순차성 simultaneity

보다는 뇌 생리 및 몸의 생리적 수준에서 이 세 가지가 분리될 수 없다는 동시성sequentiality을 보여 주는 증거도 있다.[21,22] 인지와 감정의 분리될 수 없음을 강조하기 위해 일부 연구자들은 감정을 인지의 한 형태로 보기까지 했다.[23] 경험을 면밀히 살펴보면 무언가를 원하는 단순한 경험에서도 이 세 가지가 분리될 수 없는 관계임을 알 수 있다. 끌림의 감정, 그 대상에 대한 호의적인 평가, 원하는 대상을 향해 움직이거나 그 대상과 관련하여 다른 방식의 행동을 하려는 충동은 작은 것이라도 그 경험에서 모두 암묵적이고 분리될 수 없다. 또 다른 상황에서는 이 세 가지가 인지, 감정, 행동의 고전적인 순서로 발생하는 것을 관찰할 수 있다. 또한 우리는 경험에서 인지, 감정, 행동이 당구대 위의 공처럼 어느 때는 동시에, 어느 때는 순차적으로, 어느 때는 다른 순서로 서로 튕겨 나가는 것을 관찰할 수 있다. 따라서 우리는 이 경험 요소들을 알아차림을 하고 있을 때조차도 이런 관점들에 모순이 있다고 생각할 수도 있다.

이러한 현상에 대한 포괄적인 논의는 이 책에서 다루지 않으나 겉으로 보이는 모순에 대해서 언급하자면 연구자들이 인지, 감정, 행동을 연구하는 수준과 관련이 있는 것으로 보인다. 연구자들이 인지, 감정, 행동의 경험이 발생하기 전에 뇌 생리 및 몸 생리 또는 에너지의 과정으로 연구를 한다면 이러한 현상이 동시에 발생하는 것을 발견할 가능성이 크다. 반면에 연구자들이 뇌나 몸에서 더 상징적 표현 수준에서 연구를 한다면 인지, 감정, 행동이 서로 다른 발생 순서로 발견될 가능성이 크다. 연구자가 선호하는 출발점이 인지, 감정, 행동을 특정 순서로 배열하는 이론적 성향에 영향을 받는다면 그들은 어떤 수준의 표현에서든 그 이론적 성향을 지지하고 있는 증거를 발견하게 될 것이다.

다시 말해 신경, 분자 또는 양자 에너지 수준과 같은 더 깊은 신체생리의 수준에서 탐구가 이루어질수록 인지, 감정, 행동의 기원이 분리가 불가능하며 동시성의 견해를 더 지지하는 것으로 보인다. 이러한 현상은 몸보다 뇌에서 더 많이 연구되고 뇌나 몸의 생리적 수준보다 구상적 수준에서 더 많이 연구될수록 경험의 요소들 사이에서 서로 다른 발생 순서가 발견될 가능성이 높아진다. 경험의 요소들이 한편으로는 분리될 수 없으며 동시에 발생한다는 관점과 다른 한편으로는 그들의 서로 다른 발생 순서가 있다는 관점이 존재하는 이유이다.

요약

그림 6.1은 인지, 감정, 행동에 대한 논의를 요약한 것이다.

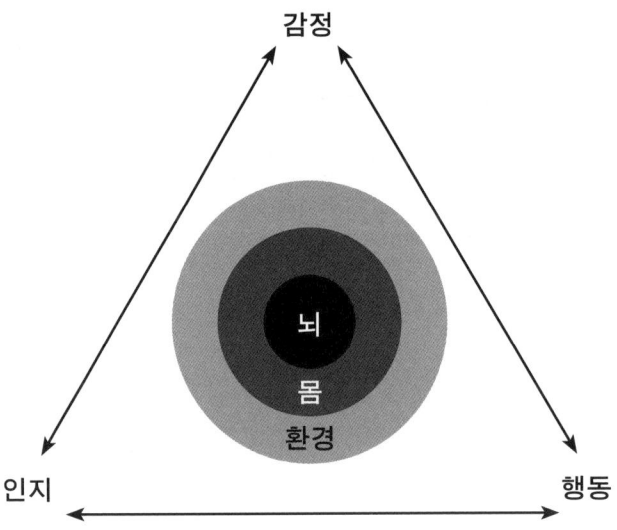

그림 6.1 몸을 통해 경험하는 인지, 감정, 행동
인지, 감정, 행동은 모두 뇌, 몸, 환경에 영향을 받는다. 이들은 종종 동시에 서로에게 영향을 미치지만 감정이 인지와 행동의 강력한 매개체로 작용하므로 가장 근본적인 역할을 하는 것으로 보인다.

인지, 감정, 행동은 뇌 생리 및 신체 생리에서 함께 발생하며 뇌에서는 표면상으로는 별개의 현상으로 인식되면서 서로 다른 순서로 영향을 미치는 것으로 관찰될 수 있다. 감정은 두 가지 이유로 인지와 행동에 더 큰 영향을 미친다.

- 인지와 행동은 매 순간 유기체의 감정 상태에 의해 영향을 받는다.

- 인지와 행동의 감정적 결과를 견디지 못하면 뇌와 몸이 작동을 멈추고 결국 인지, 감정, 행동 모두를 손상시킨다.

따라서 몸을 통한 감정경험 작업은 인지, 감정, 행동의 조절과 기능을 향상시켜서 상황에 성공적으로 대처할 가능성을 높인다.

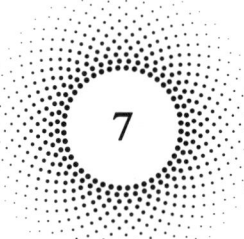

감정경험의 생성과 감정경험을 방어하는 데 관여하는 신체생리 역동

. . .

요약: *힘든 감정경험에 대처하고 방어하기 위해 뇌와 몸 생리에서 신체생리의 방어가 형성될 수 있는 모든 방법을 다룬다.*

이 장에서는 감정경험의 생성과 감정경험을 방어하는 데 관여할 수 있는 수축과 각성 같은 다양한 신체생리 역동을 탐구할 것이다. 감정경험을 생성하거나 방어하는 데 관여할 수 있는 각각의 신체생리 역동은 하나의 감정경험을 생성하는 동시에 또 다른 감정경험을 방어하는 데에도 관여할 수 있다.

 복잡한 신체생리 역동을 이해하고 특정 상황에서 감정경험을 생성하거나 방어하는 데 어떻게 기여하는지를 이해하는 것은 터치와 몸 감각에 대한 알아차림을 도구로 활용하여 뇌 생리와 몸 생리를 직접 다루고 신체생리적 상태를 변화시킴으로써 감정 및 다양한 심리적 경험을 변화시키는 치료사들에게 특히 유용할 것이다. 이러한 이해는 모든 치료사가 인지, 감정, 행동과 같은 심리적 경험을 변화시키기 위한 작업을 위해 특정 신체생리 역동을 식별하고 목표로 삼는 작업을 개선하는 데 도움이 될 수 있으며 수축과 같은 신체생리 역동이 항상 감정경험에 대한 방어 수단으로 오인되어 제거해야 할 대상이 되는 오류를 방지하고 중요한 감정 및 심리적 경험을 놓여버리는 위험을 줄일 수 있다.

몸을 통한 감정경험 작업을 잘하기 수행하기 위해 이러한 복잡한 신체생리 역동에 대한 이해가 반드시 필요한 것은 아니다. 이 장은 기술적인 이해가 부족한 독자들에게 유용한 장이 될 것이다.

감정 및 다양한 심리적 경험에 대한 신체생리적 방어의 개념

신체생리 역동이나 수축과 같은 상태가 감정 및 다양한 심리적 경험에 대한 방어로 뇌 생리와 몸 생리에서 형성될 수 있다는 개념은 빌헬름 라이히Wilhelm Reich의[1] 치료까지 거슬러 올라가는 신체심리치료 접근법에서 유래되었다. 이후에 호흡, 움직임, 운동과 같은 기법을 활용하여 신체생리적 방어를 제거하고 방어로 인해 억압된 심리적 경험에 접근하는 것은 신체심리치료에서 오랫동안 핵심적인 치료 방법으로 활용되어 왔다.[2,3] 근육의 수축은 흔히 신체생리적 방어로 간주 된다. 예를 들어 사랑하는 사람을 멀리 밀어내는 경계 설정 행동을 억제하기 위해 팔의 근육을 수축시킬 수 있다. 이는 관계를 잃는 것에 대한 두려움 때문일 수도 있다. 시간이 지남에 따라 이러한 행동이 반복된다면 팔을 통해 경계를 설정하려는 충동을 잃을 뿐만 아니라 경계 설정의 가능성에 관련된 인지가 발달되어 의식에 도달하는 것을 억제할 수 있다. 이는 인지와 행동 사이의 내적 갈등을 초래할 수 있기 때문이다. 또한 상처, 배신, 분노와 같은 경계가 침해되는 경험과 관련된 감정이 경계 형성에 관련된 인지 및 행동의 경험과 함께 억제될 수 있다.

팔 근육의 수축만이 경계 설정과 관련된 인지적, 정서적, 행동적 경험을 억제하는 유일한 방식이 아니다. 경계 설정에 관여하는 팔 근육의 이완 상태나 팔의 각성이나 에너지 감소는 이러한 경험을 방어하는 또 다른 방식이 될 수 있다.[4]

감정경험을 용납할 수 없거나 견딜 수 없을 때 이에 대한 신체생리적 방어가 형성될 수 있다. 사랑이나 성sexuality과 같은 즐거운 감정조차도 두려움이나 수치심과 같은 불쾌한 감정과 연관되어 견딜 수 없는 결과를 초래할 수 있기에 감정경험을 수용할 수 없게 될 수 있다. 예를 들어 성행위에 관여하는 심리운동 행위와 관련된 장골근iliacus과 같은 골반 근육의 억제는 성행위를 억제할 수 있다.[5] 생식샘sexual glands이 성호르몬인 테스토스테론과 에스트로겐의 분비를 억제하는 것도 같은 효과를 낼 수 있다. 감정경험을 견딜 수 없을 때 신체생리적 방어가 형성될 수 있다.

감정은 두 가지 방식으로 견디기 어려운 상태가 될 수 있다. 첫째, 감정이 뇌 생리와 몸 생리를 극단으로 몰아가 유기체의 생존

자체를 위협할 때 그 감정을 견딜 수 없게 된다. 예를 들어 '공포 죽음'이라는 현상은 과도한 공포로 인해 치명적인 심장마비를 일으킨다. 나는 캘리포니아 빅베어 호수로 가족과 함께 캠핑을 갔던 한 소년의 이야기를 읽은 적이 있다. 어느 날 아침 소년은 텐트에서 나오자마자 흑곰과 마주쳤고 그 순간 그의 심장은 멈췄고 다시 뛰지 못했다. 높은 수준의 공포는 교감 신경계에 의해 심장의 자연적인 심박 조율기와 심장 근육이 매우 높은 수준의 자극을 받는 것과 관련이 있다. 교감신경 자극이 정상 범위를 훨씬 초과하여 매우 높은 수준에서 심장 박동을 조절하는 심박 조율기나 심장이 혈액을 펌프질하는 강도를 조절하는 근육에서 전기적 오작동을 일으킬 위험이 있다.

이 경우 부교감 신경계가 심박수와 심장의 펌프질이 생존에 위험한 수준에 도달하지 않도록 억제하여 심장 박동을 억제할 수 있다. 불행히도 부교감 신경계는 공포를 경험하는 동안 문제를 과도하게 수정해서 심장을 영구적으로 멈추게 할 수도 있다.[6] 따라서 우리는 비정상적이고 위험한 신체생리적 상태를 생성하여 생존을 위협하는 감정 상태를 방어하기 위해 수축, 각성과 같은 신체생리 역동을 다뤄서 처리할 수 있다.

감정경험에 대한 신체생리적 방어가 일어날 수 있는 두 번째 이유는 사람들이 뇌 생리 및 몸 생리의 생존에 위협이 전혀 없을 때도 감정경험에 대해 신체생리적 방어를 할 수 있다는 임상 증거와 관련이 있다. 불쾌한 감정경험은 스트레스와 뇌 생리 및 몸 생리의 조절 곤란dysregulation 상태를 의미하며 이는 본질적으로 고통스럽고 웰빙감을 저하시키기에 우리는 불쾌한 감정경험을 피하고 대신 즐거운 경험을 추구하도록 프로그램되어 있다. 앞서 설명한 것처럼 이것이 프로이드Freud의 쾌락 원칙이다. 불쾌한 감정경험을 견뎌내는 능력은 사람들마다 상당히 차이가 나며 감정경험에 대한 신체생리적 방어 역시 사람들마다 차이가 있다. 1장과 2장에서 낮은 수준의 감정적 고통에도 불구하고 천식과 같은 심각한 심리생리적 증상이 나타났던 사례를 포함하여 정서 수용역량 수준의 차이에 대한 임상 사례들을 살펴보았다.

지금까지의 논의에 따르면 감정에 대한 신체생리적 방어에 관여하는 수축과 같은 신체생리 역동이나 상태는 생명을 위협하거나 견딜 수 없는 감정경험을 최소화하거나 제거하는 한 가지 기능만 하는 것처럼 보일 수 있다. 하지만 자세히 살펴보면 이러한 신체생리 역동이 동시에 다른 감정경험을 생성하는 데 관여할 수 있음을 알 수 있다. 이는 우리가 감정경험을 없애려고 할 때 또 다른 감정 상태를 만들기 때문이다. 예를 들어 불안에 대한 성공적인 방어는 평온함이나 중립적인 느낌을 만들어내는데 이 두 가지 모두 넓은 의미에서 감정으로 간주되며 웰빙감의 변화와 함께 나타난다. 따라서 정확하게 말하자면 우리는 불안을 줄이는 데 관여하는 신체생리 역동이 불안을 방어하거나 평온을 생성하거나 둘 다를 생성한다고 말해야 한다.

따라서 우리는 특정 감정을 경험하는 것이 타당한지 확인하기 위해, 수축이나 각성과 같은 신체생리적 상태가 감정을 방어하는 데 관여하는지 아니면 감정을 생성하는 데 관여하는지를 확인하기 위해 작업에서 다룰 감정과 상황을 구체적으로 정해야 한다.

대처 전략의 방어 기제

이 장에서는 감정경험을 생성하고 감정경험을 방어하는 데 기여하는 뇌 생리 및 몸 생리의 생리적 상태를 이해하고 작업하기 위한 유용한 프레임워크를 만드는 방법을 다룰 것이다. 상황에서의 감정경험은 그 상황에 대처하는 모든 방식에 의해 뇌 생리 및 몸 생리에서 생성된 신체생리적 상태의 감각과 그 상황이 뇌 생리와 몸 생리에 미치는 직접적인 물리적 영향의 감각에서 비롯된다. 모든 대처 전략의 실행과 상황이 뇌 생리 및 몸 생리에 미치는 직접적인 영향에서 감정을 유발하는 신체생리 역동 또는 신체생리 상태가 발생하기 때문에 우리가 처해있는 상황에서 사용할 수 있는 모든 대처 전략, 즉 신체 심리치료사들이 감정경험에 대한 신체생리적 방어라고 부르는 것을 빠르게 살펴보자.

5장에서 감정은 상황이 우리의 웰빙에 미치는 영향을 평가하는 것이라고 살펴보았다. 우리는 상황에 직면했을 때 웰빙을 극대화하고 위협을 최소화하는 방식으로 대응한다. 대처 전략 또는 대처 기제라고 부르는 이러한 적응 반응은 뇌 생리 및 몸 생리의 많은 신체생리적 변화를 통해 생성된다. 다양한 대처 전략이나 대처 기제의 실행으로 인해 발생하는 신체생리적 변화를 대처 기제와 관련된 신체생리 역동 또는 신체생리 상태라는 용어를 사용하겠다. 상황을 처리하기 위해 사용할 수 있는 다양한 대처 전략은 다음과 같다.

    a) 뇌가 유사한 상황에서 이전 경험을 기억에서 불러와서 감정을 예측한다.

    b) 본능적인 감정 반응의 형태로 감정을 예측하는 것은 진화에 의해 우리 뇌에 내장된다.

    c) 뇌와 몸에서 시작된 신체생리적 변화는 더 빠른 호흡과 순환을 통해 에너지를 동원하여 불리한 상황에 대처하거나 유리한 상황의 이점을 활용하기 위한 표현과 행위의 행동에 연료를 공급하기 위해 시작된다.

    d) 불리한 상황에 대처하거나 유리한 상황의 이점을 활용하기 위해 표현과 행위의 실행으로 인해 뇌와 몸에서 시작되는 신체생리적 변화

    e) 생존을 확보하거나 다른 대처 전략을 실행하는 과정에서 발생하는 심리적, 신체생리적으로 견딜 수 없는 경험의 스트레스에 대처하기 위해 뇌와 몸에서 시작되는 신체생리적 변화

이러한 대처 전략을 간단한 예시를 통해 살펴보자. 내가 자동차 사고를 당했을 때 나의 뇌는 과거에 겪은 유사한 경험들을 통해 대처 전략을 떠올리고(a) 진화에 의해 뇌에 내장된 본능적인 생존 회로를 활성화함으로써(b) 사고가 나의 웰빙에 어떠한 영향을 미칠 수 있는지에 대한 감정적 결과를 예측한다. 과거 경험과 본능적인 뇌 회로를 기반으로 한 예측에는 상황에 따라 최적의 에너지 동원

7. 감정경험의 생성과 감정경험을 방어하는 데 관여하는 신체생리 역동

및 행동 반응 전략도 포함된다. 이러한 예측과 현재 환경에서 오는 정보에 대한 평가를 바탕으로 내 몸은 에너지를 동원한다(c). 그리고 그 에너지를 사용하여 바퀴를 오른쪽으로 돌리는 것과 같은 행동으로 차를 도로에서 벗어나도록 하여 추가 충돌을 피한다(d). 도로에서 다른 차량과 충돌하는 것을 피할 수는 있었으나 길가에 있는 나무와의 충돌을 피할 수 없음을 깨달았다. 나무와의 충돌은 나의 뇌와 몸의 생리 전체에 충격적인 방식으로 영향을 미친다. 이는 상황이 뇌 생리 및 몸의 생리에 미치는 직접적인 물리적 영향이다.

충격 후 내가 멍하니 누워 있을 때 심장이 너무 빠르게 뛰고 있었고, 이는 신체생리적 방어가 관여되게 하는 그 자체의 이점이 있다. 심장마비로 인한 사망이 발생되지 않도록 신체생리적 방어가 관여되어 나의 심장박동을 늦춰준다(e). 죽음에 대한 두려움은 견디기 힘들 정도로 크기에 두려움에 대한 신체생리적 방어가 일어난다. 뇌 생리 및 몸 생리를 무감각하게 하여 도움을 받을 수 있을 때까지 더 침착해질 수 있도록 한다(e). 이 상황에서 뇌가 생성하는 감정은 이러한 모든 대처 전략의 실행으로 인한 뇌와 몸의 신체생리적 변화에서 비롯되는 감각들과 상황이 뇌와 몸의 신체생리에 미친 직접적인 물리적 영향에서 비롯되는 감각들을 포함한다.

감정에 대한 방어, 대처 전략(e)과 관련하여 우리는 앞서 이 전략을 실행하는 데 관여하는 수축이나 각성과 같은 신체생리 역동도 또 다른 감정을 생성하는 데 기여할 수 있다는 점을 살펴봤었다. 아래에서 자세히 설명할 신체생리적 변화 또는 신체생리 역동의 일곱 가지 범주 각각에 대해서도 동일한 현상이 적용된다는 사실을 알 수 있다. 즉, 다음에 나열될 범주에 관여되는 신체생리 역동 중 어느 것도 감정을 생성하거나 감정을 방어하는 역할만 하는 것이 아닐 수 있다. 예를 들어 위험한 상황에 대처하기 위한 행위와 표현과 같은 세상을 향한 외부로 보여 지는 행동의 대처 전략은 (d) 두려움과 무력감의 감정을 방어하면서 동시에 분노의 감정을 생성하는 데 기여할 수 있다. 또 다른 예로는 상황에서 자신감의 감정에 기여하는 높은 각성은 무력의 느낌에 대한 방어일 수 있다.

만약 어떤 상황에서 뇌 생리와 몸 생리에서 수축의 신체생리 역동이 발생한다면 이를 단순히 위에서 살펴봤던 대처 전략 중 하나에 국한시키거나 상황이 직접적으로 뇌와 몸의 신체생리에 미치는 영향에만 국한시키기는 어려울 것이다. 왜냐하면 동시에 여러 대처 메커니즘이 수축을 사용할 수 있기 때문이다. 예를 들어 우리가 위험한 상황에서 싸우고 있다면 싸우기 위해 근육을 수축시키고 있을 가능성이 크다(d). 또한 몸에 가해지는 타격의 고통을 줄이거나 처리하기 위한 몸의 버티기로 근육을 수축시킬 수도 있다(e). 또한 감각은 뇌에서 감정을 구성하는 입력 정보이기도 하다.

상황이 매우 복잡하다면, 즉 수축과 같은 신체생리적 역동이 감정을 생성하거나 감정을 방어하는 역할을 하는지 확실하지 않다면 신체 심리치료 접근법이 호흡 근육, 횡격막diaphragm, 늑간근intercostal, 복부 근육의 수축과 같은 신체생리 역동이 항상 감정을 방어한다고 주장할 수 있을까? 위에서 언급한 호흡 근육이 감정을 다루는 전반적인 심리 기능을 가지고 있기에 이 주장은 타당하다.[7] 동요되는 흥분과 같은 특정 감정을 차단하기 위해 호흡 근육을 수축시키면 평정심과 같은 다른 감정을 느낄 수 있다.

또한 신체 심리치료에서는 일반적으로 상황, 감정, 때로는 행동까지 구체적으로 묘사한 다음 감정경험을 차단하는 방식으로 수축을 설명한다. 예를 들어 발달 단계에서 끔찍한 두 살이라고 하기도 하는 두 살의 발달 단계에 있는 어린아이가 자신의 힘을 발휘하는 것 때문에 트라우마를 겪는다면 아이는 힘을 억제하는 전형적인 방식은 문제를 피하려고 과다수축hyperconstricting을 하거나 과소수축hypoconstricting을 할 것이다. 또한 발달의 태아기나 출생 전후에 자신의 존재에 대한 위협을 경험한 어린아이는 공포와 분노의 감정을 억제하기 위해 눈을 수축시킬 수 있다.[8] 이 두 가지 예에서 볼 수 있듯이 이러한 방어들은 특정 감정과 그 감정이 일어나는 특정 상황에 따라 다르게 나타나기 때문에 힘과 실존 관련 문제를 지닌 내담자를 진단하고 치료하는 데 유용하게 사용될 수 있다.

다음 섹션에서는 감정경험을 생성하거나 감정경험을 방어하는 데 관여할 수 있는 신체심리 역동의 7가지 범주를 다룰 것이다. 이러한 범주들은 신체 심리치료사에게 삶의 특정 상황에서 감정을 포함한 심리적 경험에 대한 신체생리적 방어 이론을 개발하기 위한 포괄적인 프레임워크를 제공한다. 또한 이 범주들은 심리치료사들이 수축과 같은 신체생리적 상태를 항상 제거해야 할 방어 수단으로 취급할 때 발생할 수 있는 실수를 방지하는 데 도움이 될 수 있다.

이러한 범주들은 신체 심리치료사에게 특정 상황에서 감정을 포함한 심리적 경험에 대한 신체생리적 방어 이론을 개발하는 포괄적인 틀을 제공한다. 또한 신체 심리치료사들이 수축과 같은 생리적 상태를 항상 방어로 간주하고 제거해야 한다고 잘못 판단하는 실수를 예방하는 데 도움이 될 수 있다.

뇌 생리 및 몸 생리를 연구하기 시작하고 이 프레임워크가 너무 복잡하다고 생각하는 대부분의 심리치료사는 걱정할 필요가 없다. 간단한 규칙을 따를 수 있다. 상황에서 감정을 다룰 때, 그들은 감정이 뇌와 신체 생리학에서 의식적인 경험이 아닌 곳에서 감정이 방어된다고 가정할 수 있다. 뇌 생리와 몸 생리를 다루기 시작한 대부분의 심리치료사들은 이 프레임워크가 너무 복잡하게 느껴질 수 있으나 걱정할 필요는 없다. 간단한 원칙을 따를 수 있기 때문이다. 상황에 대한 감정을 다루는 작업을 할 때 그 감정이 뇌 생리와 몸 생리에서 의식적으로 경험되지 않는 곳에서는 그 감정이 방어되고 있다고 가정할 수 있다. 이는 감정, 특히 압도적인 감정은 뇌 생리와 몸 생리 전반에 걸쳐 존재할 가능성이 있기 때문이다. 뇌 생리와 몸 생리의 일부에서 감정경험을 차단하는 데 어떤 특정 신체생리 역동, 즉 수축 또는 각성이 관여하는지 알 필요는 없다. 그들은 알아차림, 의도, 호흡, 셀프 터치 또는 가능할 경우 치료사의 터치와 같은 일반적인 도구를 활용하여 해당 영역의 방어를 해제하고 감정경험을 해당 영역으로 확장하는 간단한 작업을 할 수 있다.

이제 감정경험을 생성하거나 감정경험을 방어하는 데 관여할 수 있는 7가지 신체생리 역동 범주 각각에 대해 자세히 살펴보자. 그 역동들은 수축과 이완 역동, 각성과 충전 역동, 움직임 역동, 기

7. 감정경험의 생성과 감정경험을 방어하는 데 관여하는 신체생리 역동

능 역동, 생화학 및 생체전기 역동, 스트레스, 조절 및 조절 곤란의 역동, 전자기 및 양자 역학적 에너지 역동이다.

감정경험을 생성하거나 감정경험을 방어하는 데 관여하는 신체생리 역동

감정경험을 생성하거나 감정경험을 방어하는 데 기여할 수 있는 모든 가능한 신체생리 역동이나 변화를 분류하는 프레임워크를 개발하기 시작했을 때 나는 이 프레임워크가 임상가들에게 최대한 실용적으로 활용될 수 있기를 바라는 데 목적을 두었다. 나는 감정 신체생리학, 신체 심리치료, 에너지 심리학 문헌에서 이미 밝힌 신체생리 역동을 시작점으로 삼고 이를 바탕으로 구축해 나갔다. 가능한 한 치료사와 내담자의 알아차림에서 선택된 신체생리 역동이 가능한 한 관찰 가능하여 임상 작업에서 다룰 수 있기를 바랐다.

명확히 말하자면 '신체생리 역동'이라는 용어는 앞서 논의한 (a)부터 (e)까지의 5가지 대처 전략 중 하나의 메커니즘이 상황에서 실행되어 발생하는 뇌와 몸 생리의 신체생리적 변화의 일반적인 범주와 상황이 몸 생리와 뇌 생리에 미치는 직접적인 물리적 영향을 의미한다. 이 범주들이 상호 배타적이지 않고 오히려 중첩되고 상호 의존적이라는 것을 알게 될 것이다. 예를 들어 관찰 가능한 신체생리적 변화의 별도 범주인 움직임은 우리의 프레임워크에서 관찰 가능한 신체생리적 변화의 또 다른 범주인 근육의 수축과 이완

역동 없이는 일어날 수 없다.

1. 수축과 이완 역동

우리 뇌 생리와 몸 생리의 모든 것은 거시적 수준의 근육부터 미시적 수준의 세포에 이르기까지 움직임, 호흡, 소화관을 통한 음식물 이동 등 다양한 기능을 촉진하기 위해 끊임없이 수축과 이완을 반복한다. 신체 심리치료의 관점에서 수축과 이완은 종종 다섯 가지 전략 (a)부터 (e)까지 중 하나 이상의 실행 중 하나 이상을 실행하여 상황에 대처하거나 상황이 뇌 생리와 몸 생리에 미치는 직접적인 물리적 영향에 관여한다.

내가 가르칠 때 감정경험을 생성하고 감정경험을 방어하는 데 있어 몸의 역할을 보여 주는 가장 쉬운 방법은 훈련생들에게 상체를 앞으로 숙이게 하여 상반신의 일부 근육을 풀어주고, 상반신의 일부 근육을 수축시키는 것이다. 그런 다음 나는 그들에게 '나는 지금 자신감을 느끼고 있다'라고 큰 소리로 말하도록 하여 상체가 앞으로 무너지는 것 때문에 몸이 정반대의 느낌을 받는다는 사실을 알아차리게 한다. 그다음에는 상체를 반대의 자세로 똑바로 세우고 약간 뒤로 젖혀서 '나는 지금 자신감이 없다.'라고 말하게 하여 자신의 몸과 그들의 진술에 반박하고 정확히 반대되는 감정 상태를 생성한다. 몸이 무너진 상태는 자신감 상실이라는 감정의 생성을 지원하고 자신감을 방어하며, 똑바로 선 상태는 반대로 자신감을 지지하고 자신감 상실을 방어한다. 이는 수축과 이완의 역동이 감정을 생성하는 데 기여하는지 또는 감정을 방어하는 데 기여하는지에 대한 질문에 답하기 위해서는 먼저 감정을 구체화해야 한다는 점을 명확하게 보여 준다. 이는 아래에서 설명할 다른 여섯 가지 신체생리 역동에 대해서도 마찬가지이다.

거의 모든 신체 심리치료 접근법은 자발적인 근육 시스템이 감정경험을 생성하고 감정경험을 방어하는 역할에 초점을 맞추고 있다. 라이히식 치료[9] 및 생체에너지 분석과[10] 같은 초기 시스템은 방어적 역할에 초점을 맞췄고, 이후 시스템은 신체역동 분석과 같은 이후 시스템은 감정을 포함한 모든 심리적 경험과 관련하여 방어적 기능과 생성적 기능을 강조했다. 신체역동 분석에서 경험 연구로 도출된 근육 심리학에서는 주요 근육이 심리기능뿐만 아니라 심리운동 기능을 한다고 본다. 근육의 유효범위 내에서 근육을 수축하고 이완시키는 능력은 심리운동 기능 및 심리 기능을 위한 근육의 활용 가능성으로 이론화했다. 근육의 과다수축 또는 과소수축을 초래하는 극단적인 습관적 수축 및 습관적인 이완은 심리운동 기능 및 심리적 경험 생성과 관련하여 본질적으로 방어적인 작용으로 간주된다. 과다수축은 충동을 억제하는 것과 관련이 있으며, 과소수축은 근육과 관련된 인지, 감정, 행동의 심리운동 기능 및 심리적 경험에 대한 충동을 상실하는 것과 관련이 있다. 예를 들어 삼두근 근육 그룹의 과소수축 또는 유연성은 사람이나 사물을 밀어내어 경계를 설정하는 심리운동 작용을 억제할 수 있다. 삼두근의 과소수축은 경계 설정과 관련하여 인지적, 정서적, 행동적 경험과 기억을 억제할 수도 있다. 이러한 이유로 내담자가 팔로 우리를 밀어낼 때 경계 설정과 관련된 인지적, 정서적, 행동적 경험이 종종 나타난다. 찰스 다윈Charles Darwin의 감정에 영향을 주는 안면 근육의 역할에 대한 다문화 연구로 시작된 학문적 연구의 전통에 따라 캘리포니아 버클리 대학의 에크먼Ekman과 동료들은 안면 근육의 다양한 수축과 이완 패턴이 다양한 감정 상태를 생성하고 방어하는 데 어떻게 기여할 수 있는지에 대한 연구를 수행했다.[11] 초기 신체 심리치료, 예를 들어 라이히식 치료와 생체에너지 분석은 내담자가 작업해야 하는 감정 및 다양한 심리적 경험에 대한 접근에 대한 신체생리적 방어로 간주되는 경직되거나 매우 제한된 근육을 풀어내는 데 중점을 두었다. 이후 신체역동 분석과[12] 같은 신체 심리치료 접근법은 인지와 감정의 심리적 운동 및 심리적 기능, 특정 근육과 관련된 행동에 대한 방어로 간주되는 과다수축 및 과소수축 근육에서 더 넓은 범위의 움직임 가능성을 복원하는 데 중점을 둔다.

많은 신체 심리치료 접근 방식이 근육계에 초점을 맞추는 것은 당연한 일이다. 근골격계의 자발적인 특성과 몸 표면의 근처에서 이용할 수 있기 때문에 터치나 자발적인 움직임을 통해 다루기가 더 수월하다. 근육계의 감각은 내장이나 신경계의 감각보다 자기성찰적인introspective 알아차림에 더 잘 접근할 수 있다. 장기, 분비선glands, 혈관의 내장은 호흡, 순환, 소화와 같은 생명 유지에 필수인 생물학적 기능을 수행하기 위해 자발적인 근육계에 의존하며 이는 뇌와 척수의 중추신경계 영역의 생존에 달려있다. 따라서 자발적인 근육계를 다루는 작업은 내장과 중추 신경계의 생리적, 심리적 변화를 촉진할 수 있다.

상황에 대처에 관련된 (a)에서 (e)까지의 5가지 역동 중에서 처음 두 가지, 즉 유사한 상황에서의 감정경험을 기억하여 본능적인 감정 반응을 생성하는 것은 몸에 어느 정도 영향을 미칠 가능성이 있음에도 몸보다는 뇌와 더 관련이 있다고 생각할 수 있다. 몸에 더 많은 영향을 미치는 나머지 세 가지의 대처 메커니즘은 에너지를 생성하기 위해 내부에서 시작된 행동 변화, 세상에 대처하기 위해 실행된 외부적 행동의 변화, 압도적인 감정경험을 관리하여 생존을 확보하고 견딜 수 없는 고통을 줄이기 위해 뇌 생리와 몸 생리 전반에 걸쳐 시작되는 신체생리적 방어이다. 수축과 이완 역동 그리고 이 장에서 논의될 다른 모든 신체생리 역동은 이 세 가지 대처 메커니즘 중 하나가 실행될 때 발생할 수 있으며 상황이 뇌 생리 및 몸 생리에 미치는 직접적인 물리적 영향으로 발생할 수도 있다.

대부분의 대처 전략뿐만 아니라 상황이 뇌 생리 및 몸 생리에 미치는 직접적인 물리적 영향도 모든 상황에 존재할 가능성이 높다. 이러한 복잡성 때문에 수축과 같은 관찰된 신체생리 역동이 어떤 대처 전략이나 전략에 기여하고 있는지 그리고 그것이 감정경험의 생성 또는 감정경험의 방어에 기여하는지 여부를 판단하는 것은 불가능하지 않더라도 그것은 어렵다.

2. 각성과 충전 역동

각성과 충전의 신체생리 역동은 경험으로 의식화될 수도 있으며 감정경험을 생성하고 감정경험을 방어하는 데 중요한 요소이다.

각성과 같은 어떤 것이 내부에서 의식화되거나 외부에서 관찰될 수 있는 감정경험에 기여하는 경우 알아차림이나 약물과 같은 다른 수단을 통해 감정경험을 변화시킬 수 있다. 감정의 차원적 이론에[13] 따르면 각성 그리고 유쾌 및 불쾌의 유발성은 모든 감정경험의 두 가지 기본 차원이다. 각성은 각성의 속성이 높은지 낮은지를 의미하며 유쾌 및 불쾌의 유발성은 경험이 기분이 좋은지 나쁜지를 의미한다. 예를 들어 불안과 스릴은 모두 각성이 높은 감정이지만 불안은 기분이 나쁘고 스릴은 기분이 좋다는 점에서 차이가 있다. 기분이 나쁜 우울증과 기분이 좋은 평온함은 모두 각성이 낮은 감정이다.

뇌의 감정 구성에 정보 입력이 되는 각성 또는 충전의 변화는 뇌 생리와 몸 생리 내부에서 발생하며 뇌가 특정 장소에서 각성을 생성한 후 이를 다른 장소로 분배하여 표현과 행위와 같은 외부적 대처 행동을 수행하는 데 필요한 연료로 사용한다. 각성과 그 변화는 뇌, 척수, 신경, 장기, 분비선, 혈관, 근육, 근막, 피부의 생리 전반에 걸쳐 경험할 수 있다. 예를 들어 격렬한 육체노동의 애씀을 위한 에너지를 공급하기 위해 각성된 뇌는 자율신경계가 장기, 분비선, 혈관을 통해 에너지를 생성하고 근육계에 분배하여 그 애씀을 수행할 수 있도록 이끈다. 각성의 증가는 관련된 각 부위에서 의식적인 경험으로 느낄 수 있으며 좋은 느낌일 때는 행위에 동기 부여로 해석될 수 있고 좋지 않은 느낌일 때는 압박으로 해석될 수 있다. 각성은 에너지의 증가 또는 감소를 의미하는지에 대한 명확한 이해 없이 신경계의 톤tone 증가를 의미하기도 하는 약간 모호

한 용어이다. 톤은 신경세포의 발화 빈도에 따라 결정된다. 교감신경계의 톤 증가는 흔히 교감신경계의 각성 증가라고 불리며 이는 종종 충전의 증가 또는 에너지의 증가를 의미한다. 반면에 부교감신경계의 톤이나 각성의 증가는 종종 충전 또는 에너지가 감소한다는 것을 의미한다. 따라서 '충전charge'이 더 명확한 용어이며 낮은 충전과 높은 충전은 더 낮은 에너지 상태와 더 높은 에너지 상태에 해당한다.

앞서 살펴본 것처럼 충전의 증가나 충전의 감소는 신체생리의 모든 부분에서 의식적으로 경험될 수 있다. 그리고 수축 역동과 마찬가지로 신체생리의 충전 역동은 감정경험을 생성하거나 감정경험을 방어하는 데 기여할 수 있다. 감정경험이 생존에 어려움을 줄 수 있거나 견디기 힘들다면 뇌는 감정경험을 방어하기 위해 에너지 역동을 다뤄서 충전을 증가시키거나 감소시킬 수 있다. 예를 들어 우울증의 고통을 막기 위해 조증을 일으키려고 충전을 증가시키거나, 높은 충전이 특징인 참을 수 없는 불안 경험을 방어하기 위해 충전을 감소시킬 수 있다.

수축과 이완 역동과 마찬가지로 우리가 감정과 그 감정에 대한 반응 상황을 구체화하지 않는 한 신체생리에서 각성과 충전 패턴이 감정의 생성이나 감정을 방어하는 데 어떻게 기여하고 있는지 파악할 수 없다는 점에 유의하라. 감정이 방어인지 아니면 그 상황에서 적절한지 알기 위해서는 상황을 알아야 할 수도 있다. 예를 들어 우리가 취약성이 전혀 보이지 않는 상실에 대해 반복적으로 분노를 느끼고 그것과 관련된 신체생리의 높은 충전을 발견한다면 습관적인 분노에 기여하는 각성은 일반적으로 상실과 함께 동반되는 고통스럽고 견딜 수 없는 취약성을 방어하는 목적을 수행하고 있다고 결론 내리는 것이 타당할 것이다.

호흡이나 움직임을 통해 신체생리를 충전하는 것은 일부 치료 접근 방식에서 감정경험에 대한 방어를 처리하기 위해 오랫동안 사용되어 왔다. 호흡, 특히 빠른 호흡은 충전을 증가시킨다. 특히 격렬할 때 움직임은 신체생리에서 에너지 동원과 충전을 강제로 증가시킨다. 충전을 증가시키는 호흡과 움직임은 폐와 심장과 같은 심혈관 및 호흡 기능에 관련된 기관과 몸의 나머지 부분에서 호흡과 움직임에 관련된 근육, 그리고 호흡과 움직임에 대한 신경계의 억제에 도전하여 감정경험에 대한 억제를 극복한다.

3. 움직임 역동

움직임은 우리의 생존에 필수적이다. 움직임은 세상의 상황에 대처하는 데 도움이 되는 행위와 표현, 호흡, 심혈관 기능, 소화와 같은 중요한 생물학적 기능, 건강을 유지하기 위해 하는 운동에 관여한다. 따라서 움직임의 역동이 감정경험을 생성하고 이를 방어하는 데 중요한 역할을 한다는 점은 일리가 있다. 이 장에서 우리가 탐구하고 있는 7가지 신체생리 역동이 서로 독립적이지 않다는 점을 살펴보자. 예를 들어 골격근skeletal muscle과 평활근smooth muscle의 움직임은 관련된 근육의 수축과 이완 역동에 의해 발생한다. 각성 또는 충전 역동은 움직임 또는 수축 역동을 포함한다. 예를 들어 혈액이 소화 기관에서 골격근으로 전환되어 행위를 할 수 있도록 근육이 충전하기 위해서는 혈관이 근육에서 확장되거나 이완되고 장기에서 수축이 이루어져야 한다.

근육을 움직이면 근육이 우리의 감정경험을 생성, 강화, 처리하는 데 관여할 수 있다. 위스콘신 매디슨대학교의 폴라 니덴솔Paula Niedenthal이 수행한 실험에서 보았듯이 감정경험 중 얼굴근육의 움직임을 방지하면 뇌의 감정경험 처리가 손상된다.[14] 움직임 억제는 감정경험에도 기여할 수 있다. 무력감이나 절망과 같은 감정은 종종 움직임 억제로 인해 발생하는 움직일 수 없는 상태와 관련이 있다. 성행위 중의 움직임은 보통 그로부터 얻는 즐거움을 증진시킨다. 하지만 움직임 억제가 항상 감정 강도의 감소와 관련이 있는 것만은 아니다. 왜냐하면 충전과 같은 다른 신체생리 역동과 움직임 억제가 결합되면 감정경험에서 더 큰 강도를 가져올 수 있기 때문이다. 예를 들어 근육에 에너지를 계속 충전하면서도 근육의 움직임을 억제함으로써 욕망의 감정을 폭발적으로 충전할 수 있다.

수축 및 각성 역동과 마찬가지로 우리는 감정과 그와 관련된 상황을 구체화한 후에야 움직임이나 움직임 억제가 감정에 기여하고 있는지 아니면 그것에 대한 방어인지를 파악할 수 있다. 예를 들어 우리가 얼굴 근육을 미소 짓는 자세로 움직이면 현재 관계 상황이 어떤지, 얼굴 근육이 미소 짓는 자세로 움직이는 것과 관련하여 어떤 감정인지 알지 못하면 내면에서 발생하는 분노에 대응하고 방어하기 위해 그렇게 하는 것인지 아니면 진정으로 사람에 대한 호감을 표현하기 위해 그렇게 하는 것인지 알 수가 없다. 움직임 치료와 무용 치료는 움직임 자체를 사용하여 움직임에 대한 뇌 생리와 몸 생리의 방어를 해제하고 움직임 가능성을 높여 인지, 감정, 행동의 가능성을 높이는 치료 방식이다. 심리운동치료는 다양한 근육 그룹의 특정 심리운동 움직임에 대한 지식을 바탕으로 한 움직임을 활용하여 특정 인지적, 정서적, 행동적 가능성을 높이기 위해 이러한 움직임에 대한 방어를 해제한다. 내장과 중추신경계의 기능은 자발적인 근육계에 상당히 의존하기 때문에 이러한 근육의 움직임은 내장과 중추신경계의 건강과 기능 범위를 증가시키는 데에도 효과적인 것으로 밝혀졌다.[15]

4. 기능 역동

뇌 생리와 몸 생리가 수행하는 기능은 심장 박동, 호흡수와 같은 신체생리적 지표를 통해 측정할 수 있는 순수한 생물학적 기능과 자세, 몸짓, 얼굴 표정과 같은 심리생리적 기능으로 분류될 수 있으며 이는 생물학적 기능뿐만 아니라 심리적 목적도 가지고 있다. 뇌 생리와 몸 생리의 세 가지 층인 중추신경계, 내장, 근육계는 많은 생물학적 기능에 관여한다. 실제로 이 장에서 다루는 수축, 각성, 움직임 등 7가지 신체생리 역동은 각각 심리적 목적으로도 활용할 수 있는 생물학적 기능이다. 기능 역동의 범주를 추가하는 목적은 심리치료에서 심리적 과정을 촉진하기 위해 활용되는 다른 주요 생물학적 및 심리생리적 과정을 포착하기 위해서이다.

생물학적 기능

호흡

호흡은 신체 지향 심리치료와 신체 지향 접근이 아닌 심리치료 모두에서 감정경험을 조절하기 위해 치료에서 가장 자주 다뤄지는 생물학적 기능일 것이다. 체계적 둔감화에 대한 증거 기반 인지행동치료는 외상 후 스트레스장애PTSD증상을 치료하기 위해 호흡과 관련된 이완 프로토콜을 많은 경우에 사용한다. 불안 치료에서 의식적인 호흡 패턴을 포함하는 이완 프로토콜은 흔히 사용된다. 명상과 요가는 인지, 감정, 행동에 대한 심리적 경험을 조절하는 등 다양한 목적으로 의식적인 알아차림과 호흡 다루는 것을 자주 활용한다.

빠른 흉식 호흡과 같은 호흡 패턴은 라이히식 치료, 생체에너지Bioenergetics, 재탄생 치료Rebirthing Therapy, 홀로트로픽 호흡요법Holotropic Breathwork과 같은 치료 접근 방식에서 감정을 포함한 심리적 경험에 대한 신체생리적 방어를 처리하기 위해 활용된다.[16] 사람은 의식적으로 또는 무의식적으로 호흡을 사용하여 감정경험을 생성하거나 조절하거나 이를 방어할 수 있다. 호흡을 늦추고 더 정확하게 측정하는 것은 불안감을 해소하는 데 도움이 될 수도 있고 평정심을 느끼는 감정경험의 기초가 될 수도 있다. 다시 말하지만 감정과 그 맥락을 알지 못하면 호흡 패턴이 그 상황에서 감정을 생성하는 데 기여하고 있는지 아니면 감정경험을 조절하거나 방어하는 역할을 하고 있는지 파악할 수가 없다.

심박수

심장이 분당 뛰는 횟수인 심박수는 모든 감정경험에서 중요한 역할을 한다. 심박수는 가장 중요하지는 않더라도 각성 또는 충전에 중요한 역할을 하며 낮은 수준에서 높은 수준으로 이어지는 모든 유쾌하거나 불쾌한 감정경험을 특징짓는 중요한 요소이다. 심박수는 직접적으로 조작할 수는 없으나 호흡을 통해 호흡수를 조절하여 심박수를 간접적으로 어느 정도 조절할 수는 있다. 연구에 따르면 심박수를 의식적으로 알아차림을 할 수 있고 분당 심장수를 보고할 수 있는 사람은 그렇지 않은 사람보다 더 다양한 감정경험을 더 잘 알아차리는 것으로 나타났다.[17] 심박변이도HRV는 들숨 때 뛰는(더 많이) 심장과 날숨 때 뛰는(덜) 심장의 속도 차이를 기반으로 계산하는 수치로, 심장 건강의 척도이자 자율신경계의 교감신경과 부교감신경 사이의 균형을 나타내는 지표로 활용되고 있다. HRV는 현재 임상적으로 PTSD 치료의 결과를 측정하는 데 사용되고 있다. 스마트폰 애플리케이션으로 비교적 쉽게 추적할 수 있기 때문에 스트레스와 불쾌한 감정을 관리하기 위한 바이오피드백에 HRV가 활용된다. HRV 수치가 높을수록 사랑과 같은 즐거운 감정과 관련이 있고 HRV 수치가 낮을수록 불쾌한 감정경험과 관련이 있다. 이는 불쾌한 감정경험은 정의상 뇌 생리와 몸 생리에서 더 많은 스트레스와 조절 장애를 수반한다는 사실에 기인할 수 있다. 호흡수 및 심박수와 마찬가지로 HRV의 변화는 감정경험을 생성하고 이를 방어하는 데 관여할 수 있다. 다시 말하지만 상황에서 HRV의 정확한 역할은 상황의 세부 사항과 관련된 구체적인 감정을 알아야만 파악할 수 있다.

심리생리적 기능

자세

자세는 몸 유지하는 특정한 방식으로 우리가 누구인지 세상에 많은 것을 알려줄 수 있다. 의식적이든 무의식적이든 항상 한 사람의 심리 상태를 세상에 전달한다. 가슴을 열고 팔을 옆에 두고 앉아 있든, 가슴을 닫고 팔짱을 낀 채 앉아 있든 우리가 상대방에게 그리고 교류하고 있는 소통에 얼마나 열려 있는지 또는 닫혀 있는지를 세상에 전달할 수 있다. 또한 이러한 자세는 대인관계 공명을 통해 비언어적, 전자기적, 양자역학적으로 상대방과 개방적이고 소통하는 능력에 영향을 미친다. 자세 분석은 빌헬름 라이히Wilhelm Reich의 심리학에서 시작된 신체 심리치료 접근법의 공식적인 도구이다.[18] 자세 분석은 사람들이 다양한 생활 상황에서 보이는 일반적인 몸 자세를 통해 습관적인 사고, 감정, 행동 방식 등 그들의 성격을 파악하는 데 활용된다. 우리는 의식적으로든 무의식적으로든 어느 정도 자세 분석을 항상 하고 있다. 이 주제에 대해 더 깊이 탐구하고자 하는 사람들에게는 스탠리 켈레만Stanley Keleman의 저서 「몸을 통한 경험하기: 개인적 삶 형성하기Embodying Experience: Forming a Personal Life」가 좋은 출발점이 될 것이다.[19]

자세는 우리의 생각, 감정, 행동 의도를 타인에게 전달할 뿐만 아니라 이를 생성, 제한, 방어하는 데 더 영향을 미친다. 연기 수업에서는 자세, 몸짓, 얼굴 표정과 같은 신체 표현을 활용해 적절한 인지적, 정서적, 행동적 경향을 생성하고 구현하는 과정이 일반적이다. 앞으로 기울어진 자세는 끌림의 감정과 관련이 있고 뒤로 기울어진 자세는 싫음의 감정과 관련이 있다. 사람들을 앞으로 기울어진 자세로 앉게 하여 싫음의 감정을 처리하게 하고, 뒤로 기울어진 자세로 앉게 하여 끌림의 감정을 처리하게 하면 감정을 처리하고 그 상황을 처리하는 뇌의 능력이 크게 달라진다.[20] 다른 모든 역동과 마찬가지로 자세가 감정을 생성하거나 이를 방어하는 데 사용되는지 여부는 감정이 무엇이고 처해있던 상황에 대한 이해에 따라 달라진다.

몸짓

몸짓은 자세와 마찬가지로 우리의 인지적, 정서적, 행동적 성향을 다른 사람에게 전달할 수 있을 뿐만 아니라 그러한 성향을 생성하거나 이를 방어할 수도 있다. 나는 수업 참가자들에게 양팔을 뻗는 몸짓을 하면서 '나는 당신이 싫어요' 또는 '나는 당신을 원하지 않아요'라고 말하게 함으로써 이 점을 강조하곤 한다. 이 몸짓은 일반적으로 다른 사람에 대한 갈망을 전달하며 그 갈망을 충족하기 위해 다른 사람에게 손을 뻗는 심리운동psychomotor 행위에 활용된다. 참가자들은 '나는 당신을 원하지 않아요'라고 말함으로써 뇌에서 생성하려는 감정 상태를 압도해 버리는 강한 감정 상태를 몸의 몸짓이 만들어 낸다는 사실을 깨닫고 웃는다. 이는 감정경험에서 몸의 역할을 확인시켜 주는 효과적인 방법이다. 몸짓, 자세, 얼굴 표정 등의 신체 표현은 내면 상태를 숨기거나 다른 사람을 속이는 데

도 활용될 수 있다. 예를 들어 자신감을 나타내는 똑바로 세운 자세로 다른 사람들에게 자신의 자신감을 설득시킬 수는 있지만 몸 속에서 깊게 느껴지는 자신감 부족은 숨길 수 있다. 꾸며낸 자신감을 실제로 스스로 믿게 되는 정도는 내면의 깊은 곳에서 나오는 자신감 부족의 외침을 얼마나 차단할 수 있는가에 달려있다.

데니스 슬래터리Dennis Slattery는 내가 임상심리학 박사학위를 받은 캘리포니아 카펀테리아에 위치한 퍼시피카 대학원에서 심상imaginal 심리치료를 연구하는 교수이자 「상처 입은 몸: 육체의 상처 흔적을 기억하기The Wounded Body: Remembering the Marking of Flesh」의 저자이다. 슬래터리Slattery는 어느 날 아침, 꿈에서 중요한 몸짓이 꿈의 핵심 감정에 접근할 수 있는 관문이 될 수 있다는 영감을 받고 깨어났다.[21] 그 후 그는 내담자가 꿈에서 중요하다고 생각하는 몸짓을 찾아내서 그 몸짓을 실행하고 꿈을 처리하는 동안 그 몸짓을 유지하도록 하는 작업을 진행했다. 그 결과 그의 영감이 옳았다는 사실이 증명되었고 꿈을 다룰 수 있는 작업의 또 다른 방법이 탄생했다.

표정

감정에서 얼굴 표정의 역할은 광범위하게 연구되어 왔다. 찰스 다윈Charles Darwin은 얼굴 표정이 내면 감정 상태를 다른 사람들에게 전달한다는 사실을 과학적으로 입증한 최초 인물이다.[22] 얼굴 표정도 감정경험을 생성하고 이를 방어하는 데 중요한 역할을 한다는 이해는 이후 연구에서 밝혀졌다.[23] 다른 사람의 얼굴 표정을 관찰하는 것뿐만 아니라 그들의 얼굴 표정을 자신의 얼굴과 미러링하여 자신 안에서 그에 상응하는 감정 상태를 생성함으로써 다른 사람들의 감정 상태를 추론할 수 있다. 몸의 다른 부위보다 얼굴은 출생 직후부터 다른 사람의 얼굴을 모방하도록 프로그래밍되어 있다. 얼굴 근육이 감정에 관여하는 것을 억제하면 감정뿐만 아니라 그 맥락, 즉 감정을 일으키는 상황의 세부 사항에 대한 뇌의 처리 및 회상을 방해하는 것으로 나타났다.[24] 얼굴과 연결하여 몸의 감정경험을 이해하는 것은 어린 시절부터 성인이 될 때까지의 발달에 중요한 이정표로 여겨진다.[25,26] 얼굴 근육은 몸의 다른 부위보다 훨씬 더 다양한 표현을 생성하기 때문에 얼굴 표정은 몸의 물리적 경험 또는 감정경험을 더 명확하게 해 주며 이를 더욱 식별하는 데 도움이 된다. 예를 들어 신체적 고통은 감정적 고뇌가 될 수 있다.

자율신경계의 다미주신경이론은 얼굴 근육이 심장의 자연스러운 심박 조율기에 작용하는 배쪽ventral 미주신경을 통해 몸의 다른 근육보다 더 빠르게 에너지를 얻고 움직일 수 있음을 설명해 준다.[27] 이를 통해 얼굴 근육이 감정경험을 생성하거나 이를 방어하는 데 더 빠르게 작용할 수 있다. 미용상의 이유로 얼굴 근육의 일부를 고정시키는 보톡스 치료를 받은 사람들을 대상으로 한 연구에 따르면 이러한 치료법은 얼굴 근육이 부정적인 감정을 생성하는 능력을 감소시켜 우울증을 줄일 수 있다고 한다.[28] 따라서 위의 모든 이유로 감정 신체생리에서 얼굴의 특별한 역할을 고려해 보면 치료 작업에서 얼굴을 다루는 과정은 매우 일리가 있다.

발성

아이들은 몸을 비틀거나, 돌리거나, 물건을 밀어내거나, 다른 사람을 자신 쪽으로 끌어당기기 등의 신체 표현 외에도 말로 감정을 표현하는 법을 배우기 전에는 주로 얼굴 표정과 소리의 발성 vocalization을 통해 자신의 감정을 표현한다. 발성은 의사소통 기능 외에도 감정을 자극하는 각성의 일부를 방출하여 아이들에게 안도감과 조절을 제공해 준다. 발성은 얼굴 표정에 기인하는 모든 목적을 충족한다. 어머니는 어린 시절부터 아이의 울음소리에서 다양한 감정을 구별할 수 있다. 어머니는 울음소리를 미러링함으로써 그에 상응하는 감정 상태를 생성할 수 있다. 얼굴 표정과 마찬가지로 발성은 머리와 목 부위와 몸의 나머지 부분을 감정경험에 통합하는 데 도움이 된다. 또한 자신과 다른 사람의 감정경험을 명확히 하고 식별하는 데 도움이 될 수 있다.

발성이 감정을 생성하고 향상시킨다는 사실을 아이들이 발성에서 얻는 명백한 즐거움을 관찰함으로써 알 수 있다. 말이나 발성을 통해 자신의 경험을 표현하는 것을 억제하면 목의 신체생리가 억제되며 감정경험의 표현뿐만 아니라 그것을 생성하는 것에 대해서도 강력한 신체생리적 방어가 될 수 있다. 다른 사람들과 자신의 경험을 공유하기 시작하자마자 감정 속으로 들어갈 수 있는 일상적인 경험에서 이를 확인할 수 있다. 목 근육은 감정을 생성하고 이를 방어하는 능력에서 얼굴근육과 유사하다. 자율신경계의 다미주신경 이론에 따르면 얼굴과 목 근육의 작용은 감정 및 다양한 경험에서 포지스Porges가 '사회적 교류engagement 시스템'이라고 부르는

배쪽ventral 미주신경을 통해 심장과 폐의 기능과 긴밀히 조정된다.[29]

심리생리적 증상에 대한 연구에 따르면 이러한 증상은 어린 시절의 부정적인 경험과 자신의 감정을 감지하고 표현하는 능력이 낮은 것이 결합되어 발생한다는 사실이 밝혀졌다.[30,31] 인간의 발달에서 비언어적 발성과 얼굴 표정은 단어를 통한 언어적 감정 표현보다 먼저 나타난다. 이 점에 착안하여 나는 심리생리적 증상의 치료를 위해 다음과 같은 개입을 실험해 보기로 했다. 다른 사람이나 자신이 몸의 심리생리적 증상에 대한 불편함을 발성이나 얼굴 표정을 통해 표현하는 것을 상상한다. 필요한 경우 실제로 발성이나 얼굴 표정을 하도록 안내하고 치료사는 두 가지 표현 방식을 모두 미러링해 주고 지지를 한다. 이 개입은 효과가 있었다! 나는 이 개입이 많은 이점을 제공할 수 있다는 것을 발견했다. 그것은 사람에게 안도감을 줄 수 있고, 그들이 관련된 감정을 명료하게 찾아서 그 감정을 이해하도록 돕고, 감정경험에서 머리와 목 부위와 몸의 나머지 부분을 통합할 수 있으며, 몸 전체에 걸쳐 감정경험을 확장하여 증상을 해소하기 위한 감정경험 수용역량을 높이는 데 도움이 될 수 있다.

감정의 발성은 감정경험의 원초적인 언어적 표현이자 비언어적 표현이다. 모든 표현의 95%는 비언어적 표현이라고 하기에 발성은 비언어적 표현의 시작과 감정을 몸 전체로 확장할 가능성을 제공한다.

5. 생화학 및 생체전기 역동

생화학 및 생체전기 역동은 이 장의 마지막에 설명할 일부의 전자기 및 양자 역학적 에너지 역동을 제외하고 다른 모든 신체생리 역동의 원동력이 되는 매우 기본적인 역동이다. 뇌, 척수, 몸을 조절하는 체성신경 및 자율신경은 생화학적인 변화가 선행된 후 뒤따르는 생체 전기자극을 통해 소통한다. 뇌와 몸에는 수많은 생화학 물질이 생성된다. 도파민과 같은 신경전달 물질, 인슐린과 같은 호르몬, 테스토스테론과 같은 스테로이드, 수많은 펩타이드는 뇌 생리와 몸 생리 전반에 걸쳐 끊임없이 흐르며 모든 종류의 신체생리적 변화를 일으키는 생화학 물질 또는 정보 물질의 예이다.

생화학 및 생체전기 역동은 대부분 의식 밖에서 일어난다. 우리가 신체생리적 변화로 인식하는 것은 이러한 생화학적 및 생체전기 역동의 영향이다. 생화학 및 생체전기 역동을 의식적으로 알아차림하여 변화시킬 수 있는 경우는 거의 없다. 하지만 생화학 및 생체전기 역동을 일으키는 신체생리적 변화를 알아차림을 함으로써 영향을 미칠 수 있다. 예를 들어 호흡 패턴을 조절함으로써 뇌 생리와 몸 생리의 생화학 및 생체전기 역동에 영향을 미칠 수 있다. 생화학 및 생체전기 역동을 직접 관찰을 통해 이 역동에 영향을 미칠 수 있는 경우는 거의 없지만 신체생리적 역동에 대한 논의에 이러한 역동을 포함하는 데는 몇 가지 이유가 있다. 첫째, 감정을 생성하고 이를 방어하는 데 기여하는 신체생리 역동에 대한 포괄적인 목록을 제공하고자 한다. 또한 생화학적 및 생체전기적 역동에 영향을 미치려는 치료적 개입도 있는데 정신과에서의 향정신성 약물, 환각 치료에서의 DMT와 같은 향정신성 물질, 자연 요법에서의 영양 등이 그 예이다.

도파민과 세로토닌과 같은 신경전달물질, 테스토스테론과 에스트로겐과 같은 호르몬의 생화학 물질이 감정경험에서 하는 역할은 잘 알려져 있으며 뇌와 나머지 신경계에서 감정경험을 생성, 변경, 방어하는 데 있어 생체전기적 활동을 활성화하거나 억제하는 역할로도 잘 알려져 있다. 예를 들어 러트거스대학의 헬렌 피셔Helen Fisher와 그녀의 동료들이 수행한 연구에 따르면 낭만적 사랑의 경험과 관련된 성욕, 사랑, 애착의 감정은 서로 다른 생화학 물질 세트에 의해 주도되는 것으로 나타났다.[32] 성욕은 테스토스테론과 에스트로겐의 성호르몬 증가에 의해 주도되고, 사랑은 도파민과 노르에피네프린 증가와 세로토닌 감소에 의해 주도되고, 애착은 옥시토신과 바소프레신 증가에 의해 주도된다.

감정과 관련된 뇌의 일부인 편도체의 양측 기능 장애는 해당 부위의 전기적 활동 감소로 측정되며 두려움에 대한 의식적인 경험이 부족한 것과 관련이 있다. 경두개 자기자극 요법(두개골의 반대쪽에 자석을 배치하여 그 사이의 뇌 부위의 전기 활동을 변경)과 두개골 천골 요법(치료사의 손을 두개골의 반대쪽이나 한쪽에 배치하여 치료사의 손이 생성하는 전자기 및 양자 에너지 장을 통해 특정 뇌 부위의 역동을 변경)은 표적 부위의 생체전기적 기능을 증가, 감소 또는 다른 방식으로 영향을 미쳐 더 나은 방향으로 향상시키고자 한다.

앞서 설명한 모든 신체생리 역동과 마찬가지로 감정경험에서 생화학 및 생체전기의 역할은 그것이 촉진이든 억제든 감정이 무엇인지, 그리고 감정이 발생한 맥락에 대한 이해가 필요하다.

6. 스트레스, 조절 및 조절 곤란 역동

스트레스의 신체생리 역동과 조절 및 조절 곤란dysregulation의 신체생리 역동은 세포 수준에서 생화학적 및 생체전기적 역동으로 세분화되는 수많은 개별 생리적 과정의 집합체이다. 이 역동이 감정경험을 생성하거나 이를 방어하는 데 관련된 신체생리 역동의 프레임워크에 포함되는 한 가지 이유는 모든 유쾌한 감정과 불쾌한 감정이 스트레스, 조절 및 조절 곤란의 수준으로 특징지어질 수 있기 때문이다. 즉, 불쾌한 감정은 더 높은 수준의 스트레스와 조절 곤란으로 특징지어지고, 유쾌한 감정은 낮은 수준의 스트레스와 더 높은 수준의 조절로 특징지어진다.

이러한 집합적인 역동을 포함하는 또 다른 이유는 신체생리에서 의식적인 경험으로서 자기성찰에 적합하여 이를 알아차림, 셀프 터치와 같은 다른 도구를 통해 다룰 수 있기 때문이다. 우리는 알아차림에서 더 높은 수준의 스트레스와 조절 곤란을 나쁜, 괜찮지 않은, 압도적인 것으로 추적할 수 있으며, 더 낮은 수준의 스트레스와 더 높은 수준의 조절을 좋은, 괜찮은, 관리할 수 있는 것으로 느끼는 것으로 추적할 수 있다. 상황과 관련된 의미 있는 감각운동 감정sensorimotor emotion이다. 이러한 집합적 수준에서 몸 경험을 추적하는 것은 종종 더 효율적일 수 있다. 의미를 포착하는 가능성 뿐만 아니라 경험을 조절하거나 변형하는 데도 그것에 기여하는 하나의 신체생리적 역동을 추적하는 것보다 더 효율적일 수 있다. 이는 테이블을 들 때 상판의 양쪽을 잡는 것과 네 다리 중 하나를 잡는 것의 차이에 비유할 수 있다.

심장 박동과 같은 하나의 신체생리 역동과 관련된 몸 감각을 추적하는 것은 신체생리적, 심리적 경험을 조절하는 데 매우 도움이 될 수 있다. 하지만 그러한 미세한 수준의 경험적인 의미와 그것이 상황에서 감정경험에 기여하는지 아니면 방해하는지 여부는 항상 명확하지 않다. 그 상황에서 감정이 무엇인지 알지 못하면 말이다. 미세한 감각을 추적하면 신체생리가 조절 곤란에서 조절로 하향 조절되는 경향이 있기에 스트레스와 조절 곤란 상태의 본질적인 불쾌한 감정경험을 조절하지 못할 위험이 발생할 수 있다. 스트레스, 조절 및 조절 곤란 역동을 집합적 또는 거시적 수준에서 추적하는 것은 그들이 기여하는 더 의미 있는 상태를 추적하는 것과 달리, 이러한 위험을 초래할 수는 있지만 구성 요소나 구성 요소의 미시적 수준에서 추적하는 것보다 훨씬 덜 위험하다.

앞서 살펴본 것처럼 우리가 스트레스, 조절, 조절 곤란의 수준을 집합적 수준에서 추적할 때 우리는 기분이 좋거나 나쁘거나, 괜찮거나 괜찮지 않거나, 쾌적하거나 불쾌하거나와 같은 특성을 추적한다. 이러한 특성은 처해있는 상황과 관련하여 의미 있는 경험이 될 수 있으며 그 자체로의 감정, 즉 매우 기본적인 수준의 감각운동 감정으로 분류가 된다. 이러한 감정은 동료애나 외로움과 같은 더 복잡한 감정에 기여할 수도 있다. 이러한 감정이 불쾌한 스트레스 및 조절 곤란 상태일 때는 그저 그 사람이 감정경험을 대처할 수 없고 견뎌낼 수 없는 데서 발생하는 심리생리적 증상일 수도 있다. 또한 이러한 감정이 발생하는 상황에서 더 적절한 감정에 대한 방어가 될 수도 있다. 예를 들어 고통스러운 상황의 현실을 피하려고 완전히 와해되거나 미쳐버릴 수도 있다.

이러한 모든 이유로 스트레스, 조절 및 조절 곤란 상태의 집합적인 총체적 경험을 추적할 때 이를 약물이나 몸 감각의 상세한 추적과 같은 다른 수단을 통해 하향 조절해야 할 심리생리적 증상으로 취급하지 않도록 항상 주의해야 한다. 경험이 발생하는 상황과 관련하여 식별해야 한다. 그 자체가 감정인지, 더 복잡한 감정 상태에 기여하는지, 적절한 감정에 대한 방어인지, 심리생리적 증상인지를 확인해야 한다. 9장에서 다양한 유형의 감정을 살펴볼 때 이 주제를 다시 다루겠다.

스트레스가 감소하고 조절이 증가하는 것처럼 보이는 상태도 방어적 의도가 있을 수 있다는 점에 유의하라. 예를 들어 압도적인 경험에 직면했을 때 방어 작용으로 오피오이드와 엔도르핀과 같은 생화학 물질이 분비되어 그 결과로 신체생리에서 스트레스가 낮고 조절이 잘 되는 것으로 보이는 상태가 발생하는 것은 드문 일이 아니다.

7. 전자기 및 양자역학 에너지 역동

심장과 같은 신체생리의 한 부위에서 생성되는 전자기 스펙트럼의 에너지는 신경계 외부의 두 영역 사이를 직접 이동함으로써 간과 같은 다른 부위에 영향을 미치는 것으로 관찰되었다.[33] 또한 심장과 뇌의 생체자기 에너지와 생체전기 에너지는 결합 조직 매트릭스를 통해 신경계 외부로 전달되어 서로 직접적으로 영향을 미치는 것으로 알려져 있다. 또한 이러한 에너지는 몸과 몸 사이를 이동하며 서로 영향을 미치는 것으로 관찰되었다. 몸 외부의 이러한 에너지는 세포 수준에서 유전자 발현에도 영향을 미치는 것으로 알려져 있기 때문에 상황이 우리에게 미치는 영향의 일부로서 감정경험에 확실히 영향을 미칠 수 있다.[34]

경두개 자기자극의 치료 방법은 두개골의 양 반대쪽에 두 개의 자석을 배치하여 뇌에서 생성되는 생체전자기 에너지 패턴을 자극하여 신체생리적 및 심리적 기능을 개선하는 것이다. 장기 및 근육과 같은 몸의 다른 부분에 전자기장을 조작하여 작업하는 방법과 장치도 개발되었다.[35] 바디워크 및 에너지워크 방식도 이러한 에너지와 함께 작동하여 신체생리적 및 심리적 경험을 촉진하거나 변화시킨다. 뇌 생리와 몸 생리의 다른 영역에 의한 이러한 에너지 자극이나 뇌 외부에서 발생하는 뇌 생리와 몸 생리의 경험은 우리의 감정경험을 생성하거나 이를 방어하는 데 기여할 수 있다.

또한 우리의 뇌 생리와 몸 생리는 아원자 입자subatomic particles의 양자quantum 수준에서 존재하며 양자 수준의 신체생리적 역동은 감정경험의 생성과 이에 대한 방어에 기여할 수 있다. 에너지와 에너지 심리학 모델, 특히 동양의 에너지 및 에너지 심리학 모델은 양자 에너지 패턴의 변화가 뇌 생리와 몸 생리에 어떤 영향을 미치는지에 대한 수많은 이론을 가지고 있다. 그들은 감정을 포함한 다양한 심리적 경험을 촉진하기 위해 그러한 양자 에너지 패턴을 다루는 여러 가지 방법을 제공한다.[36] 예를 들어 한 이론에서 양자 에너지는 척추를 따라 몸 중앙으로 집중되어 뇌 생리와 몸 생리에서 견딜 수 없는 감정과 다른 경험을 조절하고 방어한다.[37] 뇌 생리와 몸 생리 전반에 걸쳐 양자 에너지를 확장하고 균형을 맞추면 감정과 다른 심리적 경험에 대한 방어를 해제할 수 있으므로 우리의 신체생리적, 심리적 경험을 더 조절하고 더 견딜 수 있게 만들 수 있다.

다음 장에서는 정서 수용역량, 즉 어려운 감정경험을 견뎌내고 감정경험에 머무를 수 있는 역량에 영향을 미치는 요인들에 대해 논의하겠다. 또한 뇌 생리와 몸 생리를 확장하여 감정경험을 확장하는 것이 어떻게 심리생리적 증상을 형성하지 않고도 더 높은 수준의 어려운 감정경험을 더 오랫동안 견디고 머무를 수 있는 역량을 키우는 데 도움이 될 수 있는지 살펴보자.

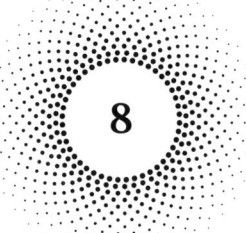

몸을 통한 감정경험과 정서 수용역량

· · ·

요약: *정서 수용역량에 영향을 미치는 요인에 대해 논의하고, 뇌 생리와 몸 생리를 확장하여 감정경험을 확장하는 것이 개인의 견뎌내는 역량을 빠르게 향상시키는 데 어떻게 기여할 수 있는지 논의한다.*

몸을 통한 감정경험 작업에서 가장 중요한 가정은 감정경험을 가능한 한 뇌 생리와 몸 생리의 많은 영역으로 확장하는 것이 더 큰 정서 수용역량이 생긴다는 것이다. 정서 수용역량이란 힘든 감정경험을 더 오랫동안 견디고 그 감정경험과 머무를 수 있는 역량을 의미하며, 이는 많은 경우에 과거의 트라우마를 성공적으로 해결하는 데 필요하다. 이 장에서는 그것이 어떻게 가능할 수 있는지를 탐구하며, 특히 뇌가 본능적으로 저항하도록 프로그램된 불쾌한 감정경험의 경우에 어떻게 그것이 가능할 수 있는지를 다룬다. 이 장 전반에서 뇌와 몸의 결합된 신체생리는 단순히 신체생리라고 지칭할 것이다. 다만 두 가지를 구별할 필요가 있을 때 '몸 생리'와 '뇌 생리'라는 용어를 사용하여 이를 구별하도록 하겠다.

유쾌한 감정과 불쾌한 감정의 기본 신체생리

5장에서 살펴본 것처럼 감정은 상황이 한 사람의 웰빙에 미치는 영향에 대한 평가이다. 즐거운 감정경험은 웰빙이 개선되는 방향으로 움직이는 것이다. 본질적으로 즐거운 감정은 신체생리에서 조절 상태의 증가 또는 조절 곤란 상태의 감소로 인해 발생한다. 반면에 불쾌한 감정은 웰빙이 악화되는 방향으로 움직이는 것이다. 본질적으로 신체생리에서 조절 곤란 상태가 증가하거나 조절 상태가 감소할 때 발생한다. 안전한 관계에서 사랑을 경험할 때 더욱 편안하게 호흡하고 스트레스를 덜 받으며 웰빙이 증가한다고 느낀다. 같은 관계에서 이별로 인해 상처를 받으면 호흡이 어려워지고 스트레스를 더 많이 받으며 웰빙이 감소한다고 느낀다.

　신체생리에서 조절 상태를 경험하는 것은 더 즐거운 반면에 조절 곤란 상태를 경험하는 것은 더 고통스럽다. 이러한 이유로 진화 과정은 생존 가능성을 극대화하기 위해 불쾌한 감정 상태를 피하고 유쾌한 감정 상태를 추구하도록 프로그래밍했다.[1] 조절 곤란 상태와 같은 불쾌한 감정경험은 신체생리를 손상시켜 생존을 위협한다. 반대로 유쾌한 감정경험은 조절 상태로서 신체생리를 개선하고 생존을 강화한다. 아마도 불쾌한 감정경험을 견뎌내고 감정경험에 현존하는 데 많은 어려움을 겪는 것은 그것이 본질적으로 고통스럽다는 사실과 관련이 있다. 이혼의 고통보다 약혼의 즐거움과 현존하는 것이 훨씬 쉽다!

조절과 조절 곤란의 신체생리에 대한 간단한 모델

5장에서 살펴본 것처럼 조절 및 조절 곤란의 신체생리는 감정의 신체생리이기도 하며 매우 복잡하여 의학을 포함한 많은 학문 분야에서 연구의 대상이 되고 있다. 신체생리를 확장하여 감정경험을 확장하는 것이 어떻게 감정경험을 더 견딜 수 있게 만드는지 이해하기 위해 조절 및 조절 곤란의 신체생리 모델이 필요하다. 따라서 간단한 모델을 만들어 보겠다.

신체생리의 조절과 조절 곤란은 신체생리의 건강과 기능에 필수적인 특정 흐름의 관점에서 이해할 수 있다. 첫째는 혈액의 흐름이다. 혈액은 산소, 포도당과 같은 기본 영양소, 호르몬과 같은 조절 생화학 물질, 백혈구와 같은 면역 물질, 혈당 수치와 같은 정보, 이산화탄소와 같은 노폐물을 신체생리의 한 부분에서 다른 부분으로 운반한다. 두 번째는 체성신경계와 자율신경계의 감각 신경과 운동 신경을 통해 뇌와 몸 사이를 오가는 흐름이다. 이 흐름은 뇌가 몸에 대한 정보를 수집하고 그 정보를 바탕으로 몸을 조절하는 데 필수적이다.

세 번째는 간질액interstitial fluid 또는 세포외액extracellular fluid의 흐름으

로, 세포 사이를 흐르는 체액을 의미한다. 이 흐름을 통해 미네랄과 같은 영양소와 펩타이드와 같은 메신저 분자가 신체생리의 한 부분에서 다른 부분으로 전달된다.[2] 네 번째 흐름은 림프 흐름으로 조직의 체액 수준을 관리하고 장에서 지방을 흡수하여 백혈구와 같은 면역 세포를 생성 및 분배하여 침입자로부터 몸을 보호하고 노폐물을 제거하는 역할을 한다.[3] 다섯 번째 흐름은 신체생리의 한 부분에서 다른 부분으로 흐르는 측정 가능한 전자기 에너지의 흐름으로, 이제 이러한 에너지가 신체생리를 조절하는 역할을 한다는 것이 알려져 있다.[4] 여섯 번째 흐름은 신체생리의 한 부분과 다른 부분 사이에서 일어나는 양자 에너지의 흐름으로, 아원자 수준에서 경험을 생성하고 조절하는 데 관여한다.[5,6]

신체생리가 전반적으로 또는 부분적으로 조절되거나 조절되지 않는지는 신체생리의 한 부분에서 다른 부분으로 흐르는 이 6가지 중요한 흐름의 상태에 따라 크게 좌우된다. 이러한 흐름이 비교적 방해받지 않을 때 조절 수준과 웰빙이 높은 편이며 스트레스 수치는 낮을 것이라고 상상할 수 있다. 반면 이러한 중요한 흐름 중 하나 이상에 상당한 중단이 있는 경우에 더 높은 수준의 스트레스와 함께 조절 곤란, 질병, 웰빙 감소를 예상할 수 있다. 신체생리는 모든 부분의 기능을 위해 다른 모든 부분에 의존하는 통합된 단위이기 때문에 이러한 중요한 흐름이 신체생리의 한 부분 또는 몇 부분에서만 방해를 받아도 신체생리 전체의 전반적인 조절, 건강 및 웰빙 수준이 감소될 수 있다. 상호의존성이 높은 신체생리의 한 부분 이상이 심각하게 손상된 경우에도 필수적인 생체 흐름의 중단이 예상될 수 있다.

  조절과 조절 곤란에 대한 이러한 간단한 모델을 통해 불쾌한 감정경험은 조절곤란과 높은 스트레스 상태이기 때문에 신체생리의 한 부분 이상에서 6가지 중요한 흐름 중 하나 이상이 중단되는 것을 수반할 것으로 예상할 수 있다. 즐거운 감정경험은 스트레스 수준이 낮고 조절이 잘되는 상태이므로 신체생리의 여러 영역에서 중요한 흐름에 방해가 적을 것으로 예상할 수 있다.

  불쾌한 감정경험이 신체생리의 조절 및 조절 곤란과 관련이 있는 것으로 확인된 중요한 흐름 중 하나 이상의 방해를 항상 수반하는지가 궁금할 것이다. 5장에서 감정경험이 신경전달물질 작용이나 이전 감정경험의 회상을 통해 뇌에서만 생성될 수 있다는 사실을 살펴봤었다. 그 경우에도 중요한 흐름의 방해가 발생할 수 있다. 뇌에서 생성된 불쾌한 감정경험은 뇌 생리 자체에서 신체생리적 방어를 유도하여 뇌 생리 및 뇌 생리와 몸 생리 사이의 필수적인 생체 흐름에 방해가 될 수 있다. 뇌 생리에서 생성되는 감정경험은 뇌로 가는 산소를 줄이기 위해 호흡을 줄여 감정적 강도를 완화하는 등 몸 생리에서 감정에 대한 방어를 유발할 수 있다.

  뇌에서 생성된 불쾌한 감정경험이 종종 몸으로 확장되기 때문에 몸에서 활성화된 감정에 대한 신체생리 방어가 몸 생리의 필수적인 생체 흐름을 방해할 수밖에 없다. 또한 다른 방식으로 필수적인 생체 흐름을 방해하지 않고도 불쾌한 감정경험을 만들 수 있다는 가능성도 생각해 볼 수 있다. 예를 들어 이론적으로 몸 전체에 분포된 통증 수용체의 자극을 통해 아무런 방해 없이 고통스러운 감정을 생성할 수 있다. 그러나 수축, 무감각과 같은 신체생리적 방어는 거의 항상 고통에 대한 반응으로 발생하며 신체생리의 한 부분에서 다른 부분으로 정보와 물질의 중요한 흐름을 방해한다.

감정에 대한 신체생리적 방어가 조절의 신체생리에 미치는 영향

7장에서 살펴본 것처럼 우리가 가진 모든 것을 동원해 상황에 대처하고 있는데 감정경험이 감당하기 어려울 정도로 커지면 상황에 대처하는 능력이 손상되기 시작할 것이다. 이는 심박수가 너무 높아져 심장마비의 위험이 있는 경우처럼 신체생리 조절 곤란이 생존을 위협할 정도로 극심해지거나 이별로 인한 마음의 고통이 너무 커서 뇌가 고통을 견디는 임계점이나 한계를 초과하여 감정경험을 견디지 못해 발생할 수 있다. 첫 번째 경우에는 생존에 대한 위협으로 인한 붕괴, 두 번째 경우에는 참을 수 없는 고통으로 인한 마음의 동요는 현재 상황에 대처하는 데 필요한 인지 및 행동 과정을 방해하고 손상시킬 수 있다.

7장에서 압도적인 감정경험으로 인해 상황에 대처하는 능력이 손상되는 것을 방지하기 위해 자연은 우리에게 이를 관리할 수 있는 여러 가지 신체생리적 방어 기능을 제공했다는 것을 살펴보았다. 예를 들어 극도로 위험한 상황에서 극심한 공포와 무력감과 같은 압도적인 감정에 대한 방어로 분비되어 내인성 오피오이드는 사람이 침착하고 평정심을 느끼게 하여 인지적으로나 행동적으로 탈출구를 마련할 수 있다. 우리 삶 전반에 걸쳐 어려운 상황에 대처하는 과정에서 극단적인 감정경험에 대한 이러한 신체생리적 방어는 실제로 적응적이다. 이는 감정경험이 인지와 행동을 통해 상황에 대처하는 능력을 방해하지 않도록 하는 추가적인 대처 메커니즘으로으로 볼 수 있다.

하지만 감정에 대한 신체생리적 방어에는 대가가 따른다. 감정은 필수적인 생체 흐름을 방해하여 몸 생리를 조절하지 못하는 경향이 있다. 예를 들어 수축 역동은 혈액, 림프, 간질액 흐름을 억제할 수 있다. 호흡 및 심혈관 기능 억제도 이 세 가지 흐름을 방해할 수 있다. 마취와 같은 생화학적 역동은 뇌가 몸에서 일어나는 일을 감지하고 조절하기 위해 뇌와 몸 사이를 이동해야 하는 신경을 통한 정보 흐름을 방해할 수 있다. 그러나 이러한 역동은 견딜 수 없는 감정경험이 인지와 행동을 압도하는 것을 방지하는 데 도움이 되므로 유용하다. 신체생리적 그리고 심리생리적 생존에 대한 위협이라는 대가를 생각하면 단기적으로 치르는 작은 대가이다. 그러나 감정에 대한 신체생리적 방어는 장기적으로 지속되면 신체생리적, 심리적 기능장애를 일으킬 수 있다.

감정에 대한 모든 신체생리적 방어가 중요한 조절 흐름을 방해하는 것은 아니다. 예를 들어 우울증에 대한 방어로 각성이나 충전은 장기간 발생되면 신체생리에 스트레스를 주고 불쾌감을 유발하며 수축과 무감각과 같은 억제 방어를 유발하여 결과적으로는 필수적인 생체 흐름을 방해할 수 있으나 생체 흐름을 억제하는 것으

8. 몸을 통한 감정경험과 정서 수용 역량

로 생각할 수 없다. 조직tissue과 움직임의 수축, 다양한 생물학적 기능의 억제와 같은 감정에 대한 대부분의 신체생리적 방어는 억제적인 경향이 있으므로 중요한 조절의 흐름을 방해한다.

견딜 수 없는 경험에 대처하기 위해 신체생리적, 심리적 방어들을 사용한다. 수축과 무감각과 같은 감정경험에 대한 억제적 신체생리적 방어는 종종 신체생리를 조절하는 중요한 흐름을 방어하는 경향이 있기 때문에 생물학적으로 비용이 많이 든다. 인지와 행동을 사용하여 우리를 보호하는 감정경험에 대한 심리적 방어는 비용이 덜 들 수도 있다. 때때로 학대하는 파트너가 그렇게 나쁘지 않다는 것을 인지적으로 설득하여 기분이 덜 나빠지도록 도울 수 있다. 또는 기분이 좋아지고 관계가 얼마나 나빠지는지 느끼지 않기 위해 일을 행동 방어로 사용할 수 있다. 그러나 장기적으로 나쁜 결혼 생활과 같이 지속되는 어려운 상황을 신체생리적 대처 없이 인지적, 행동적으로만 대처할 수는 없다.

어렸을 때는 성인보다 인지 및 행동 방어 능력이 떨어진다. 이러한 이유로 아이들이 트라우마 상황에 직면하면, 싸우거나 도망치거나 추론해서 빠져나오는 대신 더 얼어붙고 해리될 가능성이 높다. 어린 시절 트라우마를 감정적으로 극복하는 데 필요한 지지와 기회를 얻지 못한 아이들은 성인이 되어서도 심리생리적 증상을 겪을 가능성이 높다.

여기서 초점은 신체생리적 방어가 조절의 신체생리를 지배하는 중요한 흐름 측면에 어떻게 영향을 미치는지에 있다. 위기 상황에서 압도적인 경험에 대한 신체생리적 방어는 안타깝게도 그 사건

이후에도 지속되어 신체생리의 조절 곤란 수준을 높일 수 있다. 유사한 상황이 원래 사건에서 비롯된 해결되지 않은 감정을 촉발하면 자동적으로 조절 곤란이 될 수 있다. 예를 들어 아이는 어머니와의 분리라는 압도적인 경험을 극복하기 위해 호흡의 신체생리를 차단하여 천식을 앓을 수 있다.[7] 명확히 하자면 아이는 알레르기를 포함한 여러 가지 이유로 천식을 앓을 수도 있다는 점을 유의하라. 그리고 어머니와 헤어진 모든 아이가 심리생리적 증상으로 천식을 앓는 것은 아니다. 하지만 어머니와의 분리로 인한 스트레스로 천식을 앓는 아이는 성인이 되어서도 관계 단절이 있을 때마다 천식 발작이 계속될 수 있다. 어른이 발달 과정에 있었던 분리의 트라우마를 극복하지 못했다면 말이다.

상실 중에 사용된 방어 패턴은 일반화될 수 있으며 관계나 다른 맥락에서 상당한 스트레스를 유발하는 모든 사건에 대한 자동적인 방어 반응 패턴을 형성할 수 있다. 내 두개골 오른쪽의 수축 패턴은 내가 태어나면서 어머니가 함께 거의 죽을 뻔한 데서 발생했으며, 스트레스의 근원이 무엇이든 일정 지점을 넘어서서 스트레스를 받으면 불편함과 기능장애를 유발한다. 출생 전후 심리학 분야에서 자궁 내 척추 구조의 비틀림 수축은 역기능적 척추측만증 패턴으로 이어지며, 이는 실존적 공포와 파편화와 같은 압도적인 불쾌한 감정경험을 관리하기 위해 본능적으로 사용되는 방어 메커니즘으로 여겨진다. 이러한 방식으로 감정에 대한 신체생리적 방어는 위험한 도로 상황에서 작동하는 비상 브레이크가 위험이 지나간 후에도 계속 작동하는 것처럼 지속될 수 있으며 견딜 수 없는 경험을 방어하기 위해 더 이상 작동할 이유가 없어질 때까지 심리적, 신체심리적 증상을 유발할 수 있다.

어려운 상황에서 압도적인 감정에 대한 심리적 또는 신체생리적 방어가 병리를 일으키지 않도록 하려면 어떻게 해야 할까? 심리학의 표준적인 답변은 감정이 발생하는 상황을 다루어 관련 감정을 해소해야 한다는 것이다. 실연과 같은 비통함의 감정경험을 완료하려면 무의식적으로 불쾌한 생각이 떠오르자마자 마음을 닫아 끊임없이 방어하지 않도록, 그 경험에 연결되어 견딜 수 있다는 감각을 가질 때까지 처리해야 한다. 그 시점에서 우리는 그 일을 견뎌낼 수 있고, 견뎌냈으며, 그 일은 우리 뒤에 있고, 다시 그런 일이 발생하더라도 다시 견뎌낼 수 있다는 느낌을 받을 수 있다. 또한 경험을 견딜 수 있을 때 뇌 생리와 몸 생리를 차단하지 않고도 그 경험에 머무를 수 있다. 그렇게 하면 감정뿐만 아니라 인지적, 행동적으로도 경험을 더 최적으로 처리할 수 있게 된다. 6장에서 인지, 감정, 행동을 살펴봤듯이 뇌 생리와 몸 생리가 방해받지 않을수록 세 가지 모두 더 잘 기능할 수 있다.

미해결된 감정경험 처리하기를 더 쉽게 만들어 주는 방법, 감정에 대한 신체생리적 방어 해제하기와 신체생리에서 감정경험 확장하기

감정에 대해 심리적 방어와 신체생리적 방어를 사용하는 주된 이유는 감정이 고통스럽기 때문이다. 사랑과 힘과 같은 유쾌한 감정이나 받아들일 수 없는 인지와 행동에 대해 방어할 때도 불쾌할 것으로 예상되는 감정의 결과 때문이다. 감정경험의 신체생리적 조절 곤란과 스트레스 때문에 고통스럽다. 치료에서 증상에 기인하는 감정을 다루려면 우선 그 감정을 의식하게 해야 한다. 여기서는 감정이 발생하는 상황의 세부 사항들 그리고 심리적 방어와 신체생리적 방어를 해제하고 필요한 만큼 오랫동안 감정을 경험하기 위해 필요한 외부에서 제공되는 감정경험에 대한 이해, 인정, 지지를 제공하는 것을 살펴보자.

우리가 우리 자신과 우리가 돕고자 하는 사람들에게 요청하는 것은 장기적으로 그들의 증상에서 오는 불필요한 고통을 줄이기 위해서 단기적으로는 그들의 미해결된 감정에서 오는 필요한 고통을 마주하는 것이다. 단기적으로는 그것이 불쾌한 감정경험의 신체생리적 조절 곤란, 스트레스, 고통의 수준을 높일 것이다.

누구나 고통을 피할 수 있다면 고통받고 싶어 하지 않는다. 나는 개인적으로 그것을 보증할 수 있다. 따라서 우리가 증상에 기인하는 미해결된 감정과 함께 작업할 때 마치 오르막길에서 바위를 밀어 올리려고 하는 것과 같다. 우리가 하는 작업은 본질적으로 고통스러운 신체생리의 조절 곤란을 증가시키고 신체생리적 고통을 증가시키기 위해 노력하는 일이다. 간단히 말해, 우리는 문제를 자초한다. 우리는 작업을 하면서 심리적 방어와 신체생리적 방어가 시작되어 바위를 아래로 밀어내는 대항이 있을 것으로 기대할 수도 있다. 중요한 조절 흐름을 억제해 버리는 신체생리적 방어는 의식적인 경험 수준에서는 불쾌한 감정의 고통이 어느 정도 완화가 있다고 하더라도 신체생리는 조절 곤란, 스트레스, 고통에 노출될 수 있다.

우리가 신체생리에서 조절 곤란을 가중시키는 감정에 대한 신체생리적 방어를 줄이기 위해 노력하는 동시에 같은 신체생리에서 불쾌한 감정경험을 생성하는 데 관여할 때, 우리는 사실상 한 사람의 경험에서 조절 곤란, 불편함, 고통의 한 원인을 줄이는 것이다. 신체생리에서 중요한 조절 흐름을 방해하는 신체생리적 방어를 더 많이 제거할수록 불쾌한 감정경험에 접근하는 데 있어 조절 곤란, 불편함, 고통에 기여하는 부분이 줄어들고, 고통스러운 경우에도 신체생리에서 감정경험이 확장되는 것을 견딜 수 있는 수용역량이 커진다.

이것이 몸을 통한 감정경험 작업이 정서 수용역량(감정경험을 오랜 시간 동안 견딜 수 있는 능력)을 증가시키는 한 가지 방법이다. 이는 양쪽에서 팔이 반대 방향으로 당겨지는 사람의 경험에 비유할 수 있다. 한쪽이 잡아당기는 것을 멈추면 고통은 즉시 많이 줄어들 것이다. 고통스러운 신체생리 또는 감정경험을 할 때 이를 직접 확인할 수 있을 것이다. 내면으로 향하면 고통뿐만 아니라 고통에 대한 저항의 감각느낌felt sense도 발견할 수 있다. 그저 고통을 있는 그대로 받아들인다고 스스로에게 말함으로써 조금 전과 비교했을 때 고통의 정도가 낮아지는 것에 놀랄 수도 있다. 나는 고통의 순간에 '저항이 고통의 절반이다(저항이 불필요한 추가적인 고통을 만든다)'라는 말을 되새기며 최선을 다해(종종 실패하지만!) 다른 사람들에게 알려 주는 이 지혜를 나도 기억하고 실천하려고 노력한다.

몸을 통한 감정경험 작업이 정서 수용역량을 증가시키는 또 다른 이유는 감정경험을 가능한 한 몸의 많은 영역으로 확장하는 것과 관련이 있다. 감정은 상황이 뇌 생리와 몸 생리 전체에 미치는 영향을 평가하는 것으로, 특히 특정 시점에서 심리적, 생리적 방어에 의존하게 된 압도적인 감정경험에 대한 평가이다. 신체생리가 발생했던 한 부분에서 더 많은 영향을 미쳤더라도 상황의 영향을 확장하면 그 영향의 부담이 분산되어 더 견딜 수 있게 된다.

예를 들어 내가 노스웨스턴대학교에서 첫 박사 과정을 시작한 지 일주일도 채 되지 않아 차가 내 몸 오른쪽을 들이받았다. 사고 후 나는 걸을 때 내 몸의 오른쪽이 길에 노출되면 두려움과 불안을 느끼기 시작했다. 그 감정적 반응은 사고 때처럼 내 몸의 왼쪽이 오른쪽과 함께 버티면서 오랫동안 불안하고 불편한 상태로 남아 있었다. 해결을 위해서 조직tissue과 움직임을 수축시키는 버티기라는 방어적 반응이 완화되어야 했고, 중요한 조절 흐름이 충격에 대한 정보를 오른쪽에서 왼쪽으로 전달할 수 있어야 했다. 나는 두려움과 불안이 왼쪽으로 퍼지도록 관리함으로써 문제를 해결했다. 이 역동을 직접 확인하려면 다음에 치과에서 주사를 맞을 때 목을 조이고 손으로 의자를 잡는 대신 통증이 분산되도록 이완하는 상상을 해 보고 그것이 더 쉬운 경험이라는 것을 스스로 발견해 보라.

몸을 통한 감정경험 작업에서 정서 수용역량을 증가시킬 수 있는 또 다른 방법이 있다. 신체생리의 서로 다른 부분들이 서로 간에 중요한 조절 흐름을 촉진하여 서로 돕는 능력을 증가시키는 것이다. 신체생리의 한 부분에서 수축이나 무감각과 같은 신체생리적 방어가 해당 부분과 다른 부분의 신체생리 간의 조절 정보 교환을 방해하여 부분과 전체 간의 조절 프로세스를 방해하고 부분적으로뿐만 아니라 전체적으로 조절 곤란, 스트레스, 고통의 정도를 증가시키는 것은 드문 일이 아니다. 이러한 관점에서 감정에 대한 신체생리적 방어를 해제하여 신체생리의 다른 부분과 조절 흐름을 개선하여 기능을 통합하고 조정하면 감정경험을 견디는 역량을 향상시킬 수 있다. 이러한 통합은 불쾌한 감정경험을 처리하려고 할 때도 신체생리 전체의 조절, 스트레스, 고통의 정도를 줄일 수 있을 것으로 기대할 수 있다.

에너지 심리학의 관점에서 감정경험을 신체생리에서 확장하는 것이 감정경험을 잘 견딜 수 있도록 만드는 이유

극성 치료Polarity Therapy와 같은 에너지 심리학 접근법에서 감정과 같은 심리적 경험에 접근하여 처리하는 데 어려움은 뇌 생리와 몸 생리에서 양자 에너지나 아원자 에너지의 불균일한 분포에서 발생하는 것으로 이론화되어 있다.[8] 이러한 양자 에너지가 신체생리의 심층에 속하든, 일부 접근법에서 가정하듯이 독립적인 몸에서 나오든 모든 경험은 신체생리뿐만 아니라 심리적인 것도 양자 에너지가 신체생리를 자극하여 발생한다고 여겨진다. 양자 에너지 장의 방어가 처리되고 에너지가 더 균등하게 분포되면 신체생리에서 불쾌한 감정경험을 자극할 때조차도 신체생리 전반에 걸쳐 조절 곤란, 스트레스, 고통이 줄어든다. 보다 균형 잡힌 양자 에너지 패턴에 의한 신체생리의 더 균등한 자극은 신체생리에서 감정경험을 더 균등하게 분산시켜 더 견딜만하게 만들어 준다.

해결되지 않은 어린 시절의 경험을 견디기 어려운 이유

한 내담자가 어린 시절부터 겪어 온 끊임없는 두려움으로 인한 고통을 덜기 위해 도움을 요청한 적이 있다. 현재의 삶에서 이 두려움에 대해 이유를 끊임없이 찾고 이를 해결하기 위해 여러 가지 작업을 했다. 그녀의 두려움 중 하나인 그녀 자신이 질병으로 죽을 수 있다는 두려움을 불러일으킨 다음 그 두려움을 견딜 수 있도록 더 많은 신체생리로 두려움을 분산하도록 작업을 했다. 그러자 그녀는 그 두려움이 죽음에 대한 두려움 그 자체에 불과하다는 것을 명확히 알게 되었다. 그녀가 놀라워했던 것은 그 두려움을 자신의 뇌 생리와 몸 생리를 통해 경험할 수 있었고, 그녀의 마음이 그 두려움의 이유나 그것을 해결하기 위한 행동에 대한 생각들이 급회전하듯 맴돌지 않는 것을 관찰할 수 있었다. 평생 겪어 온 두려움을 이제는 비교적 쉽게 다룰 수 있게 되었으나 지금까지 왜 그 두려움을 온전히 이해하는 데 어려움을 겪었는지 더 나아가 그 두려과 함께 머무는 것에 어려움을 겪었는지 궁금했다.

이 작업에 대한 공로를 내가 인정받지 못했기 때문이라고 농담을 한 후, 왜 매번 내가 압도되는 어린 시절의 감정을 처리하는 데 성공할 때마다 그것이 다소 용두사미처럼 맥이 빠지듯 느껴지는지 이 흥미로운 질문에 대한 답을 탐구하기 시작했다.

오랫동안 피해 왔던 어린 시절의 경험이 의외로 생각보다 해결하기 쉽다는 역설적인 경험에는 여러 가지 이유가 있다. 첫째, 경험 당시 아이는 미성숙한 신체생리와 정신으로 인해 경험을 견뎌낼 수 있는 인지적, 행동적 자원이 부족하기 때문이다. 아이의 정서 수용역량은 다소 낮고, 쉽게 사용되는 방어는 심리적인 것보다 신체생리적인 것이다. 경험은 신체생리적 방어와 함께 무의식 속에 묻혀 있고 나중에 더 많은 심리적 방어가 추가되어 가까이 가기에는 극도로 위험하고 견딜 수 없는 것으로 기억된다. 그리고 이후에 어떤 것이 그것을 의식의 표면으로 불러일으킬 때 신체생리적 방어뿐만 아니라 나중에 형성된 심리적 방어가 실제 감정경험이 완전히 표출되기도 전에 매우 빠르게 작동하는 경향이 있다. 어떤 면에서는 아이를 옷장 문 앞에 세워두고 문을 열라고 하면, 아이는 옷장 안에 괴물이 있다고 생각하고 겁을 먹는 것과 같다. 성인의 자아를 이용해서 아이의 자아가 문을 열도록 부드럽게 설득해야 하고, 실제의 경험이 아이가 상상했던 것만큼 나쁘지 않다는 것을 알게 되어야 한다.

결말이 용두사미처럼 흥미 없이 느껴질 수 있는데 두 번째 이유는 기억나는 내용이 그 당시에 원래 경험했던 내용과 정확히 일치하지 않기 때문이다. 예를 들어 아무리 노력해도 태어날 때 거의 죽을 뻔하고 뇌성마비에 걸릴 뻔했는데, 머리가 들어갈 수 없을 만큼 작은 산도에 끼어 두개골이 부서지고, 탯줄이 머리에 감겨 있으며, 나와 신체생리적으로 연결되어 있던 어머니가 죽음 직전에 있던 끔찍한 경험을 신체생리적으로 온전히 기억하고 재현할 수 없다.

마치 아이의 자아가 그 원래의 경험, 모든 공포, 파편화, 죽음에 대한 불안을 예측하고 경계하는 것 같고, 그것에 대한 희미한 상징적 감정적 요약은 아니다. 그래서 지금 여기에서 성인의 신체생리에서 그 기억을 떠올릴 때 그것은 아이의 원래 끔찍한 경험인 육체와 피의 죽음 직전만큼 강렬하거나 끔찍하거나 중대한 것이 될 수 없다. 따라서 원래 경험의 약한 버전으로 실제로 경험했을 때 안도감을 느낀다.

이 유형의 해결이 예상보다 나쁘지 않은 세 번째 이유는 어린 시절의 근원적인 경험을 방어하기 위해 주로 신체생리적 방어를 사용하고, 우리가 그 경험에 접근하여 그것을 다루려고 할 때 이 방어들이 활성화된다는 점이다. 방어들은 빠르게 작동하여 중요한 조절 흐름에 많은 혼란을 초래할 수 있으며 적극적으로 그 경험으로 돌아가려고 할 때 많은 조절 곤란, 스트레스, 고통을 유발할 수 있다. 앞서 사용한 비유로 설명하자면 우리가 바위를 오르막길로 밀어 올리려 할 때 더 많은 사람들이 바위를 내리막으로 밀어내는 상황과 같다. 그들은 선의의 의도가 있으나 시대에 뒤떨어진 접근 방식을 사용하는 사람들이다. 즉 신체생리적 방어를 제거하면 바위를 언덕 위로 올리는 일이 훨씬 쉬어진다. 이 방어가 유발하는 조절 곤란, 스트레스, 고통이 없다면 원래의 감정경험과 그 영향이 현재의 성인, 더 역량이 있는 몸을 통해 더 많이 분산될 수 있다. 방어 뒤에 있는 원래 경험의 완화된 버전을 더 견딜 수 있게 되고 숙달된 방식으로 그 경험을 성공적으로 해결할 수 있는 지점까지 도달할 수 있다. 그리고 그것이 왜 그렇게 오랜 시간이 걸렸는지 놀라게 될 수도 있다.

정서 수용역량에 영향을 주는 다른 요인들

몸을 통한 감정경험이 불쾌한 감정경험을 처리하는 과정에서 조절 곤란, 스트레스, 고통을 줄임으로써 정서 수용역량에 어떻게 기여할 수 있는지 살펴보았다. 몸을 통한 감정경험 외에도 감정을 견디는 수용역량에 기여하는 다른 요인들이 있다. 정서 수용역량에 기여하는 가장 중요한 두 가지 요인은 a) 타인으로부터 받는 감정에 대한 지지와 b) 감정에 대한 태도이다. 각각에 대해 간략히 살펴보겠다.

타인으로부터 받는 정서적 지지

타인으로부터 감정에 대한 지지를 받는 것은 한 사람이 감정을 경험하고 견딜 수 있는 수용역량을 결정하는 가장 중요한 요인 중 하나일 것이다. 연구에 따르면 아동이 다양한 감정을 경험하고, 식별하고, 표현하고, 견딜 수 있는 수용역량은 주 양육자의 해당 능력과 매우 높은 상관관계가 있다.[9,10] 이러한 지지는 현재 주변 사람들로부터 받을 수도 있고 과거에 받았던 지지가 내면화되어 작용할 수도 있다.

감정에 대한 태도

한 사람의 감정에 대한 태도는 감정을 경험하고 견딜 수 있는 역량을 결정하는 중요한 요인이다. 이러한 태도는 다양할 수 있다. 예를 들어 어떤 사람들은 불쾌한 감정에 집착하는 것이 건강에 해롭다고 생각하기 때문에 회피한다. 또한 남성은 취약성을 드러내서는 안 되고 여성은 분노를 느껴서는 안 된다고 생각하는 경우도 있다. 어떤 사람은 불쾌한 감정은 뇌와 몸의 스트레스와 조절 곤란 상태이기 때문에 경험하기 어렵다는 사실과 치유를 위해 불쾌한 감정에 대한 타고난 저항을 극복하고 경험하고 처리해야 한다는 사실을 이해하지 못한다. 신체적 및 정신적 건강에서 감정의 역할에 대해 더 많이 교육을 할수록 감정경험에 대한 태도가 더 기능적일 가능성이 높다. 논의된 두 가지 요인은 서로 관련이 있다는 점에 유의하라. 성장하면서 감정에 대한 지지를 많이 받을수록 감정에 대한 태도가 더 기능적일 가능성이 높다.

정서 수용역량, 증상 임계점, 몸의 확장 수준, 심리생리적 증상 형성

다른 사람들이 우리의 감정에 대해 제공하는 지지의 수준과 우리 자신이 지니고 있는 감정에 대한 태도의 기능성을 고려할 때 정서 수용역량은 다음 도표(그림 8.1)와 같이 감정의 수준(높은지, 낮은지에 대한 주관적 평가), 강도의 수준(감정을 견디는 데 있어 주관적인 어려움), 몸을 통한 감정경험과의 함수로 생각해 볼 수 있다. 이를 통해 증상 임계점, 즉 심리생리적 증상이 형성되는 고통의 수준이 어떻게 증가할 수 있고 심리생리적 증상이 몸을 통한 감정경험을 통해 해결될 수 있는지 확인할 수 있다.

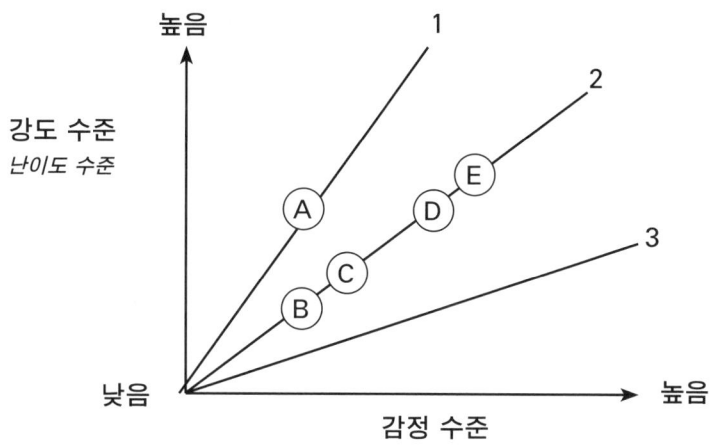

그림 8.1 정서 수용역량과 몸을 통한 감정경험과의 관계

그림 8.1은 신체생리에서 감정의 확장 수준(1, 2, 3 선)에 따른 감

정 수준(가로축)과 강도 수준(세로축) 간의 관계를 보여 준다. 감정 수준과 강도 수준은 서로 독립적이지 않다는 점에 유의하라. 감정 수준이 높을수록 강도의 수준이 더 강렬해질 가능성이 높다.

1, 2, 3 선은 몸 생리와 뇌 생리에서 몸을 통한 감정경험 또는 감정 확장의 수준이 증가하는 것을 나타낸다. 일반적으로 몸을 통해 감정을 경험할수록 감정 수준의 강도 수준이 낮아진다. 선1은 몸에서 감정이 가장 적게 확장되는 사례에 해당한다. 여기에서는 더 높은 수준의 몸을 통한 감정경험에 해당하는 선2, 선3보다 감정 수준을 더 높은 수준의 강도로 경험하게 된다. 지점A는 몸의 일부에서 심리생리적 증상이 형성되는 한계 또는 임계점을 의미한다. 몸이 감정에 대한 신체생리적 방어를 풀고 신체생리에서 감정경험을 확장되면 이는 정서 수용역량이 더 평평한 선2로 이동하게 되어 감정 수준을 선1보다 적은 강도로 경험하게 된다.

몸을 통한 감정경험 작업 후에 사람들이 심리생리학적 증상이 형성되지 않으면서 선2에서 경험할 수 있는 감정의 수준과 감정 강도의 조합은 무엇일까? 몸을 통한 감정경험 작업을 한 사람들의 일반적인 보고는 다음과 같다. 어떤 경우의 사람은 동일한 수준의 감정임에도 감정경험의 확장에 관련된 신체생리의 모든 부분에서 전반적으로 더 적은 강도를 보고할 수 있다(지점B). 앞서 언급한 것처럼 한 팔 대신 두 팔로 동일한 짐을 들게 되면 전체적인 부담과 각 팔에 가해지는 부담이 한 팔이 모든 무게를 지는 것보다 덜하다.

또 다른 사례의 사람은 관련된 모든 부분에서 강도가 낮지만, 더 높은 수준의 감정경험을 보고할 수 있다(지점C). 짐은 무겁지만,

이제는 한 팔 대신 두 팔이 있으므로 전체적인 난이도와 양쪽 팔의 국소적 난이도는 여전히 이전보다는 낮다.

또는 어떤 사람은 지점D에서 지점B와 지점C보다는 훨씬 더 높은 수준의 감정을 보고할 수도 있지만 확장에 관여하는 모든 부분의 국소적인 강도와 마찬가지로 전반적인 강도는 증상 임계점을 초과하지 않을 수 있다. 흥미롭게도 지점E에 있는 사람은 증상이 형성되지 않은 상태에서 지점D보다 더 높은 수준의 감정과 심지어 더 높은 수준의 강도를 보고할 수도 있다. 어떻게 그럴 수 있을까? 증상 임계점 측면에서 그 해답을 찾아보자.

선1의 임계점을 지점A이라고 한다면 몸을 통한 감정경험 작업 후에 선1에서 선2로 이동할 경우에 새로운 증상 임계점은 어디가 될 수 있을까? 뇌 생리와 몸 생리의 강도나 심리생리적 어려움이 선1의 증상 임계점인 지점A보다 높을 수 없기 때문에 적어도 단기적으로는 지점B와 지점D 사이에 있을 것이다.

몸을 통한 감정경험 작업의 결과로 또 다른 가능성이 있다. 사람이 선2에서 지점D보다 더 높은 증상 임계점, 예를 들어 지점E에 이를 수도 있다. 단기간 안에는 그것이 힘들다 하더라도 많은 시간 후에 그렇게 될 수 있다. 이는 선2에서 나타난 보다 확장되고 조절된 뇌 생리와 몸 생리에서 지점A 또는 지점D에서 더 높은 수준의 감정과 강도의 조합임에도 심리생리적 증상을 유발하지 않을 수 있음을 의미한다. 이는 세션 안에서 발생할 수 있으며, 예를 들어 선2의 E지점과 같은 새로운 임계점이 될 수 있다. 특히 내담자가 세션에서 그 수준에 오랫동안 머물게 되면 새로운 수준의 증상 임계점이 설정될 수 있도록 습관화나 각인의 기반이 될 수 있다.

또는 시간이 지남에 따라 선2의 E지점과 같은 새로운 임계점을 설정할 수 있다. 웨이트 트레이닝을 하는 사람이 근육을 다치거나 체중을 늘리지 않고 시간이 지남에 따라 점점 더 많은 무게를 들어 올릴 수 있는 것처럼 몸을 통한 감정경험 작업으로 증상을 형성하지 않고 신체생리의 모든 부분에서 더 높은 수준의 감정과 더 높은 수준의 강도를 경험할 수 있는 능력을 개발할 수 있다.

몸의 확장 및 조절 수준이 낮은 선1의 경우에 감정의 수준에 따라 강도의 수준 또는 심리생리적 어려움이 급격히 상승하기 때문에 심리적 방어와 신체생리적 방어가 더 강해 몸의 확장 수준이 낮을 가능성이 있는 사람은 증상 임계점이 낮을 것으로 예상할 수 있다. 비교적 낮은 강도로 더 높은 수준의 감정을 경험할 수 있는 능력을 의미하는 선3과 같은 평평한 선을 가진 사람들은 감정의 수준과 감정의 강도 수준의 조합 측면에서 비교적 높은 임계점을 가질 것으로 예측할 수 있다.

결론적으로 환경을 비롯한 여러 요인들이 몸은 얼마나 확장될 수 있는지, 얼마나 많은 감정이 생성될 수 있는지, 증상을 형성하지 않고 감정경험을 얼마나 견딜 수 있는지를 결정할 수 있다는 점을 유념해야 한다. 우리는 종종 친구들과 있을 때보다 부모님과 있을 때, 배가 고플 때, 아플 때 우리의 도화선이 더 짧아진다는 점을 발견한다. 어떤 사람은 슬픔보다 분노와 같은 감정에 더 큰 수용역량을 지닐 수도 있다. 따라서 한 사람의 정서 수용역량이나 정서를 견뎌내는 역량을 환경이나 특정 감정과는 별개의 것이라는 고정된 것으로 생각하지 않는 것이 중요하다.

다음 장에서는 우리가 견뎌낼 수 있는 감정경험의 범위에 대한 이해를 넓히기 위해 익숙한 감정과 낯선 감정의 다양한 유형을 살펴볼 것이다.

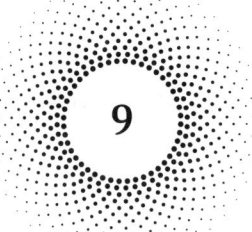

9

다양한 유형의 감정

...

요약: *항상 존재하지만 종종 간과되는 감각운동 감정을 포함한 다양한 종류의 감정을 소개하고 논의하며, 사람들에게 감정을 가능한 한 빨리 찾아 몸을 통해 경험할 수 있도록 돕는 것을 목표로 한다.*

감정 찾기

몸을 통한 감정경험 작업은 감정을 의식적 경험으로 활용할 수 있어야 한다. 5개 대륙에 걸쳐있는 20개국 이상에서 강의를 하면서 세계 정신건강 전문가들이 일반적인 생각으로 내담자가 감정을 경험하도록 하려면 시간과 많은 노력이 필요하고 내담자가 깊은 감정경험을 공유할 만큼 편안함을 느끼려면 치료사와 클라이언트 사이에 시간이 지남에 따라 신뢰 관계가 구축되어야 한다는 생각을 지니고 있음을 발견하였다. 감정은 실제로 매우 개인적이고 수줍

9. 다양한 유형의 감정

은 것이다. 따라서 치료적 관계건 다른 관계건 감정이 드러나는 데 오랜 시간이 걸릴 수 있다는 점은 당연한 일이다. 하지만 정신 건강 전문가들 사이에서의 이 인식된 지혜와 널리 퍼져 준수하려는 것이 나에게는 잘 맞지 않는 부분이 항상 있었다.

내가 다음의 이야기를 하면 독자들은 나를 치료 중독자라고 말할 수도 있다. 나는 25년 넘게 로스앤젤레스에 있는 융 학파 분석가인 리차드 오거Richard Auger를 개인 성장을 위한 동반자로 두고 있다. 그리고 내가 훈련받는 다양한 치료 방식의 내담자로서 다른 많은 치료사들을 만나왔다. 그들 중 일부와 꽤 많은 시간을 함께 보낸 후에도 감정에 가까이 가지 못했지만 때로는 첫 세션에서도 나를 꽤 빨리 감정으로 데려다 줄 수 있는 사람들도 있었다.

이러한 치료사 범주를 서로 구별하는 요소들을 되돌아보면 두 가지가 눈에 띈다. 내가 비교적 빨리 감정에 접근할 수 있었던 치료사들은 처음부터 내 감정에 관심이 있었고, 많은 감정을 알고 있는 듯했으며, 내가 감정에 다가갈 수 있도록 지지하는 여러 가지 방법을 가지고 있었다. 그들은 실제로 신체 지향적일 가능성이 높았고, 감정에 대한 신체생리적 방어를 해제하는 방법을 알고 있었으며, 내가 가지고 있는지도 몰랐던 방어였다. 이들은 또한 내 감정을 다루는 데 더 오랜 시간이 걸린 치료사들보다 더 빨리 신뢰 관계를 구축할 수 있었던 치료사였으며, 아마도 주제를 꺼내기 전에 충분히 좋은 관계를 구축했을 것이다. 이러한 성찰은 심리적인 면에서 닭이 먼저인지 달걀이 먼저인지를 생각하듯 관계에서 감정이 먼저일까? 신뢰가 먼저일까? 에 대한 생각을 하게 되었다.

시간이 지남에 따라 나는 감정이 우선이라고 믿는 치료사로 점차 진화했다. 첫 세션부터 내담자가 감정에 접근하는 것이 가능하다. 그리고 내담자가 얼마나 빨리 감정에 접근할 수 있는지는 실제로 치료사에게 달려 있다. 치료사와 오랜 시간 관계를 맺어야 감정 경험을 할 수 있을 정도로 치료사를 신뢰할 수 있는 내담자가 있다는 것은 사실이나 모든 내담자에게 그것이 필요하다는 가정에 대해서는 나는 쉽게, 자신 있게 반박할 수 있다. 내가 몸을 통한 감정경험 작업을 개발하는 과정에서 내담자가 자신의 감정에 더 빨리 접근할 수 있도록 돕기 위해 치료사에게 가르칠 수 있는 모든 종류의 것을 찾으려 했다. 치료사들에게 대학원에서 배우는 것보다 더 많은 유형의 감정과 더 많은 수의 감정경험이 존재한다는 사실을 가르치고, 감정의 언어에 대해 가르치고, 몸에서 감정을 경험하는 방법에 대해 가르치는 것이 내담자가 감정을 더 빨리 찾을 수 있도록 돕는 능력을 키우는 데 매우 중요하다는 사실을 알게 되었다.

이 장에서는 다양한 종류의 감정과 더 많은 감정경험, 뇌 생리와 몸 생리에서 느끼는 감정, 그리고 이들을 이끌어내는 데 사용할 수 있는 언어에 대해 다룬다. 이를 통해 우리 자신과 우리와 함께 작업을 하는 사람들의 감정을 더 쉽게 식별하고 치유할 수 있을 뿐만 아니라 더 다양한 유쾌한 감정경험을 통해 더 풍부한 정서적 삶을 영위할 수 있다. 연구에 따르면 감정의 세분화granularity가 높은 사람들 즉 더 미묘한 차이nuance와 식별differentiation로, 더 많은 감정경험을 보고하는 사람들이 심리적으로 더 높은 회복탄력성을 보였다.[1,2] 이 장에서는 뇌 생리와 몸 생리 전체를 간단히 신체생리라고 부르고 필요한 경우 두 가지를 구분하기 위해 '뇌 생리'와 '몸 생리'라는 용어를 사용하겠다.

감정의 광범위한 정의

더 긴 감정경험 목록을 만들고 가능한 한 빨리 감정을 포착할 수 있는 더 넓은 그물망을 짜기 위해 노력으로 먼저 감정emotion, 느낌feeling, 정서affect, 동기motivation, 충동drive(예: 성욕), 태도attitude(예: 긍정적, 부정적 또는 양가적), 기질temperament(예: 낙관주의, 비관주의)을 포함하여 감정에 대한 이해를 넓힌다. 사랑하는 사람이 있을 때의 배고픔과 그들이 없을 때의 식욕부진도 환경이 우리의 웰빙에 미치는 영향을 반영하기 때문에 감정에 해당될 수 있다.

연구자들은 다양한 목적에 따라 이러한 용어들을 서로 다르게 구분해 왔다. 다마지오Damasio는 모든 감정을 무의식적인 것으로 정의하고, 느낌은 항상 무의식적인 감정의 의식적인 경험으로 정의한다.[3] 감정에 관한 문헌에서 감정과 느낌을 특정 상황과 관련하여 더 짧고 강렬한 경험으로 이해한다. 기분은 종종 특정 상황과 관계없이 더 오래 지속되는 덜 강렬한 감정경험으로 이해된다. 멜랑콜리melancholic 같은 기질은 기분보다 훨씬 오래 지속되는 것으로 간주된다. 배고픔이나 성욕과 같은 충동은 본능에 의해 행위 욕구로 간주된다. 최근에는 애착 행동조차도 생존을 보장하는 충동으로 간주된다. '정서'는 감정, 느낌, 기분을 포함하는 것으로 이해되는 더 넓은 용어이다. 우리는 Candace Pert가 그녀의 저서 『감정의 분자The Molecules of Emotions』에서 말한 것처럼 단기적인 것과 장기적인 것, 덜 강렬한 것과 더 강렬한 것, 더 구체적인 것과 더 전반적인 것 이러한 모든 경험을 감정이라고 부를 것이며, 감정을 포착할 수 있는 더 넓은 그물망을 확보하게 될 것이다.[4]

기본 감정 접근 이론

누군가에게 가장 중요한 감정들을 나열해 달라고 요청한다면 그 목록에는 아마도 행복, 슬픔, 두려움, 분노, 수치심, 죄책감이 포함될 가능성이 높다. 이는 찰스 다윈Charles Darwin으로부터 시작된 서구의 감정에 대한 과학적 연구가 시작될 때부터 문화와 상관없이 인류가 공통적으로 공유하는 기본 또는 1차 감정이라는 일련의 감정을 식별하는 데 관심을 두고 초점을 맞추어 왔기 때문이다. 그 감정의 표현은 목소리가 아니더라도 얼굴에서 쉽게 감지할 수 있다. 기본 감정 목록은 많으며 위에 나열된 감정은 거의 모든 목록에 포함된다.

폴 에크먼Paul Ekman은 다윈Darwin의 연구를 바탕으로 행복, 슬픔, 두려움, 분노, 놀람, 역겨움을 기본 감정 6가지로 처음 나열했었다.[5] 이후 재미, 경멸, 만족, 당황, 흥분, 죄책감, 성취에 대한 자부심, 안도감, 충족감, 감각적 쾌락, 수치심을 추가하여 기본 감정의 수를 17개까지 늘렸다.[6] 한 논문에서 에크먼Ekman은 모든 감정을 기본적인 감정으로 설명하기까지 했다.[7,8] 리처드와 버니스 N.라자루스Richard & Bernice Lazarus가 정리한 목록에는 심미적 경험, 분노, 불안, 연민, 우울, 시기, 두려움, 감사, 죄책감, 행복, 희망, 질투, 사랑, 자부심, 안도감, 수치심 등 16가지 감정이 있다.[9] 앨런 코웬과 대처 켈트너Alan Cowen & Dacher Keltner는 감탄, 추앙, 심미적 음미, 즐거움, 분노, 불안, 경외, 어색함, 지루함, 평온, 혼란, 갈망, 역겨움, 공감적 고통, 황홀함, 흥분, 두려움, 공포, 관심, 기쁨, 향수, 안도감, 낭만, 슬픔, 만족감, 성욕, 놀람 등 27가지 기본 감정을 제시한다.[10]

나는 독자들의 독서를 지루하게 만들려는 의도는 없기에 모든 감정 목록들을 언급하지는 않겠다. 이 탐구의 목적은 두 가지이다. 첫째, 더 넓은 감정 어휘를 구성하기 시작하는 것이다. 지금까지 나열된 감정 중 자신이나 타인에게서 인식할 수 있는 감정은 몇 가지인가? 신체생리에서 이러한 감정을 어떻게 경험하는가? 둘째, 이러한 목록이 모든 감정경험을 설명하지 못할 수도 있다는 점을 알아두길 바란다. 예를 들어 인식했을 수도 있는데 외로움이 위 목록들에는 없다.

실제로 감정경험은 매우 많다. 인간과 기계의 감정 상호작용 네트워크Human Machine Interaction Network on Emotion(HUMAINE)에서 제안한 감정 주석 및 표현 언어는 48가지 감정을 부정적, 강력한, 긍정적, 활기찬 등 10가지 범주로 분류한다.[11] 티파니 와트 스미스Tiffany Watt Smith는 저서 「*인간 감정의 책: 분노에서 방랑벽까지의 느낌 백과사전*The Book of Human Emotions: An Encyclopedia of Feeling from Anger to Wanderlust」

에서 전 세계 154개의 감정 목록을 알파벳 순서로 제공했으며 그 중에는 영어로 표기할 수 없는 감정도 있다(HUMAINE 프로젝트와 스미스Smith의 책에서 발췌한 감정 목록은 부록 A를 참조).[12] 감정 목록과 감정과 관련된 의미들에 대한 추가 목록들을 더 찾아보고 싶다면 웹페이지 www.emotionalcompetency.com에서 확인할 수 있다.[13]

왜 이렇게 많은 감정, 감정과 관련된 의미를 배우는 것일까? 왜 제한된 수의 기본 감정에만 집중하지 않는가? 이러한 질문이 떠오른다면 언어를 통해 신체생리에서 감정경험을 더 많이 세분화할수록, 즉 식별할수록 더 많이 조절할 수 있다는 사실을 기억하기 바란다. 이 목록은 좋은 시작점이 될 것이다. 슬픔에서 비통함으로 이어지는 것처럼 하나의 감정에서 관련된 감정으로 넘어가면서 이러한 감정경험이 몸에서 어떻게 다르게 경험되는지 주목해 보자.

부록 A에 있는 두 목록에는 우리가 살펴본 기본 감정 목록보다 훨씬 더 많은 감정이 나열되어 있다. 처음에는 기본 감정을 보편적인 감정, 모든 문화가 공유하는 경험, 특히 얼굴과 목소리를 통해 표현되는 것으로 이해했었다. 기본 감정은 우리의 모든 감정경험을 포착하기 위한 것이 아니다. 제한된 수의 기본 감정이 다른 모든 감정경험과 어떻게 관련되어 있는지에 대한 질문에 답하기 위해 기본 감정 접근 방식을 따르는 일부 사람들은 몇 가지 원색이 세상에서 발견되는 모든 색의 기본 재료인 것처럼 제한된 수의 기본 감정이 모든 감정경험의 구성 요소라는 대답을 내놓았다.

심리학자 로버트 플러치크Robert Plutchik가 개발한 감정의 수레바퀴는 그림 9.1에서 볼 수 있듯이 아마도 이 전통에서 개발된 모델

중 가장 정교할 것이다.[14]

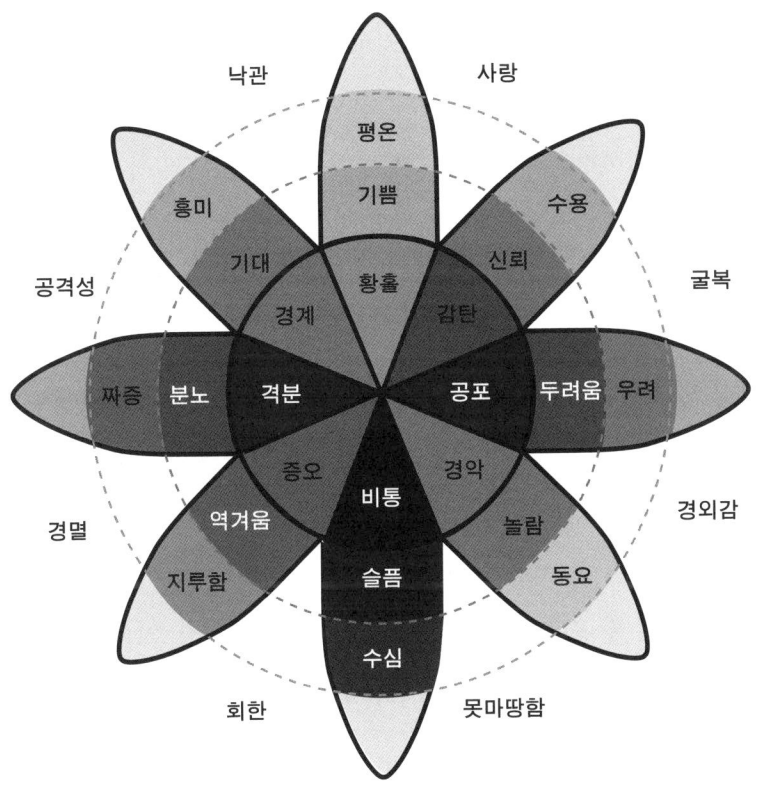

그림 9.1 플러치크Plutchik의 감정 수레바퀴

이 도표에서 플러치크Plutchik의 8가지 기본 감정은 기쁨, 신뢰, 두려움, 놀람, 슬픔, 역겨움, 분노, 기대의 중간 동심원에 있다. 이 이론에 따르면 8가지 기본 감정은 2개 조합dyad, 3개 조합triad으로 결합되어 2차 감정과 3차 감정에 도달하고, 다시 더 결합되어 모든 감정경험에 도달할 수 있다. 수레바퀴의 바깥쪽 가장자리, 두 개의

잎 사이에 있는 단어는 두 가지 주요 감정을 결합하여 도달한 2차 감정이다. 예를 들어 경멸은 분노와 역겨움을 결합하여 도달한다. 이것은 일리가 있는 것 같다. 하지만 슬픔과 놀람의 조합으로서 못마땅함은 그다지 이해가 안 된다. 분노도 못마땅함의 구성 요소 중 하나가 아닐까? 우리의 모든 감정경험이 제한된 수의 기본 감정 또는 1차 감정의 조합에 의해 도달할 수 있다는 생각은 이런 어려움에 부딪힌다.

플러치크Plutchik의 감정 수레바퀴 모델은 지금까지 살펴본 기본 감정 접근 방식과 이어서 살펴볼 감정에 대한 차원적 접근 방식을 결합한 것으로 볼 수 있다. 플러치크Plutchik 모델의 각 잎에서 각성은 외부에서 내부로 이동함에 따라 증가하여 더 강한 강도의 감정경험을 생성한다. 예를 들어 각성이 낮을수록 두려움이 커지고 각성이 높을수록 공포가 발생한다. 모든 감정경험은 두 가지 또는 세 가지 기본 특성으로 모든 감정경험을 구분하는 감정에 대한 차원적 접근 방식의 특징을 지닌다.

차원적 접근 이론

감정에 대한 차원적 접근 방식은 모든 감정경험을 특징짓고 식별하는 근원의 차원을 포착하는 데 중점을 둔다. 예를 들어 제임스 러셀James Russell의 모델에서는 그림 9.2와 같이 감정경험을 각성과 유쾌 및 불쾌의 유발성valence이라는 두 차원을 중심으로 해서 원형으로 배열한다. 평온함은 낮은 각성 또는 낮은 활성화가 특징인 유쾌한 감정이다. 긍정적인 흥분도 유쾌한 감정이지만 각성이 높은 감정이다. 피로와 긴장은 각성 또는 활성화의 연속선상에서 각각 반대편 끝에 있는 불쾌한 감정들이다. 러셀Russell은 다른 차원 이론가들과 마찬가지로 유쾌 및 불쾌의 유발성valence 차원을 '핵심 정서 core affect'로 설명하는 데, 이는 '단순히 좋은 느낌이거나 좋지 않은 느낌, 활력이 넘치는 느낌이거나 기운이 없는 느낌으로 의식적으로 접근할 수 있는 신경생리적 상태'이다.[15]

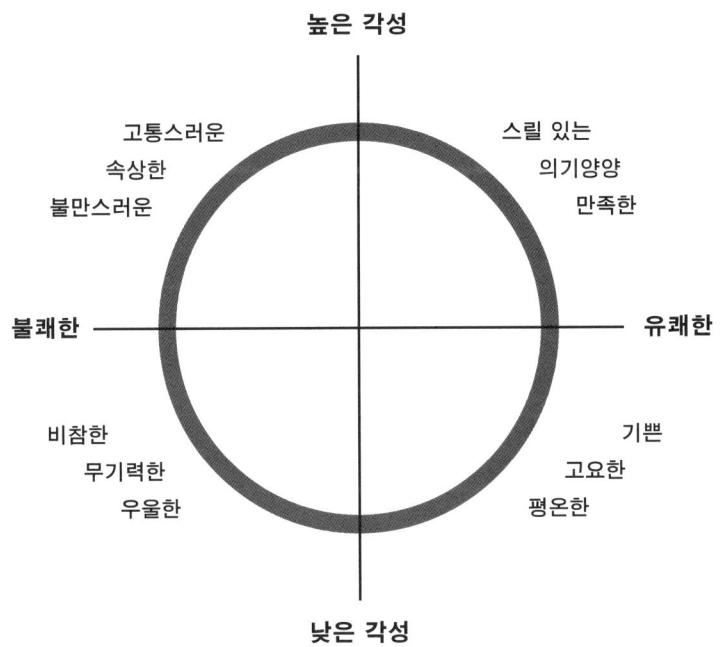

그림 9.2 감정의 복합 순환 모델

구성주의적 접근 이론

감정에 대한 기본 감정 접근법은 진화 과정에서 다양한 감정경험을 위해 몸과 뇌의 구조에 서로 다른 신체생리적 패턴이 구축되었다고 주장하는 반면, 구성주의적 접근법은 감정이 현재에서 구성된다고 주장한다. 구성주의 이론가들마다 현재의 감정 구성에 영향을 미치는 다양한 요소를 강조한다. 사회적 구성주의 이론가들은 신체생리를 간과하고 감정의 구성에서 어머니와 아버지 같은 사회적 역할과 무신론과 같은 신념들이 감정 구성에 중요한 역할을 한다고 강조한다. 심리적 구성주의 이론가들에 따르면 감정은 뇌나 몸에 내장되어 있는 것이 아니라 생각이나 몸의 경험과 같은 보다 기본적인 요소로부터 현재에 구성된다고 설명한다. 신경 구성주의 이론가들은 경험이 뇌의 신경회로를 어떻게 형성하고 그것이 현재 감정을 구성하는 데 어떻게 기여하는지에 초점을 맞춘다. 리사 펠드먼 배럿Lisa Feldman Barrett의 구성주의 감정이론은 사회적, 심리적, 신경 구성주의 접근법을 결합한 이론으로 이어서 기본 감정 접근법과 구성주의 접근법의 차이를 논의할 때 활용하겠다.[16]

기본 감정 접근법과 구성주의 감정 모델의 차이

기본 감정 접근법에서는 모든 감정이 몸뿐만 아니라 뇌에도 각각의 서로 다른 신체생리적 패턴을 가지고 있다고 믿는다. 기본 감

5. 감정의 신체생리

정의 수는 제한되어 있으며 모든 감정경험은 두 개 이상의 기본 감정의 조합을 통해 도달할 수 있다. 따라서 기본 감정 접근법에서는 감정경험의 총 개수도 제한된다고 본다. 구성주의 접근법에서는 모든 상황이 먼저 뇌에 저장되어 있는 과거 경험의 기억을 바탕으로 뇌에서 발생할 수 있는 감정(그 상황이 개인의 웰빙에 미치는 영향)을 예측한다. 그런 다음 이 예측은 상황에서 한 사람의 신체생리에 대한 현재 경험의 정보가 뇌에서 입력되어 업데이트된다. 그런 다음 뇌는 업데이트된 정보에서 매우 일반적인 신체생리적 패턴(차원)을 인식하고 이를 '심장에 비수가 꽂히는 느낌'과 같은 언어의 개념과 연결하여 감정에 도달한다.

구성주의 접근법은 문화 전반에 걸쳐 보편적인 감정경험이 존재한다는 이론에 이의를 제기한다. 구성주의 접근법은 또한 모든 문화권에서 모든 감정에 대해 뇌 생리나 몸 생리에 서로 다른 특정한 신체생리적 패턴이 있다고 생각하지 않는다. 구성주의 이론가들이 뇌가 감정을 구성하는 과정에서 어떠한 신체패턴도 허용하지 않는다는 입장은 아니다. 오히려 구성주의 이론가들은 뇌가 감정을 구성하는 데 관여되는 신체생리적 패턴이 매우 일반적인 성격을 띠며, 예를 들어 감정의 복합 순환 모델에서 살펴봤던 각성과 유쾌 및 불쾌의 유발성과 같은 일반적인 요소들로 구성된다고 주장한다.

구성주의 이론가들은 감정경험에 있어서 문화와 하위문화 간에 일관성이 부족한 이유가 다양한 맥락에서의 신체생리적 경험과 이를 설명하는 데 사용되는 언어 개념의 차이 때문이라고 가정한다.

기본 감정 모델과 구성주의의 중요한 차이점은 구성주의 감정이론에서는 가능한 감정의 수에 제한이 없다는 것이다. 가능한 한 많은 신체생리에서 몸을 통한 감정경험하기를 할 수 있는 가능성에 관심이 있기 때문에 감정을 생성하는 것이 뇌 생리와 몸 생리 전체를 포함한다는 개념이 구성주의 접근법이라는 점에 유의하는 것이 중요하다. 이는 감정경험에서 몸의 역할을 인정하는 기본 감정 접근법에서도 마찬가지이다.

기본 감정에 대한 확장된 관점

행복, 슬픔, 두려움, 분노, 역겨움, 놀람과 같은 기본적인 감정은 매우 중요하다. 앞서 살펴본 바와 같이 대부분의 기본 감정 접근법의 이론가들은 얼굴 표정과 발성 표현을 통해 표현하기 쉬운 보편적인 감정경험이 문화권에 관계없이 존재한다고 믿는다. 사람들이 얼굴 표정과 발성에서 감정을 찾으면 찾을수록 더 많은 것을 발견하게 된다. 아기들은 출생 직후부터 얼굴 표정과 발성의 표현으로 기본적인 감정을 표현할 수 있는 생래적인 능력을 가지고 있는 것으로 알려져 있으며, 식별력 있는 어머니들은 어린 아기로부터 이런 감정들을 인식할 수 있다고 알려져 있다. 이러한 표현을 통해 다른 사람들이 우리가 감정적으로 겪고 있는 것을 더 쉽게 알 수 있게 해 준다.[17,18,19] 또한 사람들에게 무엇을 느끼고 있는지 물어보면 보통 이러한 기본 감정으로 대답한다. 따라서 더 쉽게 활용할

5. 감정의 신체생리

수 있는 기본 감정에 대한 질문으로 우리가 감정적으로 어떤지 또는 다른 사람들이 감정적으로 무엇을 겪고 있는지 탐색하는 것은 일리가 있다.

구성주의 패러다임에서는 더 복합적이고, 식별된, 미묘한 감정경험을 '특정한 감정 사례'라고 부른다. 특정한 감정 사례에서 좋다 또는 나쁘다의 유발성에 관여되는 기본 신체생리적 차원에 따라 형성되는 '좋은 느낌' 또는 '나쁜 느낌'은 모든 감정경험의 기본 또는 핵심 특성으로, 뇌가 더 복잡한 감정경험보다 더 빨리 구성하고 추상화하여 보고할 수 있다. 이 장의 뒷부분에서 감각운동 감정에 대해 설명하겠지만 좋은 느낌이나 나쁜 느낌은 행복이나 슬픔과 같은 기본 감정보다 더 기본적이며 어떤 이유로 그것을 숨기고 있지 않다면 얼굴 표정이나 발성에서도 쉽게 식별할 수 있다.

슬픔과 같은 기본 감정이 절망이나 배신감으로 인해 심장에 비수가 꽂히는 느낌과 같은 세분화된(복합적이고, 식별된, 미묘한) 감정경험보다 더 쉽게 접근할 수 있는 이유는 무엇일까? 공포나 분노와 같은 기본 감정의 특정 뇌 위치와 회로에 대한 연구와 증거가 많은 이유는 무엇일까? 얼굴이나 목소리에서 서로 다른 특정한 신체생리적 패턴이 더 많이 나타나는 이유는 무엇일까? 이러한 질문에 대한 기본 감정 접근법의 표준적인 답변은 진화 과정에서 그것들이 선택되었고 우리의 뇌 생리와 신체 생리에서 빠르고 본능적인 감정적 반응을 하도록 내장되어 다양한 상황에 대한 생존 이점을 제공한다는 것이다.

그렇다면 5장에서 살펴본 뇌가 비슷한 상황에서 과거의 감정경험을 기억에서 불러와서 현재 상황에 대한 감정 반응을 예측하거나, 상황이 신체생리에 미치는 영향에 대한 정보의 특정 또는 일반적인 패턴을 언어 개념과 결합하는 등 다른 방식으로도 감정을 만들 수 있다는 증가와 어떻게 조화시킬 수 있을까? 나는 이 질문에 한동안 어려움을 겪었다. 그리고 내가 얻은 대답은 비교적 간단했다. 뇌나 몸의 진화에 의해 형성된 본능적인 감정 회로를 통해서 생성되든, 과거의 감정경험을 회상함으로써 생성되든, 신체생리에서 얻은 현재 정보의 광범위한 패턴을 언어 개념과 일치시킴으로써 생성되든 기본 감정의 상황이 우리의 웰빙에 미치는 영향을 빠르게 파악할 수 있으며 기본 감정이 더 복잡한 감정에 비해 뇌에서 처리해야 할 정보가 적다. 더 복잡한 감정은 이를 생성하는 데 더 많은 시간과 신경적 자원을 필요로 하며 그 감정이 의식적으로 나타나지 않더라도 마찬가지이다.

　우리의 뇌는 상황을 완전히 처리하기 전에 그것이 좋거나 나쁘거나, 유리하거나 불리하다고 하는 전반적인 인상에 빠르게 도달할 수 있다는 것은 잘 알려진 사실이며 초기 인상에 대한 확인, 수정 또는 더 복잡한 이해에 도달하려면 더 많은 시간과 신경적 자원이 필요하다. 뇌의 변연계 일부인 편도체는 이러한 빠른 정보처리에 관여하는 중요한 구조로 확인되었다.[20] 뇌가 신체생리로부터 상황의 영향에 대한 복잡한 정보를 받게 되면 이 빠른 정보 처리능력을 활용하여 상황이 우리에게 어떤 영향을 미치는지와 그 상황에 어떻게 대응할지를 빠르게 파악할 수 있다. 예를 들어 우리는 상황을 빠르게 불리하다고 처리하고 두려움이나 분노로 반응할 수 있지만 이후 추가적인 처리 과정을 거쳐 그것이 둘 다 필요하지 않다고 수정할 수 있다. 행복과 같은 초기의 감정 평가나 반응이 후속 분석에 의해 완전히 반박되지 않는 한, 그 영향에 대한 모든 후속 세부 평가 즉 모든 후속 감정은 행복을 기본적인 특성이나 차원으로 갖게 된다.

구성주의 이론가들의 설명에 의하면 우리는 행복이나 슬픔과 같은 기본 감정을 많은 유사한 감정 경험들에서 공통적인 근본 특성 또는 주제로 생각할 수 있다. 기본 감정은 더 복잡한 감정이 형성되기 전에 뇌나 몸의 본능적인 감정 반응, 뇌의 과거 감정경험 회상, 신체생리에서 얻은 현재 정보의 빠른 처리를 통해 상황의 영향을 빠르게 파악할 수 있다. 또한 뇌가 유사한 경험들에서 공통적인 특성을 추상화하는 능력이 있는 것으로 알려져 있기 때문에 더 복잡한 감정이 형성된 후에도 추상화할 수 있다.

조지타운대학교의 제로드 패럿 Gerrod Parrott이 제시한 훌륭한 감정의 프레임워크를 통해 이러한 개념을 설명해 보겠다.[21] 패럿 Parrott의 기본 감정 목록은 사랑, 기쁨, 놀람, 분노, 슬픔, 두려움으로 구성되어 있다. 그는 다른 감정들을 2차 감정과 3차 감정으로 분류하여 총 146개의 감정을 도출했다. 이 목록은 감정경험에 대한 어휘를 학습하기 쉽도록 범주로 구분하여 정리한 것으로 감정어휘를 구축하는 데에도 유용하다. 그 목록을 보면 애정과 같은 2차 감정이 이 목록에서는 3차 감정으로 나열되어 있는 것을 발견했을 것이다. 이는 패럿 Parrott의 모델이 나무 형태로 구성되어 있기 때문이다. 여기서 2차 감정은 1차 감정들의 조합이 아니고 3차 감정은 기본 감정

이론에서처럼 2차 감정들의 조합이 아니다. 사랑은 감정의 나무에서 주요 가지와 유사하며 애정과 성욕과 같은 2차 감정은 사랑의 가지에서 나오는 더 작은 가지들이다. 그리고 끌림과 애정과 같은 3차 감정은 애정의 가지에서 나오는 더 작은 가지들이다. 애정은 매우 다양한 방식으로 경험할 수 있는 감정이기 때문에 2차 감정이자 3차 감정으로 나타나는 것이다.

    기본 감정과 관련된 2차 및 3차 감정경험을 살펴보면 기본 감정이 모든 감정에서 기본적인 또는 핵심적인 특성임을 알 수 있다. 예를 들어 슬픔은 우울, 절망, 무망감, 음울, 침울, 불행, 비탄, 비통, 비애, 비참, 멜랑콜리에서 추상화될 수 있는 공통적인 특성으로 볼 수 있다. 또는 이러한 감정들보다 먼저 상황에 대한 본능적인 반응이나 과거의 경험을 통해 빠르게 파악된 결과로 기본 감정으로 간주될 수도 있다. 마찬가지로 분노는 격노, 격분, 광포, 진노, 적대감, 흉포, 쓸쓸함, 증오, 혐오, 경멸, 앙심, 복수심, 반감, 원한을 유발하는 상황에서 공통적인 특성으로 볼 수도 있고 그보다 앞서서 본능이나 과거의 경험을 통해 기본 감정으로 분류될 수 있다. 더 식별된 형태의 감정이 생성되기 전에 기본 감정이 도달하면 뇌를 활성화시키고 신체생리에서 얻은 현재의 정보를 더 효율적으로 분석할 수 있다. 예를 들어 행복이 본능이나 과거 정보에서 빠르게 촉발되었다면 뇌는 먼저 현재의 신체생리적 정보에서 행복을 핵심 특성으로 갖는 패턴을 찾은 후 이를 설명할 언어 개념을 찾을 것이다.

표 9.1 패럿Parrott의 감정 프레임워크

1차 감정	2차 감정	3차 감정
사랑love	애정affection	추앙adoration, 애정affection, 사랑love, 자애fondness, 애호liking, 끌림attraction, 배려caring, 부드러움 tenderness, 연민compassion, 다정다감sentimentality
	성욕lust	각성arousal, 욕망desire, 성욕lust, 열정passion, 심취infatuation
	갈망longing	갈망longing
기쁨joy	쾌활cheerfulness	재미amusement, 지복bliss, 쾌활cheerfulness, 흥겨움gaiety, 환희glee, 명랑jolliness, 즐거움joviality, 기쁨joy, 큰 기쁨delight, 즐김enjoyment, 희열gladness, 행복happiness, 환호jubilation, 의기양양elation, 만족satisfaction, 황홀감ecstasy, 도취감euphoria
	열정zest	열광enthusiasm, 열성zeal, 열정zest, 흥분excitement, 스릴thrill, 고양감exhilaration
	흡족contentment	흡족contentment, 유쾌pleasure
	자부심pride	자부심pride, 승리감triumph
	낙관optimism	간절함eagerness, 희망hope, 낙관optimism
	매혹enthrallment	매혹enthrallment, 황홀경rapture
	안도relief	안도relief
놀람surprise	놀람surprise	경탄amazement, 놀람surprise, 경악astonishment

화anger	짜증irritation	격화aggravation, 짜증irritation, 동요agitation, 귀찮음annoyance, 토라짐grouchiness, 언짢음grumpiness
	격분exasperation	격분exasperation, 좌절frustration
	분노rage	화anger, 분노rage, 격분outrage, 광포fury, 진노wrath, 적대감hostility, 흉포ferocity, 씁쓸함bitterness, 증오hate, 혐오loathing, 경멸scorn, 앙심spite, 복수심vengefulness, 반감dislike, 원한resentment
	역겨움disgust	역겨움disgust, 섬뜩함revulsion, 경멸contempt
	부러움envy	부러움envy, 질투jealousy
	격통torment	격통torment
	고통suffering	고투agony, 고통suffering, 아픔hurt, 고뇌anguish
슬픔sadness	슬픔sadness	우울depression, 절망despair, 무망감hopelessness, 음울gloom, 침울glumness, 슬픔sadness, 불행unhappiness, 비통grief, 비탄sorrow, 비애woe, 비참misery, 멜랑콜리melancholy
	실disappointment	당황dismay, 실망disappointment, 불쾌displeasure
	수치심shame	죄책감guilt, 수치심shame, 후회regret, 회한remorse
	방치neglect	소외감alienation, 고립감isolation, 방치neglect, 외로움loneliness, 거절감rejection, 향수병homesickness, 패배감defeat, 낙담dejection, 불안정insecurity, 당황embarrassment, 굴욕감humiliation, 모욕감insult

	공감sympathy	동정심pity, 공감sympathy
두려움fear	공포horror	깜짝 놀람alarm, 충격shock, 두려움fear, 소스라쳐 놀람fright, 공포horror, 심한 공포terror, 공황panic, 히스테리hysteria, 고행mortification
	초조감 ervousness	불안anxiety, 초조감nervousness, 긴장감tenseness, 불편함uneasiness, 우려apprehension, 걱정worry, 괴로움distress, 무서움dread

놓이는 감정들, 단순하고 복잡한 감각운동 감정

우리는 여러 가지 이유로 행복이나 슬픔과 같은 기본 감정으로 우리의 탐구를 시작하는 것이 여러 가지 이유로 얼마나 편리한지 앞서 살펴보았다. 안타깝게도 두려움이나 분노와 같은 기본 감정은 특히 얼굴과 목소리를 통해 쉽게 표현할 수 있기 때문에 사회적 억제의 대상이 된다. 성장 과정에서 표현할 수 있도록 다른 사람들의 지지를 받을 수 없었다면 그러하다. 하지만 사람들이 도움을 요청할 때 하는 말을 자세히 살펴보면 대부분은 자신들이 지금까지 느꼈던 것만큼 기분이 나빠지지 않기 위해 도움이 필요하다고 말하는 경우가 많다. '기분이 나쁘다'는 어떤 상황이 자신의 웰빙에 부정적인 영향을 미치고 있다는 평가이기에 이는 감정이며 이것이 바로 감정에 대한 정의이다. 우리는 그 감정을 가능한 한 몸 전체로 확장하여 몸을 통한 감정경험의 과정을 시작할 수 있다. 우리가 앞서 살펴본 제임스 러셀James Russell의 감정차원 이론에서 좋은 느낌과 나쁜 느낌은 유쾌 및 불쾌의 유발성 차원에 따른 양극성이지만 그 자체로 감정으로 식별되거나 다양한 감정 목록에서 감정으로 제시되지 않는다. 내담자가 자신이 처한 상황에서 기분이 매우 나쁘다고 말할 때 우리가 이를 간과하는 경우가 있는 것은 아마도 이러한 이유 때문일 것이다.

우리는 방금 위에서 행복이나 슬픔과 같은 기본 감정이 세부화된 감정보다 앞서거나 후속할 수 있는 감정 범주의 추상적인 특성으로 생각될 수 있는지를 살펴보았다. 또한 기본 감정이 과거 경험에 대한 기억이나 본능적 감정 회로의 활성화로 인해 상황에 대한 빠른 첫 반응이 될 수 있으며, 이러한 감정이 전 세계적으로 인정되는 얼굴 표정과 발성 표현에 어떻게 적용되는지를 살펴보았다. 기분이 좋다 또는 기분이 나쁘다는 것은 어떤 것일까? 어떤 상황에서 기분이 좋은지 나쁜지는 쉽게 알 수 있다. 이러한 감정은 얼굴과 발성으로 표현하기 쉽다. 다른 사람의 얼굴과 목소리 표현에서 쉽게 감지할 수 있으며 때로는 슬픔이나 행복과 같은 기본 감정보다 더 쉽게 감지할 수 있다. 그리고 이러한 감정은 기억에서 떠올리기가 더 쉽다. 이러한 감정은 본능적인 감정 뇌 회로에 내장되어 있을 가능성이 높다. 우리는 종종 더 식별된 감정으로 구분하기 전에 '나는 이것에 대해 좋은 또는 나쁜 느낌이에요'와 같은 진술을 빠르게 생각해 낼 수 있기 때문이다.

따라서 기분이 나쁘다는 것은 슬픔이나 두려움과 같은 기본 감정을 포함한 모든 불쾌한 감정 중에서 가장 기본적인 감정이다. 또는 그것은 다양한 불쾌한 감정의 전후에 생성되는 핵심적인 특성이다. 내담자들은 고통을 덜기 위해 도움을 요청하는 행위 자체에서 기분이 나쁘다고 말한다. 사회적 억압으로 인해 다른 감정에 접근하기 어려울 때 우리는 이 매우 기본적인 기분이 나쁘다는 감정으로 가서 몸을 통한 감정경험 과정을 시작할 수 있다. 우리는 그들이 도움을 요청할 정도로 무언가에 대해 충분히 기분이 나쁘다는 것을 이해한다고 말한 후에 몸 어디에서 기분이 나쁜지 물어보고 몸을 통한 감정경험 과정을 시작할 수 있다.

불쾌한 감정의 핵심에 무엇이 있어서 그 감정을 견디기 어려운지 파악하고, 그 감정을 몸에서 찾아내고, 몸에서 확장해서 감정을 견딜 수 있는 역량을 키울 수 있다면 보편적으로 바람직하지 않은 핵심 특성을 지닌 모든 불쾌한 감정에 대한 역량을 키울 수 있고 그 감정에 대해 알아차림을 하면서 받아들이고 그 감정과 함께 있을 수 있는 것을 더 쉽게 만들 수 있다. 이것이 바로 슬픔이나 두려움과 같은 기본 감정에 접근할 수 없는 사람들과 일할 때 내가 흔히 발견하는 것이다. 몸 생리나 뇌 생리에서 기분이 나쁘다는 알아차림을 얼굴 표정이나 발성과 연결하면 종종 그들이 슬픔이나 두려움과 같은 기본 감정의 다음 단계에 도달하는 데 도움이 된다. 나쁜 기분과 동등한 다른 감정들이 있다. 불쾌한, 불편한, 고통스러운, 끔찍한, 무서운, 압도적인, 스트레스를 받는 느낌 등은 기분이 나쁘다라는 단순한 감정 대신 사용할 수 있는 다른 기본 감정의 예이며 그중 하나가 어떤 사람들에게는 기분이 나쁘다라는 단순한 감정보다 더 공감을 불러일으킬 수 있다.

감정 목록을 살펴보면 좋다 또는 나쁘다와 같은 단순한 신체 상태는 거의 찾아볼 수 없으며 감정으로 간주될 수 있는 다른 단순하고 더 복잡한 신체생리적 상태들을 쉽게 발견할 수 있다. 사랑하는 사람이 곁에 없을 때 공허함을 느끼고 곁에 있을 때 충만함을 느끼며, 파편화된 느낌 또는 자기감 sense of self 과 함께 있는 느낌, 만족감 또는 불만족감, 스트레스 또는 이완, 쾌감 또는 고통, 약함 또는 강함, 무감각 또는 생동감 등 비교적 단순한 신체생리적 상태의 예가 이에 해당한다. 이러한 감정의 더 복잡한 예는 다음과 같은 설명에서 찾을 수 있다.

나는 트럭에 치인 것 같은 기분이 든다.
그녀가 내 심장을 찌르고 칼을 몇 번 돌린 것 같은 느낌이 든다.
내 몸이 블랙홀처럼 느껴진다.
몸이 살아있는 구더기가 들끓는 썩은 시체처럼 느껴진다.

이런 불쾌한 예에 대한 혐오감을 상쇄하기 위해 그리고 독자들이 이 책을 떨어뜨리지 않기 위해 다음과 같은 예는 어떨까
내 몸이 내가 가장 좋아하는 초콜릿인 것처럼 달콤하게 느껴졌다.
내 몸이 은혜의 파도가 끊임없이 밀려오는 것처럼 느껴졌다.
나는 산처럼 단단하게 느껴졌다.

우리는 이런 표현들을 소설이나 시에서 많이 발견하지만 임상 환

경에서는 드물게 발견된다. 아마도 감정에 대한 심리학 문헌이 일반적으로 그것을 배제하고 있고 대부분의 심리학적 접근에서 몸과 몸의 경험이 대체로 배제되어 있기 때문일 것이다.

목록에서 발견되는 감정보다 우리 경험에서 더 흔하고 자주 발생하는 이런 유형의 감정을 무엇이라고 부를까? 이 감정이 주의를 끌고 기억에 남을 수 있도록, 잊혀 지지 않도록 할 수 있는 이름이 뭘까? 우리는 이를 '몸의 감정body emotions'이라고 부를 수 있다. 하지만 모든 감정이 몸의 감정이 아닌가? 나는 어딘가에서 이런 심리적으로 의미 있는 신체생리적 상태를 '감각운동 감정sensorimotor emotions'이라고 부를 수 있다고 읽은 것 같아 역추적하였으나 출처를 찾을 수 없었다. 내가 만들어낸 것일까? 명확하지 않다. 하지만 내가 수업에서 이 용어를 사용하면 사람들의 주의를 끌 수 있다. 사람들은 이를 다른 유형의 감정과 구별하기 시작하고 그에 걸맞은 중요성을 부여한다. 그래서 나는 이런 감정을 설명하기 위해 '감각운동 감정'이라는 용어를 고수했다.

감각운동 감정은 다른 감정의 구성 요소가 될 수 있다. 예를 들어 외로움은 종종 참을 수 없는 공허함의 신체생리적 경험으로 경험된다. 감각운동 감정은 또한 잘 알려진 감정들을 추상화하는 원천이 될 수 있다. 예를 들어 행복은 유쾌함이나 만족의 상태에서 추상화될 수 있다. 또한 감각운동 감정은 기본 감정과 결합하여 일부 감정이 어떻게 구성될 수 있는지에 대한 더 나은 설명을 제공할 수 있다. 예를 들어 감정이 다른 감정을 결합하여 도달할 수 있다면 절망이나 무력감의 경험은 기본 감정들의 어떤 조합보다 슬픔과 에너지 상실의 결합을 통해 더 잘 포착된다.

불리한 상황에서 감정을 식별할 수 없다면 우리는 그 사람이 기분 나쁘고, 끔찍하고, 고통스럽고, 스트레스받고, 화가 나거나 불쾌하다는 기본적인 감각운동 감정을 뇌 생리나 몸 생리에서 찾도록 안내할 수 있다. 때로는 다른 감정이 나타나지 않더라도 이러한 기본적인 감각운동 감정을 몸으로 경험하는 것만으로도 나타나는 증상을 해결하는 데 충분할 수 있다. 증상이 해결되지 않는다면 이러한 단순한 감각운동 감정에서 다른 감정으로 어떻게 나아갈 수 있을까? 먼저 우리의 탐구를 위한 배경으로 감정의 신체생리에 대한 흥미로운 정보를 살펴보겠다.

얼굴 정서 시스템

감정의 신체생리에서 얼굴과 목의 생리가 감정과 관련하여 다양한 역할을 하도록 진화해 왔기에 다소 특별하다. 얼굴과 목은 얼굴 표정과 발성을 통해 감정을 표현하는 데 특화되어 있다. 행복과 슬픔과 같은 기본 감정은 물론 고통과 쾌락과 같은 단순한 감각운동 감정을 출생 직후에도 표현할 수 있다. 감정은 몸의 다른 부분의 생리보다 얼굴과 목의 생리를 통해 더 많이 표현된다. 얼굴 표정과 발성을 통해 다른 사람들에게 감정을 전달하고, 감정을 조절하는 데 필요한 도움을 받는다. 또한 감정을 표현하는 행위 자체에서 어느 정도의 안도감이나 심지어 쾌감도 경험할 수 있다.

5. 감정의 신체생리

얼굴과 목의 생리는 감정경험이 생성되는데 많은 영향을 주는 동시에 이를 방어하는 역할을 한다. 이것이 의심스럽다면 불행한 얼굴이나 목소리로 '나는 지금 행복해.'라고 말하는 강력한 모순을 직접 경험해 보라. 얼굴과 목소리는 다른 사람의 얼굴과 목소리를 모방할 수 있기에 신체생리적으로 다른 사람의 감정경험을 신체적으로 해 보고 감정경험을 생성하는 데 도움이 될 수 있다. 신체생리의 다른 부분도 이러한 기능을 할 수 있지만 그 정도는 정밀하게 동일하지 않다. 또한 얼굴과 목소리의 감정 표현은 거의 항상 뇌 생리와 몸 생리의 더 많은 부분에서 비언어적 표현과 감정의 확장을 동반한다. 감정경험에서 얼굴 근육의 참여를 억제하면 뇌에서 감정 처리와 기억을 억제한다는 사실이 알려져 있다.[22]

감정의 신체생리 문헌에서 얼굴 정서 시스템과 내장 정서 시스템을 구분한다.[23] 이 이론에 따르면 얼굴 정서 시스템은 내장 정서 시스템의 감정경험을 표현하도록 설계되었다. 이 두 가지 정서 시스템의 통합은 인간의 성장에 있어 발달적 성과로 간주되며, 이는 양육자의 도움을 받아야 하는 발달이다. 두 시스템의 통합 부족이 심리생리적 증상 형성의 핵심 원인이다. 내가 이 이론을 접했을 때 나는 목throat을 포함하도록 확장한 얼굴 감정 시스템이 감정경험의 범위를 넓히는 데 활용될 수 있는지, 즉 감정의 세분화를 높이는 데 활용될 수 있는지 궁금했다. 그리고 이 시스템을 고통이나 쾌락과 같은 단순한 감각운동 감정 또는 행복이나 슬픔과 같은 기본 감정으로 감정 범위가 제한되어 있는 사람들에게도 적용할 수 있는지가 궁금했다. 또한 얼굴 감정 시스템이 생애 초기 어린 시절의 부정적 경험으로 감정경험 수용역량이 제한된 것으로 알려진 사람들의 심리생리적 증상을 해결하는 데 얼굴 감정 시스템을 활용할 수 있는지도 궁금했다.

이를 알아보기 위해 나는 다음과 같은 개입을 개발하여 나 자신과 내 내담자에게 시도해 보았다. 내담자가 상황에 대한 반응으로 나쁜 느낌, 불편함, 고통과 같은 단순한 감각운동 감정만 느낄 수 있는 경우에 나는 먼저 몸 생리에서 감정경험을 확장하여 이를 위한 능력을 개발하는 것이 내담자가 더 식별된 감정경험, 더 복합적인 감각운동 감정, 기본 감정 또는 감각운동 감정의 가까운 사촌인 다른 복잡한 감정에 접근하는 데 도움이 되는지 확인하였다.

이러한 개입이 더 복잡한 감정으로 이어지지 않았거나 내담자가 몸 생리에서 감정을 확장할 수 없다면 나는 그들에게 자신이나 다른 사람이 얼굴 표정이나 발성을 통해 몸에서 일반적인 감정을 표현하는 모습을 상상해 보도록 안내를 했다. 때때로 나는 그들이 실제로 얼굴이나 목소리로 감정을 표현해 보도록 하고 내가 내담자의 것을 반영하여 내 얼굴 표정이나 발성으로 표현하면서 그들을 지지하고 그들이 어떤 감정을 느끼고 있는지 파악하기도 했다. 극도로 억제된 사람들에게는 다른 사람이 그 감정을 얼굴 표정과 발성으로 표현하는 것을 상상하거나 그저 그런 방식으로 표현하는 자신을 상상하는 것이 바로 겉으로 표현하는 것보다 덜 위협적인 경우가 많다. 이렇게 얼굴과 목 부위가 관여되는 감정의 신체생리를 간단하게 다루고 나면 더 식별된 감정경험이 빠르게 나타나고 장기적으로 지속되던 심리생리증상이 놀라울 정도로 빠르게 해결될 수 있다는 사실을 알게 되었다.

모두를 통합하기

우리는 단순하고 복합적인 감정 목록인 기존의 전통적인 감정 목록에 단순하고 복합적인 감각운동 감정을 추가하여 가능한 감정경험의 범위를 확장했다. 우리는 감정의 신체생리를 뇌, 몸 그리고 감정 표현의 주요 신체생리인 얼굴과 목으로 구분하였다. 이제 이 모든 것을 종합하여 감정경험을 찾고 그것을 가능한 한 빨리 몸을 통한 경험을 할 수 있게 하는 몇 가지 방법을 살펴보자.

감정은 뇌나 몸에서 먼저 생성될 수도 있고 두 곳에서 동시에 생성될 수도 있으며 방해받지 않는다면 뇌 생리와 몸 생리 전반에 퍼질 가능성이 있다.[24] 7장에서 살펴보았듯이 이러한 감정경험이 다시 자극을 받을 때마다 남아있었거나 재활성화되는 여러 가지 심리적 및 신체생리적 방어에 의해 감정경험의 흐름이 방해를 받아 인지적, 정서적, 행동적, 심리생리적 증상을 유발할 수 있다. 감정 표현에 사용되는 주요 신체생리인 얼굴과 목은 뇌나 몸에서 발생하는 감정경험을 통합하고 식별하는 효율적인 가교 역할을 할 수 있다.

감정경험이 뇌에 국한되어 있다면 얼굴 표정과 발성을 통해 그것을 얼굴과 목으로 확장할 수 있다. 이렇게 하면 뇌가 감정과 그 맥락을 처리하고 그것을 식별하고 기억하는 능력이 향상된다는 증거가 있다.[25] 즉 얼굴과 목의 신경생리는 뇌에서 비롯된 감정경험을 이해하고, 해독하고, 식별하는 데 도움이 될 수 있다. 또한 비언어적 표현과 몸에서의 감정 확장은 일반적으로 언어적 표현을 동반하기 때문에 감정이 몸의 다른 부분으로 확장될 가능성이 증가한다.

감정경험을 몸의 다른 부분으로 확장하는 것은 매우 중요하다. 감정경험이 뇌에만 국한된다면 본능적이고 과거에 해당하는 감정 반응을 반영하는 것일 수 있다. 신체생리의 최신 정보에 대한 현실 검증이 아니라면 그 정보는 최적일 수 없기에 부적절한 인지, 정서, 행동 반응을 초래한다. 따라서 얼굴 표정과 발성은 얼굴과 목 부위뿐만 아니라 뇌와 몸의 다른 부분과도 연결함으로써 감정경험에서 뇌 생리와 몸 생리를 통합하는 데 도움이 될 수 있다.

다른 방향으로 몸의 생리가 감정경험에 기여할 때 얼굴 표정과 발성을 통해 얼굴과 목의 생리를 활성화하면 뇌가 몸의 생리에서 얻은 정보를 감정적 의미로 처리하는 데 도움이 될 수 있다. 얼굴과 목의 생리는 뇌에서 몸으로 또는 몸에서 뇌로, 양방향으로 감정경험을 확장하는 데 중요한 가교 역할을 할 수 있다.

이제 몸을 통한 감정경험의 구체적인 단계를 보다 자세히 다루는 방법론 섹션으로 넘어가자.

3부

몸을 통한 감정경험 처리 과정
몸을 통한 감정경험의 4단계

· · ·

3부에서는 몸을 통한 감정경험embodying emotion 처리 과정을 어떻게 진행하는지 너트와 볼트를 관찰하듯이 좀 더 체계적으로 살펴볼 것이다. 몸을 통한 감정경험 방식을 활용하여 내담자의 감정뿐만 아니라 우리 자신의 감정도 다룰 수 있다.

치료사가 아닌 경우, 자기 몸을 통한 감정경험 방식에서 어려움을 겪는다면 정신건강 전문가의 도움을 받아야 한다는 점에 유의하라. 이 조언은 두 가지 이유에서 치료사에게도 적용된다.

첫째, 혼자서 자기 감정을 다루는 것은 한계가 있다. 우리는 모두 감정을 해소하기 위해 때때로 적어도 한 명 이상의 다른 사람으로부터 정서적 지지가 필요하다. 자연이 그렇게 설정해 놓았다. 다른 사람의 지지를 받으며 감정을 처리하는 것이 혼자서 감정을 처리하는 것보다 더 쉽고 빠르다.

둘째, 여기 제공된 정보는 몸을 통한 감정경험 처리 과정을 위한 기본적인 정보만 제공하고 있다. 몸을 통한 감정경험 처리 과정과 관련된 더 자세한 정보는 통합 소매틱 심리학Integral Somatic Psychology, ISP 전문 훈련 과정에서 제공한다. 그럼에도 불구하고 다양한 치료 방식과 다른 삶의 영역에 있는 가능한 많은 분들이 이 장의 내용을 통해 자신과 자신이 돕는 사람들의 감정경험이라는 거친 물살을 항해하는 데 즉각적으로 유용하게 쓰이길 바란다.

몸을 통한 감정경험 처리 과정을 다음 4단계로 개념화하였다.
1) 상황
2) 감정
3) 확장
4) 통합

이 4단계는 항상 제시한 순서대로 구현될 필요는 없다는 점을 유의하라. 많은 경우에 상황에 따라 단계를 앞뒤로 왔다 갔다 하거나 뒤 단계부터 시작할 수도 있다. 이 4단계를 엄격한 순차적 절차로 보기보다는 몸을 통한 감정경험 처리 과정의 구성 요소로 보는 것이 좋다. 이어지는 다음 장들에서 각 단계를 살펴보겠다.

몸을 통한 감정경험 처리 과정을 4단계로 개념화했을 때 첫 두 단계에 대해 글을 많이 써야 할 것이라고는 생각하지 못했다. 나는 이 작업이 상황에 집중하고, 관련된 감정을 이끌어내고, 적절한 지지를 제공하여 그 감정을 지속시키는 작업이 대부분의 심리치료사에게 두 번째 본능이 될 것이라고 가정했다. 그래서 더 기법적인 단계인 확장과 통합 단계에 대해 더 많이 글을 써야 한다고 생각했었다. 여러 나라를 방문하면서 내가 발견한 사실은 놀랍게도 내담자가 집중할 수 있는 관련 상황을 찾도록 돕는 것과 관련 상황을 찾은 후 그 상황과 관련된 감정에 접속하고 그 감정에 머무르는 것을 안내하고 지지하는 것에 대한 공통된 어려움이 있다는 사실이다. 치료사가 필요한 만큼 자주 상황을 언급하고 감정을 지지하지 않으면 감정 없이 뇌 생리와 몸 생리의 확장 및 통합은 단지 불쾌한 감정을 조절하는 작업이 될 것이다. 몸을 통한 감정경험 처리 과정의 총 4단계 중에 첫 두 단계의 중요성을 항상 기억하라.

몸을 통한 감정경험에 대한 방법을 전달하는 매체로 글과 그림이 담긴 책은 한계가 있다. 이러한 한계를 극복하기 위해 몸을 통한 감정경험 처리 과정의 단계를 설명하는 짧은 영상과 몸을 통한 감정경험의 전체 세션 작업의 시연 영상을 온라인에서 무료로 제공받을 수 있도록 마련하였다.

이 무료 온라인 자료는 www.integralsomaticpsychology.com 에 방문한 후 드롭다운 메뉴에서 'books', 'embodying emotion', 'Free Additional Digital Media Resources'를 차례로 클릭한 후 등록하면 볼 수 있다.

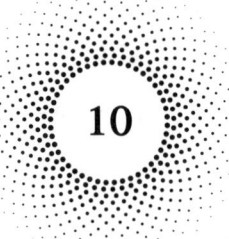

상황

...

요약: 몸을 통한 감정경험하기*embodying emotion*를 위해 감정 반응을 불러일으키고 유지하는 데 상황이나 맥락의 중요한 세부 사항을 어떻게 활용할 수 있는지를 보여 준다.

힘든 감정을 해소하기 위해 작업할 때는 거의 항상 특정 상황과 관련이 있다. 따라서 감정을 다루는 작업에서는 다른 상황을 참조하는 것이 도움이 되는 경우가 아니라면 가능한 한 한 가지 상황에 집중하는 것이 중요하다. 한 가지 상황에서 감정을 다룰 때 기억에서 여러 상황을 떠올리면 감정경험을 감당하기 힘들 정도로 너무 커지게 할 수 있다. 또한 뇌가 다른 상황의 여러 인지적 및 행동적 측면을 처리하는 방해로 인해 산만해지면서 감정이 사라질 수도 있다. 어떤 사람들에게는 견딜 수 없는 감정에 집중되는 것에서 전환하기 위한 뇌의 시도나 감정을 느꼈던 상황의 고통을 끝내기 위한

10. 상황

해결책을 다른 상황들에서 찾으려는 필사적인 노력은 그 감정에 머무르는 것에 대한 방어일 수도 있다. 다음 장에서는 한 상황에 대한 어떤 감정을 가지고 작업할 때 다른 감정들이 빠르게 연이어 나타날 수 있다는 것을 살펴볼 텐데 이는 현재의 감정이 견디기 힘들다는 신호이거나 한 감정에 머무르는 데 따르는 고통을 피하려는 패턴이다. 따라서 몸을 통한 감정경험 처리 과정에서는 특별한 이유가 없는 한 일반적으로 한 번에 한 가지 상황에서 하나의 감정에 머무르는 것이 원칙이다. 다음 장에서 치료사가 한 가지 상황에서 감정을 가지고 일할 때, 다른 감정들이 빠르게 연속적으로 나타날 수 있음을 볼 수 있는데 이는 현재의 감정을 감당하기에는 너무 과하다는 신호이거나 하나의 감정으로 머무르는 데 관련된 고통을 피하는 패턴이다. 따라서 몸을 통한 감정경험은 특별한 이유가 없는 한 일반적으로 한 번에 하나의 상황에서 하나의 감정에 머무르는 것이 원칙이다.

감정은 특정한 상황이나 일련의 상황이 한 개인의 웰빙에 미치는 영향을 평가하는 것으로 넓게 이해할 수 있다. 상황에 대한 한 개인의 반응은 그 상황에 대한 그 개인의 이해에 따라 달라진다. 이는 그 상황에 대처하려면 무엇을 할 수 있을지는 그 사람이 가능하다고 생각하는 것에 따라 달라진다. 예를 들어 기차역에서 컴퓨터 가방을 도난당했을 때 여권이 그 가방 안에 있다고 생각하는지 아니면 바로 그날 아침 컴퓨터 안의 파일들을 모두 백업해 둔 것이 떠올랐는지에 따라 감정적인 반응이 달라질 수 있다. 또한 나에게 보험이나 다른 방법을 통해 컴퓨터를 대체할 충분한 자원이 있는지 그 여부에 따라서도 달라질 수 있다. 따라서 상황에 대한 감정적인 반응은 그 상황에 대한 한 사람의 인지와 그 상황에서의 행동(실현 가능하다고 인식한)에 의해 결정된다고 할 수 있다. 배럿Barrett에 따르면 뇌는 다양한 인지적 및 행동적 예측을 바탕으로 그 상황에 대한 여러 가지 감정적 반응을 빠르게 시뮬레이션하고 유사한 상황에서의 과거 경험과 현재 상황에 대한 정보의 지속적인 업데이트를 토대로 가장 실현 가능한 반응 하나를 선택한다.[1] 이러한 과정 중 어느 것도 의식적인 과정이 아니라는 사실에 유의하라. 일부는 의식적일 수 있지만 의식적이기보다는 무의식적인 경우가 더 많다.

내담자들이 치료사를 찾아올 때는 보통 감정적으로 스트레스를 받는 상황에서 벗어나기 위해서이다. 그들을 돕기 위해서는 먼저 자신이 처한 그 상황에 대한 이해와 자신이 할 수 있는 실현 가능한 대처 행동에 대해 명확해지도록 지지해야 한다. 인지 또는 행동의 변화만으로도 그들의 정서적인 어려움이 해소될 수도 있다. 이는 현재와 관련된 감정경험뿐만 아니라 과거와 관련된 감정경험에도 해당될 수 있다. 다른 사람과의 관계에서 느끼는 죄책감은 문제의 사건이 최근의 일이든 먼 과거의 일이든 진심 어린 사과를 통해 해소될 수 있다. 예를 들어 지난주에 일어난 일이든 40년 전에 일어난 일이든 다른 사람이 당신과 헤어진 데에는 당신과는 전혀 상관없는 타당한 이유가 있었다는 사실을 이해하는 것은 치유에 도움이 될 수 있다.

일반적으로 현재와 관련된 정서적인 어려움은 과거와 관련된 정서적인 어려움보다 인지와 행동의 변화를 통해 더 쉽게 해소할 수 있다. 예를 들어 현재 가정 폭력 상황에서 인지와 행동의 변화는 정서적 고통에 대한 즉각적이고 실현 가능한 치료법으로 볼 수 있다. '그가 질투해서 나를 때리는 거야.' 또는 '그가 나를 사랑해서 질투하는 거야.'에서 '사랑한다고 해서 모두가 이렇게 질투하거나 신체적으로 학대하지는 않아.'로 바뀌는 인지적인 변화는 적절한 방향으로 나아가는 단계이다. '이 관계를 떠나는 것을 나는 상상도 못하겠어.'에서 '나는 하루이틀 안에 이 관계를 떠날 구체적인 계획을 세웠고 다시는 돌아가지 않을 거야.'로 바뀌는 것은 끔찍한 상황에서 행동의 긍정적인 발전이다. 두 가지 모두 현재 상황에서 느끼는 방식을 바꿀 수 있다.

하지만 일부 사람들은 과거와 관련된 것이 아닌 현재 진행되고 있는 상황에서도 필요한 인지와 행동의 변화를 가로막고 있는 불쾌한 감정의 영향을 다루고 처리하기 위해 시간과 노력을 들여야 할 수도 있다. 예를 들어 학대 상황에서 떠나는 것을 심사숙고할 때 밀려오는 두려움을 관리하기 위해 작업을 해야 할 수도 있다. 다수의 일반 대중이 정서 수용역량이 점점 더 낮아지고 있다는 사실을 고려한다면 어려움을 유발하는 상황이 여전히 활성화되어 있는 대부분의 경우에 몸을 통한 감정경험 작업이 필요할 수도 있다.

가정 폭력의 상황은 많은 경우 복잡하다는 점을 유의하길 바란다. 예를 들어 재정적인 문제와 같은 여러 가지 다른 이유로 인해 학대의 관계에서 벗어나지 못할 수도 있으며 폭력 상황에서 사랑이 항상 존재하지는 않는다. 특히 가정 폭력을 경험한 독자가 내가 위에서 제시한 매우 제한적인 예로 인해 혼란을 겪지 않도록 이러한 주의를 덧붙인다.

감정적 고통을 유발하는 상황이 과거에 있었다면 감정적 경험에 대한 수용력을 높여야 할 필요성은 더욱 커진다. 과거의 관계를 다른 관계로 대체했음에도 불구하고 과거의 관계를 극복하지 못하는 어려움은 힘든 감정적 고통을 다루는 작업을 피할 수 없는 상황의 한 예이다. 그렇지 않으면 인지(현재의 파트너가 자신을 피해 떠나버린 과거의 파트너보다 못한 사람이 절대 아니라는 믿음)와 행동(현재의 파트너가 그녀를 피하지 않고 더 많은 시간을 보내는 것)의 치유적 변화가 불가능할 수 있다. 이는 특히 과거에 견딜 수 없는 감정경험에 대처하기 위해 뇌 생리 및 몸 생리를 차단하고 그 이후에도 감정경험을 견딜 수 있는 수용력이 부족하여 이를 해소하지 못한 경우에 해당된다. 인지와 행동도 신체에 의존하기 때문에(6장에서 이를 다뤘다) 견딜 수 없는 감정으로부터 단절된 몸은 정서적 어려움을 해소하기 위한 인지와 행동의 변화를 어렵게 만든다.

사람들이 도움을 받기 위해 치료사에게 갈 때 증상들(신체적, 에너지적, 인지적, 정서적, 행동적 또는 관계적)은 대부분 정서적 어려움이 그 원인인 경우가 많다. 증거 기반 치료 방식인 정서 중심 치료는 모든 정신 건강 문제를 정서적 문제로 접근한다.[2] 현재 상황에 대한 반응처럼 보이는 것이 실제로는 그 사람의 무의식 깊은 곳에서 촉발한 과거 상황에 대한 반응인 경우가 흔하다. 이러한 전이 반응 transference reactions은 일반적으로 치료나 가까운 친구들의 의견을 통해 심층적으로 탐색하며 처리한다.

10. 상황

사람들은 감정적으로 괴로울 때 일반적으로 그 원인을 한 가지 또는 그 이상의 상황을 지목할 수 있지만 때로는 무엇이 괴로움을 유발하는지 알지 못할 때도 있다. 자신의 정서적 고통과 현재 또는 과거 상황 사이의 주변 사람들에게 더 명확하게 보일 연관성을 숨김으로써 자신의 고통을 관리하려는 무의식의 시도일 수도 있다. 또는 심리생리의psychophysiological 증상을 보고하면서 그 원인이 무엇인지 모른다고 말할 수도 있다. 예를 들어 어떤 사람은 자신이 우울하다고 보고하면서 그 이유를 모를 수 있다. 또는 건강 검진에서 알레르기와 같은 신체적 원인을 찾지 못한 후에 심리생리적 증상으로 천식이 나타날 수 있다. 또한 증상의 근원을 알지 못한 채 기억력이나 계획 수립 능력에 현저한 어려움이 있는 것과 같은 인지 관련 증상이나 아침 일찍 일어나 책을 계속 쓸 의욕이 더 이상 생기지 않는(내가 잘 알고 있는 증상) 등의 행동 관련 증상이 나타날 수도 있다. 만성 통증과 같은 신체 증상을 보이며 많은 의학적 치료를 시도한 후에도 아무 소용이 없었는데도 그 증상이 심리적인 문제와는 전혀 관련이 없다고 주장하기도 한다.

일반적으로 증상의 원인을 찾기 위한 출발점으로 약간의 탐색 질문을 통해 현재 또는 과거의 상황을 살펴볼 수 있다. 내담자의 고통과 관련이 있을 수 있는 상황을 찾아내는 데 특히 도움이 되는 몇 가지 질문이 있다. 다음과 같은 질문을 할 수 있다.

- 이 감정이나 증상으로 고통받은 지 얼마나 되셨나요?
- 언제부터 이런 문제나 증상이 있다는 것을 알아차리기 시작했나요?

- 이 시기에 당신이나 사랑하는 사람에게 특이한 일이 있었나요?
- 이 시기 전후로 당신의 삶에서 중요한 삶의 변화가 있었나요?
- 직장 생활이나 개인 생활에서 사람, 관계 또는 직장과 관련된 좌절이나 상실을 경험한 적이 있나요?
- 어떤 상황에서 증상이 심해지고 어떤 상황에서 고통이 줄어드는 것 같나요?

실제 우울증을 앓았던 사람의 실제 사례를 보면 그 원인은 최근의 이별이 원인이었던 것으로 밝혀졌다. 그는 그 이별이 자신의 우울증과 아무런 관련이 없다고 생각했었는데 그 이유는 자신이 그다지 깊은 관계를 맺지 않았었고 관계를 끝낸 당사자가 자신이었기 때문이었다. 의학적 진단이나 심리적 원인이 없는 천식을 보고한 한 여성의 실제 사례에서 1년 전에 끝난 관계와 관련이 있는 것으로 밝혀졌었다. 그녀 자신이 그 누구보다도 사랑한다고 말했었던 남자와 헤어졌는데 그 이유는 그가 어떤 면에서 자신을 실망시켰기 때문이었다. 다시 말하지만 그녀는 자신이 그 관계를 끝냈기 때문에 천식이 그와 관련이 있다고는 생각하지 못했다. 그녀의 치료가 감정을 몸으로 경험하는 감정체화 작업을 통해 이뤄졌고 놀라울 정도로 빨랐던 치료 결과는 2장에서 확인할 수 있다.

때로는 현재 상황에서의 감정적 반응이 과거의 상황과 연결된다는 인식만으로도 즉 인지적 통찰과 변화가 증상을 해소하는 데 충분할 수 있다. 다음은 극적인 예를 제공하는 실제 이야기이다. 정신증의 에피소드를 겪고 있던 한 젊은 여성이 증상이 있을 때 자신의 어머니에게 전화를 걸어 "엄마, 나 지금 고층 건물 16층의 열린 창문 옆에 서 있어요. 나는 미쳐가고 있어요. 내가 알아야 할 것을 알려 주지 않으면 뛰어내릴 거예요."라고 말했다.

그녀의 어머니는 다음과 같이 대답했다. "제발 뛰어내리지 마. 너에게는 충격이 될 수 있으니 제발 앉아서 내 말을 들어보렴. 너의 아빠는 네가 자라는 동안 내내 옆 동네에 있던 아빠의 다른 가족과 있었어. 자녀들도 있는 아빠의 다른 가족이 있었단다."

우리는 지크문트 프로이드Sigmund Freud 시대부터 가족의 비밀이 정신에 엄청난 격변을 일으키고 심각한 정신 질환을 초래할 수 있다는 사실을 알고 있다. 따라서 젊은 여성은 어머니의 말을 듣고 정신을 차리고 창문에서 내려와 정신증의 증상을 치료받았다.

다음은 커플 치료에서 덜 극적인 예이다. 한 남성이 아내가 바람을 피우고 있다는 확신으로 사립 탐정을 고용하여 아내를 미행할 생각을 하기 시작했다. 커플 치료사는 이 남편을 한동안 개인 치료에서 따로 만났기에 잘 알고 있었고 치료사는 남편의 질투 강렬함이 남편의 현재 스트레스 요인인 실직 가능성에 의해 촉발되었을 수 있다는 점을 알아차렸다. 치료사는 남편에게 부모님 사이에서 이러한 질투의 에피소드들을 너무 많이 목격했음을 상기시키며 어쩌면 그의 실직할지도 모른다는 두려움이 현재의 질투를 촉발했을 가능성이 있다고 제안하였다. 그러자 남편은 감정적 혼란에서 벗어나 아내와의 현재 상황에 대해 다르게 반응하게 되었다.

감정이 강렬하게 작용하는 상황을 고려할 때 나는 그 감정을 깊이 작업하여 인지를 변화시켜야 한다고 생각했을 것이다. 그래서 동료로부터 이 이야기를 들었을 때 변화를 일으키는 인지의 힘을 떠올렸다.

때때로 현재 상황을 과거와 연결하면 현재의 문제가 해결되기도 한다. 내담자에게 아내에 대한 반응이 자신의 어머니에 대한 반응으로 보인다는 점을 제시하는 것만으로도 아내에 대한 반응이 바뀔 가능성이 있다. 이는 때때로 현재의 사람에 대한 그들의 강렬한 반응이 어느 정도 완화되어 관련된 감정을 처리하기 시작할 수 있는 지점으로 이끄는 데 도움이 될 수 있다. 아내에 대한 반응이 과거 어머니와의 경험과 관련이 있을 수 있다는 통찰을 통해 내담자는 충분히 진정되고 이제 덜 격렬한 감정을 다루기 위한 작업에 동의하게 될 수 있다.

많은 경우 현재에서 촉발되었지만 내담자의 무의식 깊숙이 묻혀 있는 과거 상황에 도달하거나 치료적 변화에 필요한 현재와 과거를 연결해 주는 실제적인 펠트 센스Felt sense[*]를 느끼기 위해서는 현재 상황과 관련된 감정을 몸으로 경험할 필요가 있다. 해당 사례의 첫 번째는 남편이 바람을 피운다는 의심으로 인해 질투하고 있는 고통을 몸으로 경험한 후 이 질투가 자신이 그동안 거의 모든

---

*펠트 센스Felt sense: Focusing의 Eugene Gendlin이 만든 용어로 특정 상황, 특정 기억, 특정 사람 등에 대한 축적된 신체 감각을 의미한다.

10. 상황

가까운 관계에서 자주 느꼈던 느낌이라는 사실을 인지하고 남편에 대한 태도를 바꿀 수 있었던 여성 사례이다. 두 번째 사례는 여자 친구가 자신을 떠나면서 촉발된 죽음에 대한 두려움을 견딜 수 있는 수용력을 얻은 후 여자 친구를 놓아주지 못했던 것이 출생 직후의 아기 때 트라우마가 된 어머니와의 분리와 관련이 있다는 사실을 항상 알고 있었으나 이전에는 이 정도로 그 연결을 '느끼지feel' 못했다고 말했던 남성 사례이다.

내담자가 특정 상황에 대해 매우 화가 났을 때 현재 상황과 관련된 인지, 감정 또는 행동을 다루는 작업으로 그 화를 해소할 수 없으면 치료사들은 흔히 현재 활성화를 촉발할 수 있는 과거의 상황을 찾는다. 몸을 통한 감정경험 작업에서는 현재와 과거 두 가지 가능성이 모두 있을 때 어느 상황으로 작업할지에 대한 질문이 자주 제기된다. 여기서 일반적인 원칙은 감정을 더 많이 불러일으키는 상황으로 작업하는 것이다. 감정적으로 더 많이 강렬한 상황으로 먼저 작업하여 그 상황에서 감정에 대한 더 큰 수용력을 개발함으로써 다른 상황을 정서적으로 다룰 수 있는 더 나은 지점에 있을 수 있도록 하는 것이 타당하며 이는 그 상황이 실제로 문제 해결의 열쇠를 쥐고 있을 가능성이 높기 때문이다. 두 상황 모두 감정을 불러일으키는 경우 더 많은 변별력을 적용해야 한다. 때때로 치료를 많이 받은 사람들은 익숙한 감정적 경험을 통해 과거의 익숙한 상황으로 회귀하는 경향이 있다. 이는 현재 상황에서 발생하는 고통을 경험하는 것을 방어하는 것일 수도 있다. 이런 경우에는 현재 상황과 관련된 작업을 선택하는 것이 타당하다. 과거와 연관되어 있으며 현재를 다루는 작업에서 명료하지 않을 때 과거를 다루는 작업을 해야 할 필요성이 없다면 나는 보통 과거가 아닌 현재를 다루는 작업을 시도한다.

증상과 관련이 있을 수 있는 상황을 발견할 수 없다면 그 사람의 삶에서 감정적으로 스트레스를 주는 상황을 찾아서 몸을 통한 감정경험 처리과정을 시작할 수 있다. 심리적 문제와 관련하여 만성 통증과 같은 신체생리적 증상이 나타나는 경향이 있는 사람들은 작업을 할 때 감정적으로 의미 있는 상황을 찾아내기 어려울 수 있다. 이는 부분적으로 이러한 사람들이 감정에 대한 접속이 어렵고 상황에 대한 심리적 통찰 역량이 제한적이며 심리적 상태와 신체생리적 상태 사이의 연관성에 대한 이해가 부족하기 때문일 수 있다. 이 경우와 다른 경우들에서도 작업을 할 상황을 파악하기 어려울 때 내담자의 어린 시절과 성인기에 있었던 부정적인adverse 경험들 그리고 어린 시절에 정서적인 경험에 대해 받았거나 받지 못했던 지지와 같은 과거 이력을 구체적으로 살펴볼 수 있다. 그리고 이 정보들을 내담자가 정서적으로 힘든 상황으로 나아갈 수 있도록 안내하는 근거로 활용할 수 있다.

꿈은 일상의 삶에서 일어나는 일들을 효율적으로 포착하는 경향이 있기 때문에 내담자의 꿈을 가지고 작업할 수도 있다. 감정적 경험이 담긴 꿈은 감정을 몸으로 경험하기 위한 상황으로 활용할 감정을 찾는 데 도움이 될 수 있다. 꿈은 의식적으로 처리하기 어려운 감정경험을 무의식이 처리하는 능력을 보여 준다. 어머니와의 관계가 경계 없이 지나치게 얽혀있어서 오랜 남자 친구와 결혼

10. 상황

을 약속하지 못하고 있던 한 여성과 작업을 한 적이 있었다. 그 여성은 어머니를 반복해서 칼로 찔러 죽이는 꿈을 꾸고 큰 충격을 받았다. 꿈을 통해 느꼈던 공포와 그 외의 강렬한 감정들을 처리하고 몇 달 후 마침내 결혼을 결심할 수 있었다.

꿈과 몸을 통한 경험에 대해 말하자면 기억이 나지 않는 충격적인 꿈에서 깨어났을 때 다음과 같이 시도해 보라. 심란한 느낌을 알아차림으로 포착하고 나서 그 느낌이 몸에 퍼지게 하여 수용역량을 더 크게 만들어라. 그렇게 하면 나는 꿈 전체는 아니더라도 거의 항상 꿈의 일부분을 다시 의식으로 불러올 수 있다.

과거든 현재든 관련 상황을 파악하려는 모든 노력이 효과가 없었다면 내담자가 도움을 요청하게 된 고민거리를 작업을 시작하는 감정으로 활용하여 거기서부터 앞으로 나아갈 수 있다. 9장에서 다양한 감정의 종류에 대해 다루면서 뇌 생리나 몸 생리에서 기분이 나쁜 것을 느끼거나 스트레스를 받는 것을 느끼는 아주 기본적인 수준의 감정, 즉 감각운동sensorimotor 감정부터 시작할 수 있는 방법을 살펴보았다. 감각운동 감정부터 시작한 다음 얼굴과 목의 특화된 감정의 생리 작용을 활용하여 발성과 얼굴 표정을 통해 감정을 표현함으로써 이러한 단순한 발달되지 않은 감정경험을 보다 정교하고 복합적인 감정경험으로 세분화시킬 수 있다. 또한 작업을 해야 할 상황이 있으나 정서 발달이 부족하거나 사회적 억제로 인해 감정을 느끼기 어려운 경우에도 이와 같은 방식으로 목소리와 얼굴 표정을 활용할 수 있다. 어느 경우든 몸을 통한 감정경험 처리과정은 무의식에 있던 상황을 불러일으킬 수 있으며 이는 내담자의 고통과 관련이 있는 상황일 수 있다.

　　다음은 두 가지 경우를 모두 보여 주는 사례이다. 나는 매우 큰 스트레스로 고통받고 있는 내담자와 함께 작업을 한 적이 있다. 우리는 이 스트레스가 최근의 이별과 관련이 있음을 알고 있었기 때문에 작업에서 다룰 상황은 명확히 있었다. 하지만 이 상황을 다루면서 스트레스와 연결시키려고 해도 심리적, 신체생리적 방어가 강하게 작동하여 관련된 다른 감정들이 나타나는 것을 막고 있었다. 이러한 맥락에서 스트레스의 불편함과 고통을 감지하고 이를 목소리와 얼굴 표정으로 옮기는 것은 슬픔이나 외로움과 같은 보다 세분화된 감정에 접근하는 데 도움이 되었을 뿐만 아니라 내담자가 현재의 고통과 이별 사이의 연관성을 더 명확히 인식하게 했으며 현재의 감정과 어린 시절의 상황 사이의 연관성과 그 어린 시절 상황과의 연관성이 현재의 이별 경험을 더욱 견디기 힘들게 만들었음을 깨닫게 해 주었다. 이러한 과정을 통해 내담자는 과거의 상황과 최근의 상황 모두를 지금 여기의 현재 시점에서 처리하는 데 도움이 되었다.

　　때때로 사람들은 특정 상황 없이 감정을 보고하기도 한다. 먼저 나타나는 몸을 통한 감정경험 처리과정에서 상황이 떠오르고 그 상황을 활용해서 감정을 생생하게 유지하거나 다른 감정을 불러일으킬 수도 있다. 상황이 파악되면 상황에 대한 구체적인 세부 정보를 수집하여 상황의 특정 측면에 대한 또 다른 특정 감정 반응에 초점을 맞출 수 있으며 이를 바탕으로 작업을 할 수 있다. 그런 다음 상황과 그 세부 사항은 필요한 경우 몸을 통한 감정경험 작업을 하는 동안에 감정을 생생하게 유지하는 데 도움이 된다. 이러한 방식으로 작업을 하는 동안에 감정 반응을 추적track하고 감정 반응이 사라지는 것을 방지하기 위해 필요한 만큼 자주 상황의 세부 사항을 언급해야 한다. '그 사고로 당신의 아이가 피 웅덩이에 누워 있는 것을 봤어요.'와 같이 상황의 세부 사항에 대한 진술을 반복하면 작업 중인 감정을 생생하게 유지되는 데 도움이 된다. 상황의 세부 사항은 작업 중에 필요에 의해서 감정적 경험의 수준과 강도를 조절하는 데에도 도움이 될 수 있다. 감정의 수준과 강도를 줄여야 할 때는 감정이 담긴 세부 정보를 덜 언급하고 감정적 경험의 수준과 강도를 높여야 할 때는 더 많이 언급할 수 있다.

상황에 대한 세부 사항은 다른 방식으로 감정을 불러일으키는 데도 유용할 수 있다. 이러한 세부 사항은 감정에 대한 인지적, 정서적, 행동적 방어를 어떻게 하고 있는지에 대한 정보를 제공해 준다. 과거의 그때도 화가 났고 지금도 계속 화가 난다면 취약한 감정에 대한 방어 수단으로 분노에 갇혀 있을 수 있다. 그 당시에는 신체적으로 자신을 보호하기 위한 행동을 하지 못했고 지금도 그렇게 할 수 없다면 지금 자신을 보호하기 위한 방식으로 신체적으로 행동하도록 도전하는 것은 분노에 접근하고 그 감정을 몸으로 경험하면서 주체성 회복empowerment의 장에 도달할 수 있다. '나는 나쁜 대우를 받을 만해'와 같은 생각으로 인지를 제한하여 상대방의 학대 행동을 무시하려고 한다면 그러한 인지에 도전하여 학대를 인식함으로써 자기 비난과 수치심에서 벗어나 상황을 해결하는 과정에서 분노로 나아갈 수 있다.

감정 반응은 구체적이다. 이는 상황의 특정 측면에 대한 구체적인 이해와 그 상황에 대처하기 위한 행동을 할 수 있다고 인식하는 것과 관련이 있다. 따라서 내담자가 상황에 대한 인지적, 행동적 세부 사항을 더 구체적으로 설명할수록 치료사가 그들이 다룰 수 있는 구체적인 감정 반응에 도달하도록 도울 수 있다. 예를 들어 내담자가 관계에서 좋은 경험을 하지 못해 속상해하고 이러한 어려움을 바꾸기 위해 도움을 원한다면 치료사는 개인적인 관계에 대해 이야기하는 것인지 아니면 업무적인 관계에 대해 이야기하는 것인지를 명확히 해야 한다. 개인적인 관계를 다루는 경우 내담자가 어려움을 겪고 있는 어떤 특정 개인적 관계인지 질문을 해야 한다. 상대방의 이름이 무엇인지, 관계를 맺은 지 얼마나 되는지, 관계의 어떤 부분이 문제가 되는지 등 그 특정 개인적 관계의 세부 사항에 대해 질문을 해야 한다. 구체적인 감정 반응을 파악하기 위해서는 그 관계에서 문제가 되었던 상대방과의 특정 상호작용이나 상황에 대한 예시에 대해 구체적으로 질문을 할 필요가 있다.

이 정도 수준의 구체적이고 상세한 질문에 대한 내담자의 답변은 다음과 같을 수 있다. "저는 개인적인 관계에 어려움이 있어요. 현재 저는 아내와의 관계에서 가장 큰 어려움을 겪고 있어요. 성생활이 가장 문제가 되는 부분입니다. 특히 아내가 제가 원하는 만큼 반응하지 않아서 화가 나요. 최근의 예를 말씀드리면 지난 목요일에 아이들이 잠든 후 아내에게 성적 충동을 느끼기 시작했고 제가 성적인 욕망으로 손을 뻗자 아내는 제 손을 뿌리쳤어요. 저는 화가 났고 절망적인 상황이라고 생각했어요. 그냥 포기하고 아내를 외

10. 상황

면하고 잠을 자려고 마음을 진정시키려고 노력했습니다." 이제 우리는 구체적인 속상함의 감정 반응을 가지고 작업을 할 수 있게 되었다.

내담자가 자신의 괴로운 상황을 더 많이 설명할수록 그리고 상황의 세부 사항을 더 구체적으로 설명할수록 내담자와 함께 작업할 수 있는 감정 반응이 나타날 가능성이 높아진다. 물론 모든 규칙에는 예외가 있다. 때때로 내담자는 무의식에서 이러한 반응을 촉발시키는 원인에 대한 통찰력 없이 매우 화가 나거나 불안한 상태로 상담실에 찾아온다. 내담자가 이러한 반응이 어디에서 왔는지 그 원인을 이해할 수 있도록 하는 노력이 극심한 반응을 관리하는 데 도움이 될 수 있다. 다른 경우에는 앞서 살펴본 것처럼 내담자가 상황을 이해하도록 돕는 이러한 시도가 실패하거나 일시적인 고통 완화로 그칠 수도 있다. 이러한 경우에는 앞서 언급했듯이 몸을 통해 감정을 경험하는 더 심층의 작업이 필요할 수 있으며 이를 통해 내담자가 상황과 그로 인한 고통을 이해하는 데 변화를 불러올 수 있다.

몸을 통한 감정경험 세션을 하는 동안에 일단 상황이 분명해지고 세부 사항을 알게 되면 매번 모든 세부 사항을 다시 살펴볼 필요는 없다. 만약 그렇게 하게 되면 뇌가 상황의 인지, 행동 측면으로 분주해져서 주의가 흩어질 수 있기 때문이다. 상황의 중요하고 감정을 불러일으키는 측면과 감정 자체와 연결되는 특정 핵심 문구를 사용하는 것으로 충분하다. 예를 들어 '새 아내와 함께 있는 그를 보면서 느꼈던 가슴의 고통', '상사가 더 이상 당신을 원하지 않는다고 말했을 때 느꼈던 분열감', '모든 출구가 막혔다는 사실을 깨달았을 때 느꼈던 공포' 혹은 '아버지가 당신의 뺨을 때렸을 때 느꼈던 수치심' 등의 문구를 사용할 수 있다.

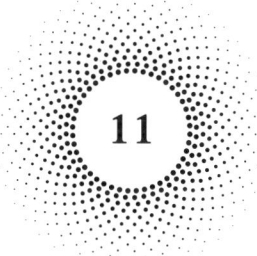

11

감정

· · ·

요약: *내담자들이 몸을 통한 감정경험을 할 수 있도록 그들의 감정에 접근해서 감정에 머무르는 것을 지지하는 다양한 방법을 보여 준다.*

몸을 통한 감정경험 처리과정의 첫 번째 단계에서 상황의 세부 사항이 감정 반응을 형성하는 데 얼마나 중요한지 살펴보았다. 하지만 상황의 세부 사항만으로는 감정 반응을 불러일으키기에 충분하지 않다. 우리는 자신이 처한 상황의 세부 사항을 충분히 파악하고 있음에도 감정 반응을 보이지 않는 사람들을 일상적으로 볼 수 있기에 이 사실을 잘 알고 있다. 이 상태에는 여러 가지 이유가 있을 수 있다. 예를 들어 어떤 사람들은 감정에 도움이 되지 않는 태도를 가지고 있을 수도 있고 어떤 사람들은 자신의 감정경험에 이름을 붙여서 분류하거나 표현하는 방법을 모를 수도 있다. 내담자들이 감정을 가로막는 이러한 것들과 다른 장애물들을 극복하여 몸을 통해 감정을 경험할 수 있도록 감정에 접근해서 감정에 머무를 수 있게 돕기 위해 우리가 지지할 수 있는 다양한 방법을 살펴보자.

감정을 지지하기

일반적으로 성장 과정에서 정서적 지지를 받은 경험이 있는 사람은 감정경험을 더 많이 하며 다른 사람에게 감정경험을 이야기할 가능성이 더 높다. 연구에 따르면 아동들에게서 관찰되는 감정 수용 능력의 가장 중요한 결정 요인은 부모의 다양한 감정에 대한 수용역량이다.[1] 아동의 중요한 양육자가 아동의 감정에 대한 태도를 자신의 감정에 대한 태도로 내면화(무의식적으로 자신의 것으로 받아들이는 내사introject)한다. 그 결과 자녀는 자신의 감정경험에 관심을 기울이는 것과 자신의 감정경험을 이야기하는 것에 대해 지지적인 태도나 비지지적인 태도를 취할 수 있다. 또한 감정에 대한 내면의 태도가 아무리 지지적일지라도 즉각적으로 주변 사람들로부터 자신의 감정에 대한 지지가 충분하지 않으면 일반적으로 사람들은 자신의 감정경험에 주의를 기울이고 이야기하는 데 어려움을 겪게 된다. 따라서 사람들이 감정을 경험하고 그것을 표현할 수 있도록 하려면 자신의 감정에 대한 지지적인 태도를 갖는 것만큼이나 주변 사람들로부터 자신의 감정을 지지하는 태도가 중요하다.

11. 감정

내담자의 감정 반응을 다루기 위해 치료사는 상황을 탐색하여 감정 반응을 불러일으킬 가능성이 가장 높은 세부 사항으로 안내하여 내담자가 자신의 감정을 경험하는 것과 표현하는 데 필요한 외부 지지를 제공해야 한다. 정서적 지지는 여러 가지 다양한 형태를 취할 수 있으나 다른 사람을 정서적으로 지지하는 데 있어 가장 중요한 요소는 그 상황이 그들에게 미치는 영향에 대해 우리가 관심을 기울일 수 있는 것이다. 즉 우리는 그 상황이 그 사람에게 미치는 영향에 대해 우리가 관심을 두고 있다는 사실을 그 사람에게 전달해야 한다. 우리는 다른 사람의 고통에 교감과 공감을 표함으로써 우리가 관심을 두고 있음을 전달한다.

교감과 공감

교감sympathy은 누군가가 고통받고 있음에 관심을 기울인다는 사실을 다음과 같은 말을 통해 전달하는 것이다. "당신이 겪고 있는 일을 견뎌내는 것은 정말 감정적으로 힘들 거예요.", "이 상황에서 얼마나 많이 고통스러웠을지 상상도 못 하겠어요.", "당신이 고통받는 것을 보면 마음이 아파요.", "당신이 이렇게 고통받지 않았으면 좋겠어요." 등의 교감이란 타인의 고통에 대해 연민을 표현하면서 그 사람에게 관심을 기울이는 것이다.

공감empathy은 다른 사람의 고통을 우리 자신 안에서도 경험할 수 있는 방법을 찾아냄으로써 그들에게 우리가 훨씬 더 많은 관심을 기울이고 있다는 사실을 보여 준다. 애착 이론에 중요한 공헌을 한 피터 포나기Peter Fonagy는 다른 사람의 감정을 자신의 몸으로 경험할 수 있는 능력을 '몸을 통해 경험된 조율embodied attunement'이라고 부른다.[2] 포나기Fonagy에 따르면 자녀의 감정을 자신의 몸으로 경험할 수 있는 어머니가 자녀의 정서 조절을 더 잘 지지할 수 있다고 한다. 누군가와 함께 있을 때 상대방의 감정을 자신의 몸으로 공유할 때 상대방의 감정경험에 대한 최상의 지지를 제공할 수 있다. 또한 공감을 통해 우리가 먼저 상대방의 감정을 경험하고 표현함으로써 상대방이 자신의 감정경험을 명확히 표현할 수 있도록 도울 수 있다. 이는 사람들이 진정으로 이해받고 있다고 느끼는 데 도움이 될 수 있다. 대인관계 공명interpersonal resonance에 관한 14장에서 다른 사람의 감정을 우리 자신 안에서 경험할 수 있는 모든 방법을 살펴볼 것이다.

감정을 지지하는 방식

다음은 감정을 지지할 수 있는 실제적인 방법들의 목록이며, 각 유형의 지지를 제공하기 위해 할 수 있는 진술의 예도 포함되어 있다.

- 감정이 우리 삶에서 중요한 역할을 한다는 사실에 대해 사람들에게 교육할 수 있다.

 "감정은 우리가 처한 상황이 웰빙에 어떤 영향을 미치는지에 대한 중요한 정보를 제공해 줍니다."

- 사람들이 가지고 있는 감정에 대한 일반적인 부정적인 오해를 다뤄서 감정을 보다 깊이 있고 수용적인 시각으로 이해를 할 수 있도록 돕는다.

  "사람들은 흔히 감정이 비이성적이라는 말을 들었기 때문에 감정을 피하는 경우가 많습니다. 실제로 감정은 '아무도 나를 사랑하지 않아'와 같은 비합리적인 인지나, '나를 버린 사람을 해치고 싶다'는 충동과 같은 비합리적인 행동을 유발할 수 있습니다. 그러나 몸을 통한 감정경험으로 감정을 수용할 수 있는 역량을 키우면 버려졌다고 느끼는 경험에 대한 인지적, 행동적 반응이 합리적일 가능성이 높아집니다."

  "어른들은 흔히 아이들에게 남자는 울면 안 된다. 여자는 화를 내면 안 된다고 말합니다. 그러나 그것은 옳지 않습니다. 그들도 어렸을 때 어른들에게서 그런 말을 들었을 것입니다. 슬픔과 분노는 남자든 여자든, 소년이든 소녀든 모두가 느낄 수 있는 타당한 감정의 반응입니다."

- 다른 사람의 감정 상태가 현실적인 것이고 상황에서 느낄만한 적절한 감정이라고 타당화를 할 수 있다.

  "당신과 같은 상황에 있다면 당연히 누구나 당신이 느끼는 감정을 느낄 거예요. 저도 그렇게 느낄 거예요."

- 다른 사람의 말을 깊게 경청하고 자신이 들은 것을 그들에게 다시 반영해 줌으로써 그들의 감정을 지지할 수 있다.

    "당신이 매우 슬프다고 들었어요." "자녀들과의 상황이 지금 당신에게 매우 힘들다고 들었어요."

- 더 넓은 범위의 감정경험을 찾을 수 있도록 9장에 나열된 다양한 종류의 감정에 대한 정보를 제공할 수 있다.

    "사람들은 감정이라고 하면 행복이나 슬픔과 같은 기본적인 보편적 감정만 떠올리는 경우가 많아요. 일반적으로 감정으로 인식되지 않기 때문에 우리가 놓치는 감정이 너무 많습니다. 어떤 상황에 대해 그저 기분이 나쁘다고 느끼는 것만으로도 그 상황에 타당한 감정 반응이라는 사실을 알고 계셨나요?"

- 단순하고 복잡한 감정과 관련된 단어와 문장의 풍부하고 확장된 어휘를 제공하여 그들이 자신의 감정경험을 묘사하고 구분할 수 있도록 도움을 줄 수 있다.

    "수치심 때문에 내면이 썩어버린 것처럼 느껴지시나요?"

    "이별로 인한 상처가 가슴에 유리 파편이 박힌 것처럼 느껴지시나요?"

    "그 사람의 배신이 당신의 심장을 찌르는 것처럼 느껴지시나요?"

11. 감정

- 개인적인 경험뿐만 아니라 다른 사람들의 경험, 삶, 치료, 예술, 문학 등 상황에 대한 모든 가능한 감정 반응에 대한 체크리스트를 작성할 수 있다.

  "저는 생애 초기에 상실을 겪은 사람들과 함께 작업을 하는 동안에 많은 경우에 충격, 상처, 슬픔, 애도, 절망, 체념, 분노와 마주하게 됩니다. 또한 제가 겪었던 상실들을 처리하면서 이러한 감정들을 잘 알고 있습니다."

- 다른 사람들의 언어, 음성, 얼굴 표정, 기타 신체적 표현을 미러링함으로써 그들의 감정 상태를 이해하고, 서로 나누며, 지지하고, 조절할 수 있다.

  "당신이 겪은 일에 대해 설명해 주시는 이야기를 들으면서, 제가 당신의 얼굴 표정과 몸의 자세를 같이 해 보니 저도 깊은 슬픔이 느껴집니다."

- 자신의 감정을 솔직하게 드러냄으로써 다른 사람들에게 자신의 취약성을 보여 줄 때 다른 사람들도 자신의 감정을 더 안전하게 표현할 수 있게 한다.

  "저도 수치심을 느낍니다. 때로는 제가 세상에서 가장 가치 없는 사람처럼 느껴질 때가 있어요."

  "당신이 고통스러워하는 모습을 보면서 제가 울컥합니다."

- 압도되는 감정경험을 관리하는 방법을 교육하여 다음에 그 상황에 더 안전하게 들어갈 수 있게 한다.

  "눈을 뜨고 현재로 정향하세요."와 같은 극단적인 감정 상태를 관리하는 섹션의 13장에 제시한 모든 기법을 활용할 수 있다.

  언어, 음성, 얼굴 표정, 자세, 몸짓, 기타 신체 표현을 통해 감정을 표현해서 소통할 수 있는 다양한 방법을 다른 사람들에게 모델링이 될 수 있다. 우리는 삶 전반에 걸쳐 다른 사람들로부터 감정을 표현하는 방법을 배운다.

- 삶 전반에 걸쳐 다른 사람들로부터 자신의 감정경험에 대한 지지를 받는 것이 얼마나 중요한지, 그리고 그러한 지지를 받는 방법을 교육할 수 있다.

- 14장에 제시된 모든 방식으로 대인관계 공명을 통해 다른 사람의 감정경험을 이해하고 조절함으로써 다른 사람들을 지지할 수 있다.

- 인지와 행동을 통해 어떻게 감정경험을 관리할 수 있는지 시연을 보여 줄 수 있다.

  "상황을 다르게 이해할 때, 감정경험이 달라지는 것을 알아차리나요?"

  "상황을 처리하는 다른 방식을 생각할 때, 감정 반응에 어떤 변화가 있는지 관찰되나요?"

- 몸을 통한 감정경험의 이점에 대해 교육할 수 있다.
  "감정경험을 가능한 한 몸으로 더 많이 확장하면, 감정을 더 수용할 수 있게 만들어 감정을 조절하는 데 도움이 될 뿐만 아니라 상황에서의 인지와 행동을 개선하는 데도 도움이 될 수 있어요."

- 12장에 제시된 모든 방법으로 감정에 대한 신체생리적 방어와 에너지적 방어를 다루는 방법을 보여 줄 수 있으며, 이를 통해 감정경험을 확장하고 조절할 수 있도록 도울 수 있다.

불쾌한 감정에 대한 생래적인 방어 다루기

프로이드Freud가 쾌락 원리를 설명할 때 언급했듯이 인간은 고통을 싫어하고 쾌락에 끌린다. 불쾌한 감정경험은 스트레스와 신체생리적 조절 곤란dysregulation으로 인해 발생하기 때문에 본질적으로 고통스럽다. 불쾌한 감정경험은 유기체의 건강, 웰빙, 생존에 반대된다. 따라서 우리는 모두 이를 피하려는 타고나는 심리생리적 경향을 가지고 있다. 이러한 경향은 부분적으로는 신체생리적, 부분적으로는 심리적이기 때문에 이를 심리생리적 경향이라고 부를 수 있다. 이러한 사실을 안다고 해서 우리의 삶 전반에 걸쳐 우리 구성의 일부인 이러한 타고나는 경향이 사라지지는 않는다. 우리는 그저 이를 받아들이고 다만 고통스러운 감정경험을 처리해야 할 때 이것의 주변에서 작업을 할 필요가 있다.

고통을 피하려는 이러한 타고난 경향성은 우리 모두에게 내재되어 있으며, 마치 그림자처럼 우리 삶의 모든 순간에 끊임없이 존재한다. 나는 악몽에서 깨어날 때가 종종 있는데 그 꿈 자체는 의식에서 사라지고 그와 관련된 불쾌한 감정경험만 남는 경우가 많다. 그런 뒤 나는 일어나서 휴대폰으로 이메일을 확인하거나 최신 뉴스를 읽거나 하며 내 안에 남아있는 불쾌한 감정적 혼란을 억누르고 꿈의 내용을 무의식 속으로 더 깊숙이 밀어 넣으려고 한다. 하지만 때로는 불쾌한 감정경험을 수용할 수 있는 역량을 개발하면 인지적 및 행동적 명확성으로 이어질 수 있다는 점을 떠올리곤 한다. 그런 다음 다루기 어려운 불쾌한 경험에 주의를 돌려 그것에 들어가서 몸으로 경험해 본다. 그렇게 하면서 잊혔던 조각들이 다시 의식으로 돌아오게 한다.

감정은 실제 결과에 대한 평가라기보다는 어떤 상황이 우리의 웰빙에 어떤 의미를 갖는지에 대한 예측인 경우가 더 많다. 어느 쪽이든 감정은 우리의 웰빙과 생존을 위한 중요한 정보원이다. 불쾌한 감정에 대한 예측과 실제 경험은 현재뿐만 아니라 미래의 웰빙과 생존 가능성을 향상시키기 위해 우리가 배워야 할 더욱더 중요한 정보이다. 우리는 감정을 몸으로 더 경험하게 되면 감정을 더 잘 조절할 수 있을 뿐만 아니라 상황에 대한 인지와 행동을 개선하는 데 도움이 된다는 것을 보았다. 이는 현재뿐만 아니라 미래에 다른 상황에서 같은 감정에 직면했을 때 대처할 수 있는 능력을 향상시킨다. 따라서 일반적인 감정과 특히 불쾌한 감정은 우리의 웰빙과 생존에 중요한 적응적 가치를 가지고 있다.

내담자들은 보통 고통을 겪고 있으며 그 고통을 끝내고 싶어서 우리를 찾아온다. 대부분의 내담자는 자신의 고통을 몸을 통해 감정을 경험하면서 그 고통 속으로 더 깊이 들어가는 것이 말이 안 된다고 생각하며 고통에 대한 생래적인 저항에 반한다고 생각한다. 내담자들에게 불쾌한 감정을 몸을 통해 경험하는 작업으로 얻을 수 있는 엄청난 이점을 알려 주지 않으면 내담자들은 고통에 대한 자연스러운 저항을 극복해야 하는 이유를 이해하지 못할 것이다.

때때로 내담자들이 큰 고통을 겪지 않고도 인지 및 행동의 변화를 통해 그들의 고통을 줄일 수 있다. 각자의 개별적인 삶의 경험에서 인지, 감정, 행동이 분리될 수 없는, 밀접하게 얽혀 있다는 사실을 6장에서 배웠기 때문에 이것이 가능하다는 것을 안다. 따라서 이 요소들 중 하나를 작용하여 나머지 두 요소를 변화시킬 수 있다. 때로는 뇌 생리나 몸 생리의 상태를 조절하거나, 약물을 복용하거나, 소매틱 임상으로 내담자들이 고통을 줄이도록 도울 수 있다.

신체생리적, 인지적, 행동적 전략으로 고통을 줄이지 못하거나 변화를 불러오는 데 너무 오랜 시간이 걸리는 경우에는 그들에게 몸을 통한 감정경험하기 emotional embodiment 의 개념을 소개하고, 다양한 단기적 및 정기적 이점에 대해 교육할 적절한 시점이다. 또한 불쾌한 경험에 대한 우리 모두의 생래적인 저항과 그 저항을 극복해야 하는 필요성에 대해 교육할 기회이기도 하다. 이렇게 해야 풀기 어려운 감정을 몸으로 경험하는 데 더 열려 있을 수 있으며, 이를 통해 현재의 증상을 효과적으로 해소할 뿐만 아니라 미래에 발생할 유사한 상황에서도 더 회복탄력성을 가질 수 있다. 그들이 이러한 과정을 더 자주 할수록 불쾌한 감정을 몸으로 경험하기 위해 고통에 대한 생래적인 저항을 극복하는 것이 더 수월해질 것이다.

우리 모두의 고통에 대한 생래적인 저항과 불쾌한 감정을 마주해서 다뤄야 할 필요성에 대해 치료사뿐만 아니라 내담자에게도 교육하는 것은 내담자가 불쾌한 감정을 몸으로 경험하도록 돕는 데 있어 가장 중요한 측면은 아니더라도 중요한 측면이다. 또한 치료사가 내담자의 불쾌한 감정을 작업하는 데 있어 치료사 자신의 불쾌한 감정에 대한 생래적인 저항을 다루고 극복하는 것도 중요하다.

감정에 대한 심리적 방어

감정, 특히 불쾌한 감정은 고통스러울 수 있다. 일반적으로 우리는 불쾌한 감정의 고통을 경험하고 싶지 않으며, 소중한 사람이 그런 감정을 경험하는 것도 원치 않는다. 관계에서 죄책감이나 수치심을 느끼지 않기 위해 또는 관계가 실제보다 좋다는 인식을 유지하기 위해 서로에게 미치는 부정적인 영향에 대한 인식을 최소화할 수도 있다. 또한 사람들은 즐거운 감정을 받아들이는 데 어려움을 겪을 수 있다. 자부심, 기쁨, 사랑, 성sexuality과 같은 감정을 경험하고 표현하는 것에 대해 가족 안에서 또는 사회적 금기가 있을 수 있다.

심리학은 초기부터 감정뿐만 아니라 인지와 행동에서 견딜 수 없거나 받아들일 수 없는 경험을 밀어내기 위해 사용하는 다양한 방법이나 방어를 연구하고 분류해 왔다. 모든 심리적 방어가 견딜 수 없거나 용납할 수 없는 경험을 막기 위해 사용되는 대처 메커니즘이며 더 이상 그것이 필요하지 않은 상황에서도 습관적으로 계속 사용할 수 있다는 점을 기억하는 것이 중요하다. 다른 사람들이 감정에 접속하고 몸을 통한 감정경험하기를 돕기 위해서 심리적 방어를 인식하고 이를 통해 내담자를 이해하고 이에 대해 교육하는 방법을 알고 더 일반적인 방어를 다루는 작업 방식을 아는 것이 중요하다.

다음은 감정에 대한 일반적인 심리적 방어의 목록과 이들이 각각 어떻게 작동하는지에 대한 설명이다.

억압 Repression

감정을 억압하면 처음부터 감정이 의식에 들어오는 것조차 막는다. 이는 무의식적으로 의식 밖으로 밀어내는 과정이다. 예를 들어, 자신이 어머니에게 화를 낸 적이 있다는 사실을 전혀 기억하지 못하는 것은 억압의 명백한 사례이다.

억제 Suppression

감정을 억제할 때 의식적으로 감정을 우리의 인식에서 밀어내려고 한다. 예를 들어, 어머니에게 화를 냈던 일을 떠올린 순간, 그 일을 생각하지 않으려고 하거나 다른 생각을 하는 등 다른 방법으로 잊으려고 의식적으로 그 기억을 밀어내는 것이 억제의 한 사례이다.

부인 Denial

누군가 화난 목소리 톤이나 얼굴 표정 또는 몸짓으로 어머니에 대해 이야기하고 있다고 상상해 보라. 그 사람에게 화가 났는지 물어봤을 때 그것을 인정하지 않는다면 이는 부인의 대처 메커니즘을 보여 주는 예가 될 것이다. 여기서 중요한 것은 다른 사람이 내게서 분노의 징후를 보더라도 내가 그것을 스스로 알아차리지 못할 수도 있다는 점이다. 내가 화가 났다는 사실을 알아차리지 못해서 부인할 수도 있고 그것을 알아차렸음에도 그것에 집중하거나 표현하고 싶지 않아서, 그것을 인정하는 것이 안전하지 않다고 느껴서 부인할 수도 있다. 있다.

전치 Displacement

상사에게 화가 났지만 그 화를 집에 있는 배우자에게 돌리는 경우, 이는 전치라는 방어의 한 예이다.

투사 Projection

무서운 사건을 이야기하는 사람이 듣는 사람들의 얼굴에서 두려움만 인식한다면 이것이 투사의 한 예이다.

반동 형성 Reaction formation

누군가에게 화가 나서 그 사람에게 친절하게 대하려고 애쓰는 것이 반동 형성의 예이다. 사랑하는 대상을 잃었을 때 사랑을 느끼지 않고 항상 화를 내거나 화를 내지 않고 항상 사랑을 느끼는 것은 반동 형성의 일반적인 예이다.

승화 Sublimation

직장 상사에 대한 분노를 해소하기 위해 정기적으로 운동을 선택하는 것은 승화의 예이다. 의미 있는 인간관계가 없는 개인적 삶의 공허함을 느끼지 않기 위해 일에 몰두하는 것도 승화의 또 다른 예이다. 승화에서는 불쾌한 감정을 느끼지 않기 위한 방법으로 자신이나 타인에게 해가 되지 않는 일을 한다.

합리화 Rationalization

상대방이 나를 거절했을 때 거절의 아픔을 피하려고 내가 그다지 매력적이지 않았다는 논리를 사용하는 것이 합리화의 예이다.

지식화 Intellectualization

사람들이 거절에 대한 감정을 느끼지 않기 위해 자신을 거절한 사람을 심리적으로 분석하는 데 집중하는 것처럼 상황에 대해 자신이 어떻게 느끼는지보다 상황에 대해 생각하는 데 집중하는 것이 지식화의 예이다. 이 예는 같은 상황에서 불쾌한 감정을 밀어내기 위해 여러 방어 방법이 사용될 수 있음을 보여 준다. 사람들이 자신을 거부한 사람에게 뭔가 문제가 있다고 스스로 확신하여 자신에게는 아무 문제가 없다는 논리에 도달함으로써 자신이 거절당할 때 흔히 느끼는 수치심이나 부적절함을 느끼지 못하도록 하는 것은 합리화의 예이다. 거절당했을 때 느끼는 감정보다는 상대방을 분석하는 지적인 추구에 너무 집중하고 있다는 점에서 지식화의 전략도 사용하고 있다. 거절에 대한 감정을 느끼지 않기 위해 사용하는 지식화의 또 다른 방법은 영적 진술이다. '신은 항상 모든 사람을 사랑한다. 따라서 어느 누구도 거절당하는 일은 없다. 신은 사랑이다. 나는 신과 하나이다. 그러므로 나는 사랑이다.'

구획화 Compartmentalization

사람들이 어떤 상황에서 한 집단의 사람들에게는 연민을 느끼지만 같은 상황에 처한 다른 집단의 사람들에게는 연민을 느끼지 않을 때 이는 구획화의 전략을 사용하는 것이다. 여기서 그들은 다른 집단이 같은 신을 믿지 않는다는 개념과 같은 논리를 사용하여 다른 집단이 연민을 받을 자격이 없는 이유를 합리화할 수 있다. 노예 소유주는 노예에 대한 연민을 느끼지 않기 위해 노예가 진짜 인간이 아니라고 합리화했다. 구획화의 또 다른 예는 사람들이 직장에서 일어나는 일에 대해서는 감정을 느끼지 못하도록 차단하지만 집에서 일어나는 일에 대해서는 감정을 느끼도록 허용하는 경우이다. 또한 구획화는 같은 상황에서 한 사람에 대해서는 감정을 느끼지만 다른 사람에 대해서는 감정을 느끼지 않도록 허용할 때도 발생한다. 예를 들어, 아이가 자신을 신체적으로 학대한 아버지에게는 화를 내지만, 그 자리에 있었으나 자신을 도와주지 않은 어머니에게는 분노를 느끼지 않고 어머니가 너무 두려워서 개입하지 않았다는 합리화를 하는 경우와 같은 상황에서도 발생한다.

전환Conversion

이는 불편한 감정이 통증과 같은 신체적 증상으로 바뀌는 경우이다. 신체적 전환 증상은 마비와 같은 심각한 의학적 증상을 모방할 수 있다. 심리생리적psychophysiological 증상은 감정과 같은 심리적 경험을 처리할 수 없을 때 나타나는 신체적 증상이다. 심리생리적 증상이 나타날 때 항상 그 상황에서 힘든 감정을 경험하는 것을 피하기 위해 형성되는 것은 아니다. 상황에서 오는 전반적인 스트레스를 신체생리가 처리할 수 없을 때 그것만으로도 심리생리적 증상이 나타날 수 있다. 또한 7장의 감정에 대한 신체생리적 방어에서 살펴본 것처럼 사람들이 상황에서 불쾌하거나 수용할 수 없는 감정에 대처하기 위해 사용하는 신체생리적 및 에너지적 방어에서 심리생리적 증상이 형성될 수 있다. 예를 들어 어린아이가 자신을 학대하는 아버지에 대한 분노를 느끼는 것을 피하려고 호흡 근육을 정기적으로 수축시키게 되면 이로 인해 의학적 치료로도 효과를 보지 못하는 심각한 호흡 곤란이 발생할 수 있다. 이 예시는 내 어린 시절의 사례이다!

전환 방어의 개념은 더 견디기 어렵거나 수용하기 힘든 감정을 대처하기 위해 다른 감정을 방어적으로 사용하는 상황에도 적용될 수 있다. 더 참을 수 없거나 용납할 수 없는 감정의 에너지가 방어적인 감정으로 전환된다. 예를 들어 상처나 수치심 같은 취약한 감정을 방어하기 위해 분노를 사용하는 것이 좋은 예이다. 특히 여성의 경우 분노 대신 슬픔을 사용하는 것도 감정 전환 방어의 또 다른 예이다. 한 감정이 다른 감정으로 대체된다는 점에서 이 방어 전략을 대체substitution 방어라고 부를 수도 있다. 전환 또는 대체와 전치displacement의 차이점은 전치의 경우 특정 인물에게 향해야 할 감정이 다른 인물에게 향하는 반면에 감정 전환 또는 대체에서는 한 사람 내에서 한 감정이 다른 감정으로 바뀐다는 점이다. 전환은 또한 감정을 느끼는 것에서 그것을 표현하는 것으로 변환될 수도 있다. 예를 들어 슬프거나 화가 났을 때 안도감을 위해 우는 경우가 그렇다. 또한 증오가 사랑으로 바뀌는 경우처럼 한 감정의 에너지가 그와 반대되는 감정으로 전환되는 경우는 반동 형성reaction formation의 한 예로 볼 수 있다.

퇴행Regression

어렸을 때 심각한 버림을 받았던 성인이 이를 잘 처리하지 못했거나 받아들이지 못했다고 상상해 보라. 그 성인은 현재 어떤 상실을 경험할 때마다 그와 관련된 감정들을 감당하기가 매우 버거워진다. 이때 어린 시절의 해소되지 않은 상실의 감정이 촉발되면 그 성인은 어린아이의 자아 상태로 돌아가게 되어 현재의 상실에서 오는 감정을 성인으로서 감당하기가 더 어려워진다. 이 상태에서는 엄지손가락을 빨며 위안을 얻던 아이가 트라우마 경험을 한 후 다시 엄지손가락을 빨게 되는 것처럼 울거나 몸을 웅크리는 것과 같은 방식으로 위안을 찾을 수도 있다. 견딜 수 없거나 수용할 수 없는 감정을 대처하기 위한 이러한 방식을 퇴행 방어라고 한다.

편향 Deflection

게슈탈트 치료에서 잘 알려지지 않은 방어인 편향은 사람들이 유머, 일반화, 이론화, 논쟁, 질문하기 및 기타 주의를 산만하게 하는 행동을 통해 자신의 감정으로부터 거리를 두는 것을 말한다.

융합 Confluence

게슈탈트 치료에서 유래한 융합은 자녀가 갈등과 불쾌감을 피하려고 부모의 감정 상태와 동일시하고 자신의 감정을 부모의 감정과 구분할 수 없는 경우이다. 그들이 성인이 되어서도 갈등과 불쾌감을 두려워하여 자신의 감정에 접근하지 못하거나 커플 치료를 받으러 오는 커플들처럼 자신의 감정과 파트너의 감정을 구분하지 못할 수 있다.

해리 Dissociation

해리는 압도적인 감정경험에 대처하기 위해 사용되는 또 다른 방어이다. 정신의학에서는 세 가지 유형의 해리가 확인되었다.[3]

1차 해리는 인지적 요소가 감정적 압도감을 유발할 수 있기 때문에 이를 알아차림, 인식에서 차단하는 것이다. 예를 들어, 어린 시절의 성적 학대에 대한 시각적 기억이 억압되는 경우가 이에 해당한다. 2차 해리는 트라우마로 인한 견딜 수 없는 감정으로부터 알아차림, 인식을 분리하는 것이다. 예를 들어, 성적 학대 중에 무감각해지거나 몸을 떠난out-of-body 경험을 하는 경우가 이에 해당한다.

2차 해리는 많은 경우 스트레스를 받을 때 분비되는 진통제나 오피오이드와 같은 몸 내부의 화학물질에 의해 중재되어 어려운 경험을 관리하는 데 도움이 되며 부상을 당한 상태에서도 역설적으로 황홀감을 느끼는 등의 바뀐 상태를 포함할 수 있다.

3차 해리는 트라우마 경험이 분리되어 구획화되는 것으로 이전에는 다중인격 장애로 알려졌던 해리성 정체감 장애로 나타난다. 구획화된 하나 이상의 분리된 성격 부분들parts이 트라우마와 관련된 인지적, 정서적, 행동적 기억을 가지고 있는 반면 다른 부분들parts은 트라우마를 인식하지 못하거나 인식하더라도 영향을 받지 않는 상태로 남아 있는 경우가 이에 해당한다.

불쾌하거나 수용할 수 없는 감정에 대처하기 위한 다양한 심리적 대처 기제들 또는 방어들은 서로 완전히 독립된 범주로 나뉘는 것이 아니다. 하나 이상의 방어가 다른 방어를 지지하는 방식으로 사용될 수 있다. 예를 들어, 감정적 경험을 방어하는 억압을 승화, 전환, 합리화, 지식화의 방어가 뒷받침할 수 있다. 감정을 논리로 방어하는 합리화는 감정으로부터 거리를 두기 위해 자신의 지적 능력을 활용하는 지식화의 특수한 경우로 생각할 수 있다. 해리성 정체감 장애의 3차 해리는 경험의 구획화가 관여된다. 또한 견딜 수 없는 엄청난 고통에 대처하기 위해 같은 상황에서 여러 가지 방어가 사용될 수도 있다. 예를 들어, 힘든 경험에 대처하기 위해 투사뿐만 아니라 지식화를 동시에 사용할 수 있다. 이는 팬데믹 동안 코로나바이러스에 감염 가능성을 떠올리며 모든 사람이 죽음에 대한 실존적 두려움을 느낄 이유는 없다고 말하면서도 일부 사람들은 이를 피하기 어려울 수 있다는 점을 이해한다고 말하는 경우를 예로 들 수 있다.

감정에 대한 심리적 방어 다루기

감정에 대한 심리적 방어 외에도 사람들은 신체생리적 방어와 에너지적 방어도 사용한다. 감정에 대한 신체생리적 방어와 이를 작업하는 방법은 다음 장에 있는 몸을 통해 감정을 경험하는 감정체화과정의 다음 단계인 확장에서 다룰 것이다. 지금은 심리적, 신체생리적, 에너지적 방어 간의 관계에 대해 염두에 두어야 할 몇 가지 중요한 사항이 있다.

신체생리적 방어와 에너지적 방어는 항상 그렇지는 않지만 많은 경우 심리적 방어라고 불리는 방어를 뒷받침하는 근원적인 메커니즘이다. 예를 들어, 무감각하거나 몸을 떠나는out-of-body 경험의 2차적 해리 경험은 많은 경우에 신체생리적 방어를 위한 생화학 급증에 의해 발생한다. 불쾌한 감정의 강도를 줄이기 위해 숨을 참는 것과 같은 간단한 신체생리적 방어는 자신의 숨을 참는 행위를 알아차리고 놓아주는 것만으로 더 쉽게 작업할 수 있다. 하지만 수축과 같은 더 복잡한 신체생리적 방어를 작업하는 것은 여러 가지 이유로 더 어렵다. 이러한 방어를 변화시키려는 의도를 가지고 알아차리는 것만으로는 변화시키기에 충분하지 않은 경우가 많다. 스트레칭, 셀프 터치, 치료사의 터치, 요가, 바디워크, 에너지워크, 심지어 약물 치료와 같은 보다 적극적인 개입이 필요할 수도 있다. 또한 신체생리적 방어는 내담자와 치료사 모두에게 무의식적으로 나타나는 경우가 많지만 부인Denial이나 전치Displacement와 같은 심리적 방어는 내담자의 행동에서 더 쉽게 관찰할 수 있다.

또한 강한 신체생리적, 에너지적 방어는 심리적 방어를 풀고 감정에 접근하는 것을 극도로 어렵게 만들 수 있으므로 때로는 감정을 작업하기 전에 복잡한 신체생리적, 에너지적 방어부터 풀어야 할 수도 있다는 점을 염두에 둘 필요가 있다. 즉, 몸을 통한 감정경험 처리과정의 세 번째 단계인 확장을 먼저 또는 두 번째 단계인 감정과 동시에 작업해야 할 수도 있다. 뇌 생리 및 몸 생리에서 감정경험을 확장하기 위해 더 복잡한 신체생리적 방어를 작업하는 것은 다음 단계인 확장의 일부이며 12장에서 다룰 것이다.

심리적 방어와 신체생리적 방어를 다루는 방법에는 여러 가지가 있다. 그러나 이러한 방어를 다루는 가장 효과적인 방법은 내담자들이 감정경험에 접근하고 이를 조절할 수 있도록 필요한 정서적 지지를 제공하여 방어할 필요가 없도록 돕는 것이다. 우리는 앞서 살펴본 모든 방법으로 필요한 정서적 지지를 제공하면서 그 과정에서 나타나는 특정 심리적, 신체생리적 방어를 짚어주고 함께 작업하며, 방어가 어떻게 고통으로부터 자신을 보호하는지에 대해 교육하고, 방어를 촉발하는 취약성을 지속적으로 다루고, 지지하고, 조절해 나간다. 이런 방식으로 내담자들은 자신의 방어를 점점 더 잘 알아차리게 되어, 그들 스스로 이를 파악할 수 있게 된다. 치료 방식에 따라 심리적 방어를 다루는 접근 방식이 다르며, 어떤 방식들은 다른 방식들보다 더 복잡하다.

자가치유를 위한 간단한 자기 탐구

정신건강 전문가가 아닌 일부 독자들은 상황을 파악하고 감정을 다루는 방법에 대해 지금까지 제시된 정보가 너무 이론적이라고 생각할 수도 있다. 그래서 상황을 파악하고 감정을 지지하기 위해 스스로에게 물어볼 수 있는 몇 가지 질문이 있다.

- 내 증상이 시작된 것은 언제인가?
- 그 시기에 내 삶에서는 어떤 일이 일어나고 있었는가? 개인적으로? 직업적으로?
- 그 시기에 어떤 중요한 변화가 있었는가? 이사를 했거나 직장을 옮겼는가? 관계를 잃었거나 새로 관계를 시작했나? 직장이나 가정에서 스트레스가 더 심해졌는가?
- 상황들을 떠올려보면서 내 뇌나 몸에서 어떤 반응을 알아차리는가?
- 어떤 상황이 더 큰 반응을 일으키는 것처럼 보이는가?
- 선택한 상황의 어떤 측면, 어떤 세부 사항이 더 가득 차는 charge 느낌을 불러일으키는가?

- 나는 무엇을 느끼는가?
- 그 상황을 생각할 때 더 큰 스트레스를 느끼는가?
- 그 상황을 생각할 때 기분이 나쁘거나 끔찍하다고 느끼는가?
- 그 기분 나쁜 느낌을 좀 더 구체적으로 인식하는가? 예를 들어, 슬픔이나 두려움으로 인식하는가?
- 만약 내가 분노를 느낀다면 그것이 불쾌하거나 불편하거나 좌절스러운 상황에 대한 나의 늘 겪는 반응인가? 그렇다면 내 분노가 감추고 있을 수 있는 기분 나쁜 것이나 취약함은 무엇인가?
- 내가 기분이 나쁠 때 정서적 지지를 받으려면 누구에게 가는가?
- 그들이 나의 고통에 대해 돌봄의 태도로 나와 함께 있다고 상상하면 어떤 일이 일어나는가?
- 지금 내가 느끼는 것을 그들에게 표현한다고 상상하면 어떤 일이 일어나는가? 그것이 내가 감정에 머무르고 더 깊게 들어가는 데 도움이 되는가? 상상하는 그들의 지지가 내가 감정을 더 견딜 수 있게 만들어 주는가?
- 구체적인 감정경험에 도달할 수 없다면 내가 해 볼 수 있는 다른 것은 무엇인가?
- 그 상황에 대한 나의 기분 나쁜 느낌이 다른 사람의 얼굴 표정이나 목소리를 통해 표현된다고 상상하면 어떤 일이 일어나는가?
- 내가 이 기분 나쁜 느낌, 끔찍한 느낌, 또는 고통을 얼굴 표정

이나 목소리로 표현을 시도하면 무엇이 변하는가? 상상 속에서 그것을 해 보면? 또는 실제로 그것을 할 때?

결론

1단계에서 상황을 다루고 2단계에서 감정을 다루어 작업할 감정을 찾았다면, 그다음 단계로 넘어가 뇌 생리 및 몸 생리의 가능한 한 많은 부분으로 감정경험을 확장할 수 있다. 만약 부족하다면 어떻게 할까? 이 경우 작업에 선택된 상황이 충분히 관련성이 없거나, 감정이 가득 차지 않았거나, 구체화되지 않았을 가능성을 살펴보고 이를 보완하려고 시도할 수 있다. 또한 더 많은 정서적 지지가 필요하거나 생래적인 방어, 심리적인 방어를 다루는 작업이 더 필요할 수도 있는지 살펴볼 수 있다.

더 살펴볼 만한 다른 가능성도 있다. 예를 들어, 감정에 대한 신체생리적 방어가 너무 강해서 감정이 드러나지 않을 수도 있다. 이 경우 감정을 다루기 전이나 동시에 신체생리적 방어를 다뤄서 뇌 생리와 몸 생리를 확장하는 작업이 필요할 수도 있다.

첫째, 해당 상황에서 발생할 수 있는 다양한 종류의 감정, 특히 그저 기분이 나쁘거나 불편한 단순한 감각운동적 sensorimotor 감정에 대한 교육을 한다.

둘째, 그들이 자신이나 다른 사람이 뇌 생리나 몸 생리를 통해 소리내기나 얼굴 표정을 통해 불편하거나 끔찍한 감정을 표현하는 모습을 상상하도록 유도한다. 필요하다면 실제로 소리를 내거나 얼굴 표정을 짓도록 한다.

셋째, 괴롭거나 고통스러운 단순한 감각운동적 감정을 가능한 한 뇌 생리와 몸 생리 전체로 확장하며 몸을 통해 경험하도록 진행한다.

넷째, 그들의 얼굴 표정을 미러링하고 그들의 경험에 공명하며 두려움이나 슬픔 같은 단순하고 기본적이며 보편적인 감정을 찾는다. 그런 다음 이를 바탕으로 작업을 진행해 간다.

이 방법은 두 가지 이유로 종종 효과가 있다.

첫째, 내담자들이 도움을 요청할 때는 자신이 고통받고 있기 때문이며 적어도 뇌 생리나 몸 생리에서 '기분 나쁜 느낌'을 식별할 수 있기 때문이다.

둘째, 소리내기와 얼굴 표정을 통해 단순한 감각운동 감정을 표현하는 것은 거의 항상 감정경험을 기본 감정에서 구별하는 데 도움이 된다. 이는 이전 장에서 보았듯이 얼굴과 목의 생리 작용이 감정경험에서 여러 역할을 하기 때문이다.

10장에서는 상황의 세부 사항을 다뤄서 관련된 감정을 불러일으키는 방법을 살펴봤다. 11장에서는 다양한 방식으로 내담자의 감정을 지지하는 방법과 내담자가 감정에 접근할 수 있도록 생래적인 방어와 심리적 방어를 다루는 작업 방법에 대해 살펴봤다. 12장에서는 감정에 대한 신체생리적 방어와 에너지적 방어를 다루는 작업으로 뇌 생리와 몸 생리를 확장하고 조절하며 감정경험을 최대한 확장하는 방법에 대해 살펴보겠다. 13장에서는 확장 과정에서 감정경험의 강도를 관리하는 방법과 감정경험에 대한 증가된 수용력을 활용하여 증상 해소를 촉진하는 방법을 다룰 것이다.

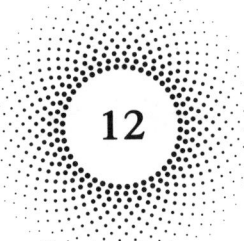

12

확장

...

요약: *감정경험을 신체의 가능한 많은 부분으로 확장하여 더 오랜 시간 동안 감정을 더 수용할 수 있게 하는 다양한 방식을 제시한다.*

7장에서는 압도되는 감정경험에 대해 뇌 생리와 몸 생리에서 방어가 형성되는 다양한 방식과 이러한 방어가 해소되지 않은 감정경험에 접근해서 처리하는 데 어떻게 방해가 되는지 살펴봤다. 8장에서는 감정에 대한 이러한 신체생리적 방어의 해제가 감정경험을 더 많은 신체생리로 확장하는 데 어떻게 도움이 될 수 있는지 그리고 이를 통해 어떻게 어려운 감정경험을 수용하고, 함께 있어 주고, 처리할 수 있는 더 큰 역량으로 이어지는지 살펴봤다. 6장에서는 감정경험에 관련된 신체생리를 확장하여 감정과 함께 있을 수 있는 역량을 키우면 감정뿐만 아니라 인지 및 행동의 결과도 개선될 수 있음을 살펴보았다.

앞서 언급했듯이 '신체생리를 확장한다'는 표현은 '감정에 대한 방어를 해제하여 감정경험에 더 많은 신체생리가 관여되도록 한다'는 의미이다. 불쾌한 감정을 확장하기 위해 생리학을 확장할 때, 불쾌한 감정을 경험하는 데 있어서의 어려움을 최소화하는 것이 최상의 방법일 것이다. 통합 소매틱 심리학Integral Somatic Psychology, ISP 전문 훈련 과정에서 신체생리적 조절 모델, 에너지 조절 모델, 확장의 프로세스를 최적화하기 위한 다양한 전략과 도구를 활용하여 불쾌한 감정경험에 내재된 스트레스, 조절 곤란dysregulation, 고통을 최소화한다. 이 책에서 조절 모델들과 확장 프로세스에 활용하는 모든 전략과 도구에 대한 전체를 다루기는 어렵지만 이 장에서 독자가 자신이나 내담자에게 몸을 통한 감정경험의 처리 과정을 위해 즉시 실행할 수 있는 확장 프로세스를 최적화할 수 있는 뇌 생리와 몸 생리의 방어를 해제하기 위한 간단하고 필수적이며 효과적인 전략과 도구들을 살펴보겠다.

확장을 위한 일반적인 전략

5장에서 감정경험, 특히 압도되는 감정경험이 잠재적으로 뇌 생리와 몸 생리 전체에 관여할 수 있다는 사실을 다뤘다. 이러한 상황에서 감정경험이 뇌 생리와 몸 생리의 한 영역으로 제한되면 신체생리적 방어가 다른 영역이 감정경험에 참여하지 못하도록 완전히 막아버린다는 사실을 알고 있다. 감정이 한 영역에 존재할 때 바로 인접한 영역으로 감정경험을 확장시키는 시도를 해 볼 수 있다. 우리는 이 전략을 한 영역에서의 확장을 '국소적 확장local expansion' 전략이라고 부른다. 또한 다른 영역으로 확장시키는 시도는 '영역 간 확장area to area' 전략이라고 부른다. 이 두 가지 모두 신체생리에서 감정의 확장을 위한 일반적인 전략이다.

영역Parts과 층Layers으로 이루어진 신체

한 영역의 국소적 확장 전략과 영역 간 확장 전략을 몸을 통해 경험하기 위한 간단한 작업을 할 프레임을 갖기 위해 뇌 생리와 몸 생리를 머리, 목, 팔, 어깨에서 횡격막 근육까지의 흉강thoracic cavity, 복부, 횡격막 근육에서 골반 바닥까지의 골반강pelvic cavity, 다리 등 여러 영역으로 간단하게 나눌 수 있다. 또한 신체생리를 세 가지 층으로 간단하게 분류할 수도 있다. 바깥층은 피부, 근막, 근육, 막membranes, 뼈, 인대, 힘줄로 구성된다. 체성신경계에 의해 지배되는 근육은 바깥층에서 가장 역동적인 구성 요소로 간주된다. 중간층은 자율신경계에 의해 지배되는 장기, 분비선glands, 혈관으로 구성된다. 세 번째의 내부층은 뇌와 척수의 중추신경계 영역과 말초 체성신경계 및 자율신경계로 구성된다.

12. 확장

확장을 위한 간단한 도구

감정경험을 한 영역에서 국소적으로 확장하거나 한 영역에서 다른 영역으로 확장하기 위해 신체생리적 방어와 에너지적 방어를 다루는 작업에 활용할 수 있는 여러 가지 도구가 있다. 알아차림, 의도, 시각적 상상, 뇌 생리와 몸 생리의 감각에 대한 상세한 추적, 움직임, 호흡, 셀프 터치, 치료사의 상상적 터치, 치료사의 실제 터치, 바디워크와 에너지워크 등이 모두 가능한 도구들이다. 이 장에서는 알아차림, 의도, 셀프 터치와 같은 간단한 도구의 사용으로 논의를 제한하여 자가치유뿐만 아니라 다른 사람을 도울 때 더 쉽게 사용할 수 있는 도구에 관해서 설명하겠다. 치료의 일환으로 내담자를 터치하는 분들이 여기에 소개된 셀프 터치에 대한 정보를 치료적 터치를 통해 내담자와 함께 사용할 수 있기를 바란다.

몸 감각에 대한 상세한 추적tracking은 오늘날 심리학에서 널리 사용되는 효과적인 증거 기반 도구이나 이 책에서는 도구로 제안하지 않았다. 이 도구를 활용하기가 복잡하기도 하고, 힘든 감정에 대한 더 큰 수용력을 만들기 위한 작업에 이 도구를 활용하게 되면 감정경험을 중화시켜 버리거나 조절이 돼버릴 수도 있기 때문이다. 이 주제에 대해 더 자세히 알고 싶다면 나의 논문 '몸 감각을 추적할 때 감정이 사라지지 않게 하는 방법How to Avoid Destroying Emotions When Tracking Body Sensations?'[1]을 읽어보길 바란다. 확장 프로세스에 포함될 수 있는 효과적인 도구인 움직임과 호흡도 같은 이유로 이 책에서 다루지 않았다. 작업에서 호흡, 움직임, 몸 감각의 상세한 추적이라는 훌륭한 도구를 활용하는 분들은 몸을 통한 감정경험을 할 때 감정이 조절되어 사라지지 않도록 주의하라.

의도 Intention

의도는 중요한 도구이다. 알아차림이나 셀프 터치와 같은 도구를 활용할 때 그 도구를 적용하는 의도에 따라 결과가 정해진다. 일반적으로 도구는 네 가지 의도 중 하나 이상의 의도와 함께 사용할 수 있다.

- 도구는 신체생리적 방어와 방어를 가동시키는 감정경험을 단순히 가라앉히고, 진정시키고, 중화시키고, 조절하는 데 사용할 수 있다.
- 방어를 해제하여 방어하는 감정경험을 드러내는 데 사용할 수 있다.
- 불쾌한 경험을 지지하고 더 수용할 수 있게 한다.
- 해당 영역에서 유쾌한 경험을 지원하여 더 오래 머물 수 있고 더 즐길 수 있게 할 수 있다.

도구를 사용할 때마다 의식적이든 무의식적이든 항상 의도가 있다. 이 의도를 의식적으로 만드는 것이 중요한데 그래야 우리가 얻고자 하는 것과 상반되지 않게 된다. 예를 들어 내담자에게 셀프 터치를 사용하여 방어하고 있던 취약성을 드러내도록 특정 영역의 방어를 해제하도록 안내할 때 이러한 의도를 명시적으로 명확히 하지 않으면 내담자는 셀프 터치를 사용하여 해당 영역을 진정시켜 버리고 방어와 취약성 모두에서 벗어나 버리게 할 수도 있다. 의도는 도구 사용의 결과를 정할 뿐만 아니라 감정경험을 직접적으로 확장하는 데도 활용될 수 있다. 예를 들어 특정 부위의 신체 생리적 방어를 해제하려는 의도를 셀프 터치를 사용하면서 "가슴의 수축되는 곳에 손을 얹어서 그것이 완화되게 해 주면서 그 수축이 감추고 드러나지 않게 하고 있는 것이 뭔지 발견해 보세요."와 같은 진술을 함께 사용할 수 있다.

또는 감정경험을 한 영역에서 국소적 확장을 시키거나 한 영역에서 다른 영역으로 영역 간 확장의 의도를 "가슴에서 느껴지는 두려움을 가슴에서 더 확장시켜보거나 배로 더 확장시켜 보세요."와 같은 진술을 통해 활용할 수도 있다.

알아차림 Awareness

알아차림은 항상 의도를 가지고 사용되는 도구이다. 우리가 어떤 경험에 마음챙김으로 주의를 기울일 때 우리는 알아차림을 사용하여 그 경험을 받아들이고 가능한 한 반응하지 않으려는 의도를 가지고 그 경험에 주의를 기울인다. 알아차림은 다양한 방식으로 작동한다. 신체의 한 영역에 알아차림을 가져오면 뇌는 해당 영역의 상태에 대한 더 많은 정보를 수집하고, 그 영역이 조절되지 않으면 이를 조절하기 위해 뇌 생리와 몸 생리의 다양한 영역에 명령을 보내기 위해 더 많은 신경 자원들을 가동한다. 또한 한 영역에 알아차림을 가져오면 그 영역에서 에너지가 증가하는 경향이 있어, 그 영역에서 경험이 일어날 가능성을 높인다. 이는 에너지 심리학의 첫 번째 원리에 따른 것으로, '에너지는 알아차림을 따라가며, 경험은 에너지를 따라간다'는 원리이다.

에너지 심리학의 두 번째 원리는 감정경험을 신체의 한 영역에서 다른 영역으로 확장하는 작업에 유용하게 활용될 수 있다. 이 원리는 '알아차림, 셀프 터치, 치료사의 터치, 침needle과 같은 도구를 통해 신체의 두 영역이 연결되면 두 영역이 에너지적으로 연결된다'는 것이다. 경험은 에너지를 따라가기 때문에 두 영역이 에너지적으로 연결되면 한 영역에서 다른 영역으로 감정경험이 확장될 것을 기대할 수 있다. 알아차림을 통해 신체의 한 영역에서 다른 영역으로 경험을 확장하는 작업을 할 때는 두 영역에 동시에 알아차림을 유지하거나 두 영역 사이를 번갈아 오가며 알아차림을 하는 방법을 사용할 수 있다.

알아차림, 에너지, 경험을 연결하는 이 두 가지의 에너지 원리는 쉽게 확인할 수 있다. 관련 내용을 더 읽기 전에 바로 시도해 보자. 예를 들어 가슴에서 격렬한 감정을 느끼고 있다면 에너지와 감정으로 두 영역을 연결하려는 의도를 가지고 한 손을 가슴에, 다른 손을 복부에 올려놓아 보자. 알아차림을 하면서 가슴과 복부 사이를 오갈 수도 있고, 두 영역을 동시에 모두 알아차림을 할 수도 있다. 감정경험에서 어떤 변화를 알아차리는가? 가슴의 강도가 줄었나? 처음에 가슴에서 느꼈던 감정의 특성이 이제는 복부에서 느껴지는가? 그 감정경험을 이제 더 견딜 수 있는가? 아니면 더 견딜 수 없는가?

12. 확장

셀프 터치Self-touch

　뇌와 심장은 뇌의 여러 영역과 신체생리의 여러 영역에서 생체 전기bioelectric와 생체 자기biomagnetic 에너지 장field을 생성한다. 이러한 정보의 장은 이를 발생시키는 시스템을 넘어 확장된다. 이들은 통합되어 개별적인 장보다 더 뻗어나가는 넓은 에너지 장이 될 수 있으며 심지어 피부 경계를 넘어설 수도 있다. 이러한 정보의 장은 신경계 외에도 뇌 생리와 몸 생리를 조절하는 또 다른 시스템으로 작용한다. 이들은 우리 자신의 뇌 생리와 몸 생리뿐만 아니라 상호작용하는 다른 사람들의 뇌 생리와 몸 생리도 조절할 수 있다. 우리의 손은 이러한 생체 전기와 생체 자기 에너지 장의 좋은 통로이다. 이들은 치료사의 터치가 바디워크와 에너지워크의 치유 방식에 효과적인 이유에 대한 과학적 근거를 제공한다.[2] 이 주제에 대해서는 14장의 대인관계 공명에서 더 자세히 다룰 것이다.

　우리는 몸을 통한 감정경험 처리과정의 여러 단계를 돕기 위해 한 손 또는 양손으로 뇌 생리와 몸 생리의 여러 영역을 다른 의도를 가지고 셀프 터치 방식을 활용할 수 있다. 셀프 터치는 몸을 통한 감정경험하기의 2단계에서는 감정을 지지하기 위해, 3단계에서는 감정을 확장하기 위해, 4단계에서는 통합을 돕기 위해 활용할 수 있다. 일반적으로 치료사의 터치는 하나의 시스템이 아닌 내담자와 치료사라는 두 시스템의 자원이 관여하기 때문에 셀프 터치보다 더 큰 효과를 기대할 수 있다. 물론 셀프 터치에도 몇 가지 장점이 있다. 집에서 자가치유에 사용할 수 있으며 다양한 치료 방식, 다양한 문화, 성별, 터치를 받는 데 어려움이 있는 내담자, 내담자를 터치하는 데 어려움이 있는 치료사를 위해 더 자유롭게 제안할 수 있는 장점이 있다. 또한 사용법을 배우는 것도 매우 간단하다. 이러한 장점들로 셀프 터치는 몸을 통한 감정경험 작업에서 효과적인 도구임이 입증되었다. 계속해서 셀프 터치의 다양한 적용 사례들을 살펴보겠다.

한 영역에서의 국소적 확장을 위한 간단한 전략

뇌 생리와 몸 생리의 여러 영역에 대한 감정의 한 영역에서 국소적 확장을 위한 영역별 전략을 살펴보기 전에 심장을 예로 들어 어떤 영역에서든 감정을 한 영역에서 국소적으로 확장시키는 데 사용할 수 있는 간단한 전략을 다루겠다. 감정경험을 감정이 이미 존재하는 영역의 바로 주변으로 확장하는 것이 일리가 있다. 어떤 영역에 감정이 존재한다는 것은 그 영역이 그 감정을 경험할 수 있을 만큼 충분한 자원을 갖추고 있거나 방어가 그 영역에서 해당 감정을 완전히 억제할 수 없다는 신호이다.

감정경험으로 고군분투하고 있는 영역에서는 알아차림이 역기능적으로 작용하는 경향이 있다. 해당 영역에 주의를 덜 기울이려 하거나 그 경험이 그냥 사라지기를 바라며 해당 영역에 알아차림을 집중한다. 하지만 이런 방식은 순기능적인 알아차림 전략을 활용해서 감정경험에 제공할 수 있는 지지를 더 줄어들게 만든다. 한 영역에 알아차림을 집중하게 되면 에너지의 첫 번째 원리에 따르

12. 확장

면 해당 영역의 에너지가 증가하는 경향이 있다. 해당 영역의 에너지가 증가하면 감정경험이나 이에 대한 방어 또는 두 가지 모두를 활성화시킬 수 있다. 이로 인해 해당 영역의 스트레스와 조절 곤란 수준이 높아지고 감정경험을 이전보다 훨씬 더 견딜 수 없게 만들어 버릴 가능성이 높아진다. 만성 통증을 겪는 사람들은 이러한 역동으로 고통을 받게 된다. 그들은 통증에 주의를 기울일 수밖에 없고 통증에 더 많은 주의를 기울일수록, 약간의 완화를 제공하기 위해 마비와 같은 신체생리적 방어가 작동할 때까지 통증은 더욱 심해지게 된다.

이러한 역동이 없는 영역에서 국소적 확장을 촉진하기 위해 내담자에게 다음과 같은 제안을 할 수 있다. "심장 부위에서 슬픔을 경험할 때 당신의 알아차림이 심장을 넘어 가슴을 더 많이 감싸도록 확장해서 폐와 같은 가슴의 다른 영역이 슬픔과 함께 감정적 확장뿐만 아니라 신체적으로도 확장되어 심장 부위의 신체적, 정서적 힘듦이 줄어들도록 해 보세요."

여기서는 심장에서 가슴 부위, 어깨와 횡격막 근육 사이로 감정이 국소적으로 확장되도록 돕기 위해 알아차림이라는 도구를 사용하고 있다. 많은 사람이 알아차림을 도구로 사용하는 데 어려움을 겪고 방어가 강할 때는 알아차림만으로는 효과가 없는 경우가 많기에 셀프 터치라는 도구를 추가로 도입할 수 있다. 예를 들어 다음과 같은 방법을 제안할 수 있다. "심장 영역에 손을 올려놓고 신체적, 감정적으로 슬픔의 경험을 확장하고 심장 주변 영역으로 확장시켜서 슬픔을 더 견딜 수 있도록 해 보세요."

또한 에너지의 두 번째 원리인 에너지는 어떤 식으로든 연결된 두 영역 사이로 흐르는 경향이 있다는 점을 활용하여 다음과 같이 제안할 수 있다. "한 손은 심장 부위에, 다른 한 손은 폐 부위에 올려놓고 두 영역이 신체적, 정서적으로 확장되고 연결되도록 해 보세요. 슬픔의 경험이 심장 부위에서 확장되는지 그리고 심장에서 폐로 확장되는지 주의를 기울여보세요. 또한 어느 시점에 심장 부위가 신체적으로 더 편안해지고 슬픔을 이전보다 더 견딜 수 있는지 살펴보세요." 마지막 진술은 다음 장에서 다룰 몸을 통한 감정경험 과정의 네 번째 단계인 통합에 해당한다. 통합의 한 측면은 신체생리, 에너지, 정서 수용역량 개선에 주의를 기울이는 것이다. 8장에서 살펴본 것처럼 몸을 통한 감정경험을 통해 이러한 개선을 이론적으로 기대할 수 있다. 통합은 때때로 확장 과정에서 자원으로 활용되어 감정경험을 더 견딜 수 있게 해 준다.

영역 간 확장을 위한 간단한 전략

때로는 국소적 확장이 어려울 때가 있다. 국소적으로 확장할 때 감정경험의 강도가 너무 강하기 때문일 수 있다. 국소적으로 너무 많은 에너지나 감정이 극심한 고통을 유발하는 것일 수도 있다. 또는 여러 가지 이유로 국소적 확장이 작동하지 않을 수도 있다. 이러한 경우에는 감정을 다른 영역으로 확장하는 전략을 사용해야 한다. 또한 감정경험이 신체의 더 많은 부분으로 확장되는 것도 몸을 통

12. 확장

한 감정경험 과정의 일부이다.

가슴과 복부를 예로 들어 신체의 두 영역을 연결하는 데 활용할 수 있는 간단한 전략을 살펴보자. 알아차림, 의도, 셀프 터치를 사용하는 다음 제안 중 하나 이상을 사용할 수 있다. "실직이라는 상황을 고려할 때 가슴의 불안을 알아차리고 있으니 알아차림을 복부로 확장해 보세요. 가슴과 복부를 모두 알아차림을 하거나 가슴의 불안과 복부 사이를 왔다 갔다 하면서 불안의 경험을 복부까지 확장할 수 있는지 살펴보세요. 가슴의 불안감이 복부의 불안감과 정확히 같지 않을 수 있으나 복부 부위를 탐색하면서 가슴에서 처음 느꼈던 불안의 특성을 찾을 수 있는지 살펴보세요. 한 손은 가슴에, 다른 한 손은 복부에 올려놓고 불안을 조절하는 것이 아니라 실직과 관련된 불안의 경험에서 두 영역을 확장하고 서로를 연결해 보세요."

두 영역에서 알아차림과 셀프 터치를 동시에 사용할 때, 우리는 에너지의 두 번째 원리인 어떤 식으로든 연결된 두 영역이 에너지로 합쳐지는 경향이 있다는 원리를 활용하는 것이다. 상황과 감정을 계속 상기시키고 감정경험을 계속 적절하게 타당화로 인정하고 지지할 때 감정경험에도 두 영역에서 함께 나타날 가능성이 높아진다. 한 영역에서 다음 영역으로 감정의 확장을 촉진하는 이 간단한 전략은 가슴과 복부처럼 서로 옆에 있는 두 영역 또는 머리와 다리처럼 서로 멀리 떨어져 있는 두 영역에 모두 활용할 수 있다.

다음은 가슴, 복부 등 특정 영역을 확장(국소적 확장)하고 신체의 두 영역, 특히 서로 인접한 영역을 서로 연결(영역 간 확장)하는 영역별 셀프 터치 전략을 살펴보자.

영역별 셀프 터치 전략

팔, 다리, 머리, 목 영역부터 다루겠다. 이 영역들은 우리가 세상 속에서 스스로를 돌보는 행위의 신체 기관이다. 우리는 주로 머리와 목을 통해 자신을 표현하고, 팔과 다리를 사용하여 세상과 소통하며 행동한다. 그러나 때로는 이러한 영역에 방어를 형성해 자신을 표현하거나 행동하는 것을 억제하기도 하고 또는 이 부위나 몸의 다른 영역에서 감정경험을 느끼지 않기 위해 이 영역을 억제하기도 한다.

다리

다리는 발, 무릎 아래쪽 다리, 허벅지의 세 부분으로 나눠서 볼 수 있다. 이러한 영역들은 발목과 무릎 관절로 연결된다. 허벅지와 다리 전체는 고관절을 통해 몸의 다른 영역들과 연결된다. 정골요법 전문가osteopath는 이 세 관절의 수축과 같은 방어 작용이 신경계, 혈액, 간질*interstitial액, 림프, 에너지 흐름을 방해하여 각 영역의 국소적 또는 다리 전체에 걸쳐 조절 곤란으로 역기능을 일으킬 수 있다

---

*간질interstitial: 체내 기관, 세포, 조직의 사이

는 사실을 오래전부터 알고 있었다. 고관절에서 다리와 나머지 신체 영역 사이의 연결이 손상되면 이는 뇌 생리와 몸 생리 통합 전반에 문제를 일으킬 수 있다. 정골요법 전문가osteopath는 다리 작업을 할 때 이 세 관절에서 작업하는 것이 가장 효율적이라는 것을 발견했다.[3,4] 또한 고관절과 무릎 관절, 무릎 관절과 발목 관절 또는 고관절과 발목 관절 중 한 관절만 사용하는 것보다 한 번에 두 관절을 터치하는 것이 더 효과적이라는 사실을 발견했다.

다리를 국소적으로 확장하는 작업을 할 수도 있고 이를 신체의 다른 영역, 특히 인접한 복부 및 골반 영역과 연결할 수 있다. 의자에 앉은 내담자에게 한쪽 다리를 위로 끌어올려 다른 쪽 다리의 허벅지 위에 올려놓고 한 번에 두 개의 관절을 터치하는 작업을 하도록 안내할 수 있다. 관절을 위쪽에서나 아래쪽에서 터치할 수 있다. 고관절을 작업하기 위해 손가락이 서혜부groin를 향하게 한 상태에서 손바닥을 고관절 위에 올려놓고 손가락 끝 아래쪽에 위치한 고관절에 주의를 집중한다. 터치할 두 관절의 선택은 감정경험에 관여하지 않는 다리 부위에 따라 달라진다. 감정경험에 관여하지 않는 다리 부분은 감정경험에 대해 방어하고 있다고 가정할 수 있다. 예를 들어 무릎 아래쪽 다리와 발 부분이 감정경험에 관련된 것으로 보이는 경우 무릎과 발목 관절을 작업하는 것이 일리가 있다. 양쪽 다리가 모두 감정경험에 관여하지 않는 경우도 드물지 않다.

일반적으로 다리와 특히 고관절을 다루는 작업은 몸을 통한 감정경험 처리 과정에서 중요하다. 그 이유 중 하나는 고관절의 방어가 감정경험에서 다리와 신체의 나머지 영역을 분리할 수 있기 때문이다. 또 다른 이유는 대부분의 사람이 감정 에너지를 횡격막 근육 위의 몸에 집중하는 경향이 있기 때문이다. 또한 감정 에너지를 머리에 집중하는 것이 일반적이다. 이러한 전형적인 상부의 많은 집중은 신체의 나머지 영역에서 감정을 차단하기 위해 형성된 방어와 감정이 존재하는 제한된 영역에서 감정에 대처하기 위해 형성된 방어로 인해 감정경험을 필요 이상으로 큰 스트레스로 만들어 버린다.

 에너지 심리학에서 다양한 유형의 에너지는 다리의 다양한 영역에 근거를 두고 있다. 따라서 다리에서 하는 모든 작업은 에너지와 감정이 아래로 흐르는 흐름을 만들어내고 횡격막 위의 몸에서 감정을 더 편하게 경험하도록 돕는 경향이 있다. 한 손은 한쪽 고관절에, 다른 손은 다른 쪽 고관절에 하는 셀프 터치와 한 손은 고관절에, 다른 손은 같은 다리의 발목 관절에 대는 셀프 터치는 다리를 확장시켜서 감정경험에서 다리를 신체의 나머지 영역, 특히 인접한 골반과 복부 영역에 연결하는 데 효과적인 두 가지 전략이다.

 슬픔의 감정이 가슴에 집중되어 있거나 가슴에 집중된 슬픔과 이를 대처하려는 방어 사이의 갈등으로 인해 가슴에 큰 힘듦이 있을 때 다음과 같이 말할 수 있다. "잠시 양손을 양쪽 고관절에 올려보세요. 이렇게 하면 가슴뿐만 아니라 다리가 신체적으로 확장되고 더 편안하게 느끼는 데 어떻게 도움이 되는지 관찰해 보세요. 가슴의 슬픔이 가슴안에서 확장되고 있는지, 그 슬픔과 함께 있는

12. 확장

것이 지금 더 쉬워졌는지 살펴보세요. 슬픔이 복부와 골반, 심지어 다리까지 아래쪽으로 확장되고 있는지 살펴보세요." 복부나 골반 영역에 두려움의 감정이 강하다면 "오른쪽 다리를 왼쪽 다리의 허벅지에 올린 후 오른손은 오른쪽 고관절에, 왼손은 오른쪽 발목 관절에 얹어보세요. 어떤 일이 일어나는지 살펴보세요. 오른쪽 다리가 신체적으로 확장되는 것을 알아차리시나요? 복부나 골반 영역의 두려움이 확장되는 것을 관찰할 수 있나요? 오른쪽 다리가 두려움의 경험에 연결되는 것을 관찰할 수 있나요?"

한 손은 가슴에, 다른 한 손은 다리의 어떤 영역이든 올려놓고 두 영역을 에너지와 경험으로 연결하려는 의도로 간단한 영역 간 확장 전략을 사용하여 가슴의 슬픔을 다리로 확장할 수도 있다는 점을 기억하라. 마찬가지로 한 손은 복부에, 다른 한 손은 다리의 어떤 영역이든 올려놓음으로써 복부의 두려움을 다리로 확장할 수 있다.

또한 직접 터치하지 않고 알아차림과 의도로도 할 수 있다. 예를 들어 다음과 같이 제안할 수도 있다. "가슴에 깊은 슬픔을 느끼면서 다리에도 알아차림을 해 보세요. 그 깊은 슬픔과 함께 두 곳을 모두 알아차림을 할 수도 있고, 두 곳을 오가며 알아차림을 할 수도 있습니다. 가슴과 다리에 어떤 변화가 일어나는지 주의를 기울여 보세요. 가슴의 그 깊은 슬픔이 어떻게 변하나요? 가슴이 신체적으로 확장되나요? 그 깊은 슬픔이 가슴에서 확장되나요? 그 깊은 슬픔을 지금 가슴에 품는 것이 전보다 더 쉬워졌나요? 처음에 가슴에서 알아차렸던 깊은 슬픔의 특성이 이제 다리에도 있는지 알아차려지나요?"

팔

팔의 근육은 미세한 운동motor부터 큰 운동까지 다양한 움직임을 할 수 있다. 팔에는 이를 수행하기 위한 크기가 다양한 수많은 근육이 있다. 팔의 신경생리는 다리보다 훨씬 더 복잡하다. 팔은 태어날 때부터 다양한 상황에서 수많은 행동에 관여하며, 특히 가까운 관계에서 누군가를 끌어당겨서 안아주는 것과 같은 심리운동적 psychomotor 행위에 관여하기 때문에 팔에 방어가 형성될 여러 가지 이유가 있다. 또한 팔의 신체생리적 방어는 흉강처럼 팔에 인접한 신체 영역의 감정경험에 대한 방어로 형성될 수 있다.

다리와 마찬가지로 팔의 세 관절인 어깨, 팔꿈치, 손목은 팔을 국소적으로 확장해서 신체의 다른 부분들, 특히 어깨와 횡격막 사이의 인접한 흉강에 연결하는 데 가장 효과적인 곳이다. 동시에 두 개의 팔 관절을 연결할 때 다리보다 팔에는 제약이 더 많다. 한 팔로 다른 쪽 팔의 세 관절 중 하나를 잡고 나머지 두 관절 중 하나를 움직이거나 그 관절에 알아차림을 하면서 두 관절을 연결하는 등 창의력을 발휘할 수 있다. 또는 간단하게 두 관절을 연결하기 위해 두 관절에 알아차림을 유지할 수도 있다. 또는 팔의 다른 관절의 접촉 지점을 터치하기 위해서 팔과 같은 쪽 다리의 무릎 관절을 활용할 수도 있다. 이를 위해 같은 쪽 다리를 들어 올려 무릎을 구부린 다음 무릎 아래쪽 다리나 발을 반대쪽 다리의 허벅지 위에 올려

12. 확장

놓는다. 그런 다음 터치를 하고자 하는 팔의 다른 관절 접촉 지점과 같은 쪽 다리의 무릎 관절을 사용할 수도 있다. 이렇게 하려면 같은 쪽 다리를 위로 당겨 무릎을 구부린 다음 아래쪽 다리나 발을 다른 쪽 다리의 허벅지에 올려놓는다. 그런 다음 반대쪽 팔로 다른 두 관절 중 하나를 터치하면서 팔꿈치나 손목을 같은 쪽 다리의 무릎에 올려놓을 수 있다. 예를 들어 오른손으로 왼쪽 어깨 관절을 터치하고 왼쪽 팔꿈치 또는 손목 관절을 왼쪽 무릎에 연결할 수 있다.

다리와 마찬가지로 한 관절로 작업할지 두 관절로 작업할지 어느 관절로 작업할지 결정하는 것은 감정을 경험하는 신체 영역과 경험하지 않는 신체 영역, 팔로 작업함으로써 인접 신체 영역이 도움을 받을 수 있는지 그 여부에 따라 결정된다. 예를 들어 팔꿈치 아래의 팔 부분이 감정경험에 관여하지 않는다면 이는 팔꿈치와 손목 관절에 대한 작업이 필요하다는 것을 의미한다. 팔 전체가 관여하지 않는 경우도 드물지 않다.

팔을 다루는 작업은 종종 어깨 관절에서 팔과 연결된 인접한 가슴 영역을 확장하는 데 도움이 된다. 어깨 관절과 손목 관절을 다루는 작업은 팔꿈치 관절에 큰 막힘이 없다면 팔을 확장하고 신체의 나머지 부분, 특히 가슴 영역과 연결하는 좋은 방법이다. 경우에 따라서는 어깨 관절을 다른 손으로 작업하는 것만으로도 동일한 목적을 달성하는 데 충분할 수 있다. 가슴 영역의 불안감이 심할 때는 내담자를 의자에 앉게 한 다음 "왼쪽 다리를 끌어올려 왼쪽 무릎 아래쪽 다리를 오른쪽 허벅지에 올린 후 오른손을 왼쪽 어깨에, 왼쪽 손목을 왼쪽 무릎에 올려보세요. 그런 다음 현재 직면한 상황의 불안과 함께 머물면서 왼쪽 팔과 가슴 영역이 확장되는 데 어떻게 도움이 되는지 주의를 기울여 보세요. 그런 다음 불안이 가슴 영역을 통해 더 확장되는지 팔로도 퍼지는지 관찰해 보세요. 그리고 지금 가슴의 불안을 경험하는 것이 이전보다 더 쉬워졌는지 주의를 기울여 보세요."와 같은 제안을 할 수 있다.

흔한 증상인 공황 발작을 다루는 데 도움을 주기 위해 불안의 감정을 가진 팔을 다루는 작업을 예로 들겠다. 공황 발작이 발생과정에서 일반적으로 무언가에 대한 큰 두려움과 두려움에 대처하기 위한 방어로 호흡 근육이 수축하여 두려움이 가슴 영역에 갇히게 된다. 두려움의 원인이 계속 존재하면 호흡 근육이 더 심하게 수축되면서 호흡이 점점 더 힘들어지고 산소가 부족해지면서 뇌에 공황이 발생하게 된다. 공황 증상은 생존을 위해 호흡 근육의 방어 작용을 한꺼번에 해제하려는 뇌의 시도라고 할 수 있다. 따라서 공황 발작을 다룰 때는 팔, 머리, 목의 인접 영역을 빠르게 확장하여 호흡 근육, 특히 가슴 근육이 너무 많이 수축하여 뇌가 공황 발작을 일으키지 않도록 불안의 경험을 확장시키는 것이 매우 중요하다. 공황 발작을 다루는 작업은 에너지와 불안을 횡격막을 가로질러 복부로 내려보내는 것도 중요하다.

알아차림과 의도만으로 간단한 영역 간 확장 전략을 사용할 수도 있다. 예를 들어 "가슴에서 불안을 느끼신다면 팔로도 알아차림을 넓혀보세요. 알아차림을 가슴과 팔 사이를 왔다 갔다 할 수도 있고, 동시에 두 영역에 알아차림을 유지할 수도 있습니다. 그렇게 하면 가슴의 불안감이 어떻게 변하나요? 가슴이 더 확장되는 느낌인가요? 아니면 조금 덜 수축되는 느낌인가요? 불안이 가슴 영역에서 더 확장되나요? 이전보다 더 견딜 수 있게 되나요? 팔은 어떤가요? 팔이 더 확장되는 느낌이 드나요? 이제 가슴에서 느껴지는 불안의 특질이 팔에서도 느껴지나요?"라고 안내할 수 있다.

머리, 얼굴, 목

머리, 얼굴, 목은 여러 가지 이유로 몸을 통한 감정 작업에서 중요한 영역이다.

첫째, 이곳에는 뇌가 있다. 뇌는 몸의 다른 부분들의 개입 없이도 스스로 감정경험을 생성할 수 있다. 또한 뇌는 몸이 제공하는 상황의 영향에 대한 정보로부터 감정을 구성할 수 있다.

둘째, 목 근육, 특히 목 뒤쪽 근육은 머리와 몸 사이의 정보 흐름을 매개하는 것으로 알려져 있다. 목 영역을 차단하면 두 영역 사이의 정보 흐름이 손상될 수 있다.

셋째, 머리, 얼굴, 목 영역의 근육과 혀, 후두 등의 기타 구조물은 감정과 관련하여 여러 가지 중요한 기능을 수행하는 것으로 알려져 있다.

이들은 감정이 생기게 하고, 감정을 표현하고, 감정을 조절하고, 감정을 방어하고, 감정을 미러링하여 타인의 감정 상태를 이해하며 뇌와 몸의 나머지 부분들에서 감정경험을 처리하는 데 중요한 역할을 한다. 따라서 이러한 영역에서 감정에 대한 방어는 뇌뿐만 아니라 몸의 다른 영역들에서 감정경험을 확장하는 것과 몸을 통해 감정을 경험하는 것을 크게 손상시킬 수 있다.

자율신경계의 다미주신경 이론에서는 머리, 얼굴, 목 영역에 있는 7개의 근육 그룹을 구분하여 사회적 교류 시스템social engagement system의 일부임을 밝혔다.[5] 이 근육들은 다음과 같다.

a) 턱 근육

b) 눈 근육

c) 내이inner ear 근육

d) 기타 얼굴 근육

e) 목의 섭취 및 배출 근육

f) 발성 근육

g) 목과 머리를 움직이는 근육

이 영역들은 감정에 대한 방어를 풀고 감정경험에 접근하고 확장하기 위해 움직임을 효과적으로 활용할 수 있는 영역 중 하나이다. 이러한 근육들을 활용하기 위해 다음과 같은 움직임을 할 수 있다.

- 턱을 벌리고 닫기
- 눈을 뜨고 감기
- 눈을 여러 방향으로 움직이기
- 내이 근육을 활성화하기 위해서 배경의 희미한 소리에 청각을 집중하고, 전경의 큰 소리로부터 초점을 이동하기
- 얼굴 근육을 다양한 표정으로 일그러뜨리기

12. 확장

- 삼키거나 기침을 하거나 구토하는 흉내를 내기
- 다양한 소리로 발성하기
- 머리와 목을 앞, 뒤, 좌우의 다양한 방향으로 움직이기

이러한 방법들을 통해 감정에 대한 방어를 해제하고 감정경험을 확장할 수 있다.

움직임 외에도 이러한 영역들에 알아차림을 하거나 부드럽게 터치하거나 마사지를 해서 해당 영역의 방어를 해제하고, 국소적으로 감정경험을 확장하거나 뇌나 몸의 다른 영역에서 감정경험을 연결하기 위한 준비 작업으로 해당 영역을 활용할 수도 있다.

위의 방법들 중 하나 이상으로 머리, 얼굴, 목 영역을 활용하면 방어를 풀고 해당 영역에 감정이 생기게 하고, 감정을 경험하고, 감정을 표현하는 데 참여하도록 도울 수 있다. 뇌 또는 몸의 다른 영역을 머리, 얼굴, 목 영역의 '다리bridge'에 연결하면 해당 영역의 감정이 뇌 생리와 몸 생리 전반에 걸쳐 더 확장되고, 더 조절되며, 더 명확해질 수 있다. 감정을 경험하는 동안 안면 근육이 차단되면 뇌에서 감정과 상황을 처리하는 과정이 심각하게 손상된다.[6] 얼굴과 목의 신체생리가 얼굴과 목소리 표현을 통해 신체의 다른 부분들의 감정경험에 관여하면 감정경험을 더 명확하게 파악할 수 있다. 발성과 얼굴의 감정 표현은 몸 전체의 비언어적 감정 표현과 밀접하게 연결되어 있기 때문에 이러한 표현은 몸 전체의 감정경험을 더욱 확장하는 데 도움이 될 수 있다. 또한 감정을 얼굴로 표현하면 다른 사람들로부터 지지를 받을 가능성이 높아져 감정경험

을 더 쉽게 견딜 수 있다.

이 영역을 뇌 또는 몸의 다른 영역들의 감정경험과 연결하기 위해 "누군가 당신의 뇌나 몸에서 느끼는 감정경험과 일치하는 소리나 얼굴 표정을 짓는다고 상상해 보세요."와 같은 제안을 할 수 있다. "당신의 뇌나 몸의 감정경험과 일치하는 소리나 얼굴 표정을 짓는 자신을 상상해 보세요." 또는 "뇌나 몸에서 느끼는 감정을 얼굴 표정이나 발성을 통해 소리로 표현해 보세요.'와 같이 제안할 수 있다. 뇌나 몸에서 명확한 감정이 느껴지지 않을 때는 어떤 상황이나 심리생리적psychophysiological 증상이 어느 곳에든 촉발하는 고통에 대해 동일한 방식으로 작업하여 그 상황에 대한 감정 반응으로 명확히 할 수 있는지 확인할 수 있다. 이를 위해 "지금 이 상황이나 복통, 두통이 얼마나 심한지 느끼시게 되면 그 고통을 얼굴 표정이나 발성으로 표현해 보세요. 제가 당신과 함께하겠습니다."

또한 자율신경계의 다미주신경 이론은 앞서 나열한 머리, 얼굴, 목의 7가지 근육 그룹의 움직임이 어떻게 머리, 얼굴, 목 영역과 가슴 윗부분을 동시에 확장하고 에너지와 감정경험에서 두 영역을 연결하는 데 도움이 될 수 있는지에 대한 이해를 제공해 준다. 진화를 통해 7개의 근육 그룹과 배쪽(앞쪽) 미주신경ventral vagal nerve이라는 부교감 신경 사이에 매우 미세하게 조정된 협응력이 생겨났다. 7개의 근육 그룹 중 하나를 움직이려는 의도는 즉시 배쪽(앞쪽) 미주신경을 촉발하여 심장과 폐를 자극해서 심장박동수와 호흡수를 늘려 심장혈관 출력을 증가시켜서 근육 그룹의 움직임에 필요한 에너지를 공급한다. 즉, 가슴의 감정경험을 머리, 얼굴, 목 영역으

12. 확장

로 확장하거나 그 반대로 머리, 얼굴, 목 영역을 움직여서 감정을 표현하고자 하는 경우 얼굴 표정과 발성 근육을 포함한 7가지 근육 그룹의 움직임 작업이 도움이 될 수 있다.

예를 들어 가슴에서 인접한 머리와 목 영역으로 감정경험을 확장하기 위해 "가슴에서 두려움을 느끼면서 입을 열었다 닫아 턱 근육을 이완하고, 눈을 떴다 감아 눈 근육을 이완하고, 머리와 목을 다른 방향으로 돌리거나 표정이나 발성을 통해 두려움을 표현해 보세요. 이런 움직임 중 하나 또는 하나 이상을 하고 나서 그 결과 가슴과 머리와 목에서 경험하는 것을 알아차려 보세요. 어느 영역이든 신체적 확장이 느껴지나요? 지금 가슴의 두려움이 어떻게 느껴지나요? 더 확장되나요? 이전보다 더 견딜 수 있나요? 머리, 얼굴 또는 목 영역에 두려움이 느껴지나요?"와 같은 제안을 할 수 있다.

머리, 얼굴, 목 영역을 신체의 다른 영역과 연결하기 위해 알아차림, 의도, 셀프 터치를 활용하는 간단한 영역 간 확장 전략을 사용할 수도 있다. 예를 들어 얼굴과 목 영역의 슬픔 경험을 복부와 연결하고 싶다면 "얼굴과 목구멍의 슬픔에 주의를 기울이면서 복부로도 알아차림을 넓혀보세요. 또는 두 영역에 모두 알아차림을 유지해 보거나 두 부위를 왔다 갔다 해 보세요. 의도를 가지고 슬픔이 복부로 내려갈 수 있는지 살펴보세요. 복부에서 어떤 일이 일어나나요? 확장되나요? 얼굴에 슬픔의 특질이 느껴지기 시작하나요? 이전보다 슬픔을 더 견딜 수 있게 되나요?"와 같은 제안을 할 수 있다.

다음과 같은 셀프 터치를 통해 감정을 다른 영역으로 확장할 수도 있다. "얼굴과 목구멍에서 슬픔을 느끼면서 하실 수 있는 편안한 방식으로 한 손은 얼굴에, 다른 한 손은 복부에 올려놓고 두 영역을 연결하려는 의도로 터치해 보세요. 얼굴과 목구멍에 있던 슬픔이나 슬픔의 어떤 특질이 복부로 확장되는지 주의를 기울여 보세요. 슬픔을 이전보다 더 견딜 수 있게 되나요? 얼굴, 목구멍, 복부 영역이 더 확장되는 느낌이 드나요?"

신체역동분석Bodynamic Analysis의 신체 심리치료 계는 목 근육, 특히 목 뒤쪽 근육이 블록을 형성하여 머리와 나머지 몸 사이의 정보 흐름을 방해할 수 있다는 사실을 경험적으로 발견했다.[7] 또한 목 근육은 높은 수준의 에너지, 스트레스, 공포, 충격에 대처하거나 방어하는 능력을 가지고 있는 사실이 밝혀졌다. 목을 활용하여 목 영역을 국소적으로 확장하고 머리와 몸의 다른 부분들을 정서적으로 연결하기 위해서 목을 필요할 때 더 사용 가능하게 하려는 의도로 목에 대한 알아차림만 할 수도 있다. 또한 목을 다양한 방향으로 움직이거나 한 손으로 목 뒤쪽을 터치하여 해당 영역의 방어를 해제하려는 의도로 목을 움직일 수도 있다.

나는 불안으로 고통을 겪는 한 여성에게 불안을 유발하는 상황을 떠올렸을 때 불안이 어디서 발생하는지 물어본 적이 있다. 그녀는 불안의 모든 것이 머릿속에서 일어난다고 말했다. 나는 그녀의 불안을 몸과 연결하는 데 도움을 주기 위해 목 뒤쪽에 내 손을 부드럽게 올려놓아도 되는지 물었고 그녀는 허락을 했다. 뇌에서 몸으로 감정경험이 확장되는 것을 목이 얼마나 효과적으로 차단할 수

12. 확장

있는지를 극적으로 보여 주듯이, 그녀는 1분도 채 지나지 않아 불안이 온몸으로 퍼졌다고 말했다. 그래서 나는 몸을 통한 감정경험 세션에서 항상 목을 확인하여 감정이 머리에서 몸으로 확장되는 것을 방해하는 방어가 있는지 또는 그 반대의 경우가 있는지를 살펴본다. 이는 일반적으로 모든 감정에 해당하지만 특히 두려움, 공포, 깊은 슬픔에 대해서는 더욱 그렇다. 깊은 슬픔이 왜? 우리는 많은 경우 목구멍에서 깊은 슬픔의 표출을 참으면서 억누른다. 목 뒤쪽을 터치하는 것이 목구멍의 억제를 풀어주는 데 도움을 주는 것으로 보인다.

가슴, 복부, 골반

몸통은 어깨에서 골반 바닥까지 가슴, 복부, 골반 영역을 포함한다. 내장(몸통 내부의 장기, 분비선glands, 혈관)은 외부의 근육, 뼈, 근막, 피부로 보호를 받는다. 내장의 기능은 몸통 근육의 기능에 의존한다. 예를 들어 폐는 호흡을 위해 몸통의 호흡 근육에 의존한다. 내장은 호흡, 소화, 혈액 순환의 핵심 대사 과정을 수행하는 기관으로 핵심 대사 과정을 통해 에너지를 생산하고 분배하여 일상적인 상황부터 특별한 상황에 이르기까지 다양한 삶의 상황에 대처할 수 있도록 한다. 따라서 감정경험의 생성, 즉 상황이 우리의 웰빙에 어떤 영향을 미치는지를 사정assessment하는 과정은 이 핵심 신체생리와 많은 관련이 있다. 횡격막, 늑간근intercostal, 복부 근육과 같은 몸통 근육은 주요 호흡 근육으로 확인되었으며, 신체 심리치료에서 감정 관리의 주요 근육으로도 확인되었다. 숨을 참으면 대부분의 감정경험의 강도가 줄어드는 것을 쉽게 확인할 수 있다. 이러한 관련성은 내장과 몸통 근육이 신체생리적 기능, 심리적 기능에 서로 얼마나 얽혀 있는지를 보여 준다. 또한 우리 자신의 것을 다루는 작업을 하면서, 다른 사람들의 것을 다루는 작업을 하면서 하나를 다루면 어떻게 다른 쪽에 변화를 불러오는지를 살펴볼 수 있다.

몸을 통한 감정경험 작업에서 많은 경우 감정경험을 확장시키는 데 관심을 두고 어깨와 횡격막 사이의 흉강 또는 횡격막과 골반 바닥 사이의 복강과 골반강과 같은 국소 부위를 다루는 작업을 한다. 또한 횡격막 위의 몸통 영역을 그 아래 영역과 통합하거나 위쪽의 머리와 목을 흉강과 연결하거나 무릎 아래쪽 다리를 복부와 골반 영역과 이어지게 하는 데 관심이 있는 경우가 많다. 몸을 통한 감정경험에서 몸통을 다루는 방법은 다양하다. 팔과 다리를 다루는 작업과 마찬가지로 몸통을 다루는 작업도 정골요법osteopathy의 방식을 활용하여 작업을 한다.

정골요법 전문가들osteopaths은 몸통 안에 있는 세 개의 횡격막을 확인했다. 어깨 부분, 횡격막 근육, 골반 바닥에 횡격막이 있다. 몸 안에서 수평 구조로 있는 횡격막에 역기능이 발생하면 혈액과 세포 내액intercellular fluid과 같은 생명 유지에 필요한 생명 작용의 흐름이 한 영역에서 다른 영역으로 이동하는 것을 방해하여 몸의 조절 수준을 떨어뜨릴 수 있다. 정골요법 전문가들osteopaths은 장기와 같은 몸통의 내부구조와 근육과 같은 몸통 외부 구조에 효과적인 몸통의 횡격막을 다루는 작업을 발견했다.[8,9]

12. 확장

　어깨 횡격막에 알아차림으로 작업을 하거나 어깨 또는 흉골과 쇄골이 만나는 지점인 가슴 윗부분 중앙에 손을 올려놓는 셀프 터치로 작업을 할 수 있다. 이는 흉강이 아래 방향으로, 국소적으로 확장되도록 돕는 의도와 가슴 영역과 그 위쪽의 머리와 목 영역을 통합하려는 의도를 가지고 수행할 수 있다.

　한 손으로 흉골 바로 아래 명치solar plexus 중앙을 터치하거나 바로 앞에서 설명한 한 손 위치의 양쪽, 즉 앞쪽 흉곽 양쪽에 양손을 얹고 알아차림 또는 셀프 터치로 횡격막 근육을 작업할 수 있다. 이는 감정경험을 흉강을 위쪽 방향으로 국소적으로 확장하거나, 복강과 골반강을 아래쪽으로 확장하거나, 감정경험에서 흉강을 복강, 골반강과 통합하려는 의도를 가지고 작업을 할 수 있다.

　골반 바닥의 골반 횡격막을 여러 가지 방법으로 작업을 할 수 있다. 한 손을 치골에 얹거나 한 손은 치골에, 다른 한 손은 천골에 얹을 수 있다. 고관절을 다룰 때처럼 손가락이 서혜부groin를 향하도록 양쪽 고관절 뼈에 손을 얹고 고관절이 아닌 골반 바닥에 주의를 기울이면서 작업을 할 수 있다. 골반 횡격막은 위의 모든 방식을 골반 바닥에 집중된 알아차림으로 셀프 터치를 통해 작업할 수 있으며 이는 골반 횡격막을 더 기능적으로 만들어 준다. 그리고 골반과 복강을 국소적으로 위쪽으로 확장하거나 감정경험에서 골반, 복강과 아래의 다리들을 통합하려는 의도를 가지고 골반 횡격막을 다루는 작업할 수 있다.

　한 번에 두 개의 횡격막을 다루는 작업을 할 때 그 사이의 영역이 확장되어 위쪽 횡격막의 위 영역과 아래쪽 횡격막의 아래 영역이 통합되는 것을 기대할 수 있다. 예를 들어 알아차림 또는 양손을 어깨와 횡격막 근육에 올려놓고 작업을 할 때 가슴 영역이 국소적으로 확장되고 목에 심각한 막힘이 없다면 위의 머리와 목 영역이 아래의 복부와 골반 영역과 통합되는 것을 기대할 수 있다. 알아차림 또는 양손으로 횡격막 근육과 골반 횡격막을 다루는 작업을 하면 복부와 골반 영역이 확장되고 고관절에 심각한 문제가 없다면 위의 가슴 영역이 아래의 다리들과 통합되는 것을 기대할 수 있다. 또한 횡격막 근육에 심각한 막힘이 없다면 어깨 횡격막과 골반 횡격막에 알아차림을 하거나 양손을 사용하여 어깨에서 골반 바닥까지 몸통 전체를 안쪽과 바깥쪽으로 확장하고 목이나 고관절에 심각한 손상이 없다면 아래의 다리들과 위의 머리와 목 영역과 연결할 수 있다.

또한 몸통의 다른 위치에서 의도를 가지고 알아차림을 하거나 셀프 터치로 영역과 영역 간 확장을 위한 간단한 전략을 사용할 수도 있다. 앞서 국소적 확장과 영역 간 확장을 위한 간단한 전략에 대한 섹션에서 그 방법을 다뤘다.

뇌의 생리

ISP 전문 훈련 과정에서 훈련생은 근육계, 내장, 뇌와 척수의 중추신경계 영역 등 뇌 생리와 몸 생리의 여러 층에 걸쳐 감정경험을 확장하는 방법을 다룬다. 여기서 모든 전략에 대해 자세히 설명하는 것은 불가능하지만 뇌의 중요성 때문에 뇌와 뇌뿐만 아니라 몸에서 감정경험을 조절하고 확장하고 뇌의 감정경험을 몸의 다른 층인 내장과 근육계로 확장하는 몇 가지 방법을 배우게 될 것이다.

뇌는 몸을 조절한다. 뇌 또는 몸의 두 외부층에서 발생하는 감정경험은 뇌를 압도하여 뇌를 조절하지 못하게 할 수 있다. 뇌와 척수의 생리에서 이러한 조절 곤란에 대한 방어가 형성될 수 있다. 이렇게 뇌가 압도되면 감정경험이 갑자기 사라지거나 편두통, 혼란, 언어 상실, 실신과 같은 증상이 빠르게 나타날 수 있다. 알아차림과 의도만으로 뇌와 내장을 다루는 작업은 직접 터치하는 것만큼 효과적이지 않다. 의식적 알아차림을 통해 뇌, 척수, 내장에서 일어나는 일에 대한 자세한 생리적 감각을 감지할 수 없기 때문이다. 우리는 근육계와 피부에서 일어나는 일에 대한 세부적인 생리적 감각을 훨씬 더 잘 감지할 수 있다.

감정의 압도에 관여하는 뇌의 두 영역은 뇌간과 전전두피질이다. 뇌간은 자율신경계를 통해 호흡과 순환과 같은 중요한 기능을 관리하며, 자율신경계는 뇌간에 기원을 두고 있다. 우리의 생존은 여기에 달려 있다. 뇌간을 둔기로 외상을 입게 되면 즉시 사망할 수 있다. 전전두피질, 특히 변연피질limbic cortex이라고도 불리는 안와전전두피질orbito-prefrontal cortex은 감정을 관리하는 상위 뇌 구조와 감정 생성과 관련된 하위 뇌 구조가 만나는 접합부이다. 뇌와 관련된 감정이 압도되면 뇌간과 전전두피질 영역이 모두 압도될 가능성이 높다. 어떤 사람들은 다른 사람들보다 더 쉽게 압도당하고 정서적 압도감은 정서 수용역량이 큰 사람들에게도 드문 경험이 아니기 때문에 나는 셀프 터치로 직접 뇌를 다루는 작업 방법에 대한 지식이 몸을 통한 감정경험 작업에 매우 유용하다는 사실을 발견했다. 내가 뇌 생리를 직접 다루는 데 사용하는 셀프 터치 전략은 두개천골 요법에서 영감을 받았다.[10]

셀프 터치로 뇌간에 도달하려면 두개골 뒤쪽의 가장 아래쪽 부분인 후두골에 엄지와 집게손가락으로 터치를 하고 뼈 아래의 목에 터치해야 한다. 그런 다음 후두엽과 소뇌의 앞쪽에 위치한 뇌간에 도달할 수 있는 깊이를 설정해야 한다. 뇌간과 같은 뇌의 더 깊은 구조물이나 심장과 같은 신체 내부의 더 깊은 구조물을 다루는 작업을 하기 위해서는 깊이에 대한 의도를 가지고 손을 더 깊은 구조물 위의 표면에 올려놓고 손을 통해 생체 전기bioelectric, 생체 자기 biomagnetic, 양자quantum 에너지를 전달하여 목표물을 찾는다. 전전두피질은 위치를 파악하고 작업하기가 더 쉽다. 전전두피질을 조절하기 위해 깊이를 의도하고 손바닥을 이마에 얹는 것만으로도 전전두피질을 찾을 수 있다.

감정이 격해지거나 감정이 압도되어 갑자기 감정이 사라지는 상황에 직면했을 때 "뇌간이나 이마, 또는 두 곳에 동시에 손을 얹고 손 아래의 뇌 구조에 도달하여 조절할 수 있도록 깊이를 의도하면서 손을 얹어보세요. 시각화할 수 있다면 더욱 좋습니다. 시각화할 수 없더라도 걱정하지 마세요. 몸에서 어떤 일이 일어나기 시작하는지 주목하세요. 뇌와 몸에서 어떤 일이 어떻게 더 조절되고 확장되기 시작하는지 주의를 기울여 보세요. 잃어버렸던 감정이 다시 돌아오는지 너무 압도적이었던 감정이 더 관리하기 쉬워지거나 견딜 수 있게 되는지 관찰해 보세요. 죽음에 대한 두려움을 처리하는 동안에도 뇌가 더 조절되고, 더 넓어지고, 더 차분해지는지 등을 살펴보세요."와 같은 제안을 할 수 있다.

2004년 인도양 쓰나미 생존자들과 함께 인도 마을에서 작업을 했을 때 뇌간과 전전두피질에 동시에 셀프 터치를 하면 높은 수준의 활성화를 조절하고 확장하는 데 매우 효과적이었다. 그 당시에 한 여성이 치료를 받자마자 치료를 받기 위해 대기 중이었던 여성들에게 뇌간과 전전두피질에서 셀프 터치를 하는 방법을 보여 주며 자신뿐만 아니라 타인을 돕는 자가치유 도구로 가르쳐 주었던 기억이 아직도 생생하다.

뇌 생리와 몸 생리의 여러 층위에 걸친 확장

한 손으로 뇌간이나 전전두피질을 터치하고, 다른 한 손으로 동일한 층위layer에 있는 몸의 다른 부분 예를 들면 척수를 터치해서 중추신경계 영역 내에서 확장할 수 있다. 한 손을 뇌간이나 전전두엽에 놓고 다른 손을 내장이나 근육계에 놓으면 신체생리의 여러 층에 걸쳐 감정경험을 확장할 수 있다. 예를 들어 "심장에서 압도되는 깊은 슬픔을 느끼면서 한 손을 뇌간 또는 전전두피질에, 다른 한 손을 당신의 심장에 얹고, 심장과 뇌간을 연결하며 심장에 닿고 조절하고 확장하려는 의도를 가져보세요. 변화를 관찰해 보세요. 이런 과정이 깊은 슬픔을 심장이나 뇌에서 더 확장되고 조절되게 하나요? 혹은 깊은 슬픔이 이전에는 현존하지 않던 곳에 더 현존하도록 하는 데 도움이 되나요? 깊은 슬픔의 경험이 이전보다 전반적으로 더 견딜 수 있게 되나요?"와 같은 제안을 할 수 있다. 압도되는 깊은 슬픔이 갑자기 사라지면 다음과 같이 제안할 수 있다. "한 손을 뇌간 또는 전전두피질에, 다른 한 손은 심장에 놓아보세요. 그리고 당신에게 많은 깊은 슬픔을 주었던 상황을 떠올리며 깊은 슬픔이 뇌나 심장에서 나타나기 시작하는지 관찰해 보세요. 이전보다 더 견딜 만한가요?"

알아차림, 의도, 셀프 터치를 통해 내장과 근육계 전반에 걸쳐 감정을 확장하기 위해 간단한 영역 간 확장 전략을 사용할 수 있다. 예를 들어 두 영역을 확장하고 감정경험에서 서로 연결하기 위해 "배꼽 바로 위의 복부에 있는 대장에 손을 얹어보세요. 그 영역의 피부와 근육을 통해 대장을 터치하면서 그곳의 방어를 해제한다고 상상해 보세요. 다른 손은 허벅지 근육에 대고 그곳의 억제를 풀어주세요. 이제 두 영역이 에너지와 감정으로 어떻게 연결되기 시작하는지 주의를 기울여 보세요. 대장 영역에 있던 두려움의 암시가 복부 전체로 더 확장되고 있나요? 복부의 두려움이 허벅지로 연결되고 그곳으로 확장되고 있나요? 허벅지 영역에서 복부의 두려움 특성을 찾아보세요. 복부에서 느끼는 두려움을 얼굴 표정과 발성을 통해 몸 전체로 확장하는 데 도움이 되도록 표현해 보세요. 두려움의 경험을 이전보다 더 다룰 수 있게 되나요?"라고 제안할 수 있다.

12. 확장

확장에 관한 몇 가지 고려 사항

뇌 생리와 몸 생리의 방어를 해제할 때, 특히 조절 모델을 활용하여 신체생리를 확장하면 신체생리가 더욱 조절되는 경향이 있다. 우리가 감정과 그 감정을 유발하는 상황에 집중하지 않으면 그 감정이 조절되어 사라져 버릴 수 있다. 그것이 우리의 의도라면 괜찮다. 하지만 감정을 견딜 수 있는 수용역량을 키우고 싶다면 "쓰나미가 지나간 후 아내가 살아 있는 것을 봤어요. 하지만 아이는 보이지 않았어요."와 같이 감정과 연관된 세부적인 상황을 계속 상기시켜야 한다. 또한 "제가 아는 모든 슬픔 중에 아이를 잃은 슬픔이 가장 깊은 슬픔입니다. 아이를 잃는다는 것은 세상에서 가장 힘든 일입니다."와 같은 진술을 하면서 가능한 모든 방법을 동원하여 그 사람을 정서적으로 계속 지지해야 한다. 그렇지 않으면 감정과 상황을 배제한 채 확장에만 집중해서 감정이 조절되어 사라져 버릴 수 있다.

나는 몸의 한 영역에서 다른 영역으로 감정을 확장시키는 최적의 방향에 대한 질문을 자주 받는다. 무엇보다 제1원칙은 신체의 인접 영역으로 확장하는 것이다. 예를 들어 가슴 영역에 감정이 있는 경우 가슴에서 어깨 관절을 지나 팔로, 횡격막을 지나 복부로, 어깨 횡격막을 지나 머리와 목 영역으로, 또는 목을 지나 머리로 확장할 수 있다. 감정이 처음에 복부에 나타나면 횡격막을 통해 가슴 쪽으로 위로 퍼지거나 고관절이나 골반 횡격막을 통해 다리 쪽으로 아래로 퍼지게 작업을 할 수 있다. 때로는 정서적 어려움이 몸의 한쪽 끝에 너무 집중되면 에너지를 아래로 끌어내리고 감정경험을 더 견딜 수 있게 하기 위해 인접하지 않은 몸의 다른 쪽 끝에서 작업을 해야 할 수도 있다. 힘든 감정경험이 머리나 가슴에 너무 집중되어 있다면 다리를 움직여 감정경험을 아래쪽으로, 다리까지 확장하는 것이 도움이 되는 경우가 많다.

확장 단계에 대해 자주 묻는 다른 질문은 다음과 같다. 얼마나 확장할 것인가? 좁은 확장과 해당 영역의 국소적 확장에 국한해야 하는가? 아니면 한두 개의 다른 영역으로만 확장하는가? 다른 많은 영역을 포함하는 광범위한 확장을 하는가? 한 영역의 국소적 확장 작업을 할 때 피상적인 수준에 머물러 있는가? 아니면 깊이 들어가는가? 그리고 확장 작업에 얼마나 많은 시간을 할애하나? 이 모든 질문에 대한 답은, 답답한 대답이 될 것이다. "상황에 따라 다릅니다. 증상을 해소하는 데 필요한 것이 무엇인지에 따라 다릅니다. 또한 내담자의 역량과 치료사의 역량에 따라 달라집니다. 세션에서 가능한 것은 내담자와 치료사 모두에 달려 있습니다."

일반적으로 내담자의 정서 수용역량이 낮을수록 한 영역을 국소적으로 확장하는 데 더 표면적인 수준에 머무를 필요가 있다. 한 영역을 국소적으로 확장하는 데 오래 집중할수록 그 영역의 개방이 더 깊어진다. 신체생리적 개방이 깊어질수록, 특히 몸의 다른 부분이 이에 대해 방어 상태에 있을 때 불쾌한 경험은 더 어려워진다. 이러한 상황에서는 처음에 감정이 발생한 영역에서 감정을 국소적으로 확장하는 데 많은 시간을 들이지 않는 것이 좋다. 대신 감정을 다른 영역을 확장하여 두 영역이 감정의 부담을 나눌 수 있

12. 확장

도록 하여 더 견딜 수 있도록 하는 것이 좋다.

때때로, 정서 수용역량의 정도가 매우 낮을 때 가장 좋은 전략은 가능한 한 빨리 감정경험을 최대한 많은 곳으로, 표면적으로 확장하는 것이다. 우리는 자주 이런 방식으로 감정으로 인한 불안 발작이나 편두통의 증상을 작업한다. 증상을 해소하기 위해 한 곳에서 깊이 작업해야 할 때가 있는데 심장 영역이 거기에 해당한다. 이런 경우 한 영역의 깊은 국소적 작업에 들어가기 전에 몸을 통한 감정경험 처리 과정 사이클의 초기에 표면적 확장을 통해 몸의 더 많은 부분을 동원하는 것이 좋다. 다른 영역의 지지 없이 한 곳으로 깊이 들어가면 감정경험을 필요 이상으로 견디기 힘들게 만들 수 있다.

얼마나 확장해야 하는지, 감정경험을 얼마나 많은 영역으로 확장해야 하는지, 증상 해소를 위해 한 곳에서 얼마나 깊이 확장해야 하는지의 질문들은 모두 궁극적으로 경험적인 질문이며, 내담자마다, 같은 내담자라 하더라도 상황에 따라 답이 달라질 수 있다.

다음으로 몸을 통한 감정경험 처리 과정의 마지막 단계인 통합을 살펴보자.

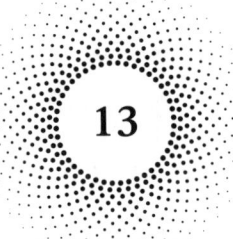

통합

...

요약: 몸을 통한 감정경험이 더 깊어지면서 지속적으로 발생하는 신체생리적 조절과 에너지적 조절의 개선이 필요한 경우 세션의 다양한 곳에서 몸을 통한 감정경험 처리 과정을 안정화하는 데 통합이 어떻게 활용될 수 있는지를 보여 준다.

통합이란 무엇인가?

통합은 일반적으로 사물을 하나로 모으는 것을 의미한다. 일반적으로 치료사는 통합을 세션 후 일어나는 것으로 내담자 자체적으로 더 처리 과정이 진행되는 것으로 이해한다. 예를 들어 통합은 문제 상황의 다른 측면을 해결하는 꿈, 내담자의 증상 변화 또는 치유에 도움이 되는 내담자의 사고 변화의 형태로 발생할 수 있다. 몸을 통한 감정경험 처리 과정에서 통합은 감정경험에 대한 더 큰 역량을 개발하는 결과로 발생하는 자발적인 긍정적 발전으로 정의

13. 통합

된다. 이러한 통합은 세션 중에도 일어날 수 있다. 감정경험의 확장을 통해 더 큰 역량을 창출하면 신체생리적 및 에너지적 조절에 가시적인 개선을 가져올 수 있다. 뇌 생리와 몸 생리가 인지와 행동의 최적 변화를 위해 더 많이 활용될 수 있다. 또한 집단적 자원 collective resources에 대한 접근성을 높일 수 있다.

통합은 지속적인 과정이다. 이는 독감과 같은 질병에서 회복하는 과정에 비유할 수 있다. 서서히 치유됨에 따라 몸, 에너지, 인지, 행동 그리고 생물적 환경 및 무생물 환경과 교류하는 능력은 꾸준히 향상된다. 통합의 단계에서는 몸을 통한 감정경험에서 얻은 이러한 긍정적인 결과를, 몸을 통한 감정경험을 더 할 수 있고, 증상을 해소하기 위한 자원으로 활용한다.

통합의 활용

문제 상황을 다루는 작업을 시작할 때 우리는 몸을 통한 감정경험 처리 과정의 사이클을 시작한다. 감정을 파악하고, 감정을 지지하고, 가능한 범위까지 확장한 후에는 통합에 큰 관심을 기울이지 않고 거기서 사이클을 끝낼 수도 있다. 몸을 통한 감정경험 과정의 한 세션에는 감정을 처리하는 사이클이 한 번 또는 여러 번 있을 수 있다. 통합은 감정 처리 사이클의 마지막 단계에 활용되거나 여러 사이클로 구성된 세션의 마지막에 활용하여 사이클이나 세션의 마지막에 더 많은 안정이나 변화를 불러올 수 있다. 하지만 통합은 다른 시점에도 활용할 수 있다. 뇌 생리와 몸 생리를 지지하고 안정화하기 위해 사이클 내에서 사용할 수 있다. 또한 개인의 수용역량의 범위 내에서 감정경험을 유지하기 위해 활용할 수도 있다.

몸을 통한 감정경험 처리 과정에서 한 번의 긴 사이클이 아닌 여러 번의 짧은 사이클로 감정을 처리할 수 있도록 때때로 그 감정에서 벗어나 휴식을 취해야만 감정경험을 유지할 수 있다. 이러한 경우 통합은 처리 과정을 더 짧은 사이클로 나누어 안정적으로 처리하는 데 도움이 될 수 있다. 통합을 의식적으로 활용하는 것은 몸을 통한 감정경험 처리 과정의 선택적 단계라는 점을 기억하라. 즉, 세션 내에서 항상 필요한 것은 아니다.

통합은 항상 일어나고 있기 때문에 내담자가 스스로 의식할 수 있다. 여기서 우리는 그것을 의식적으로 활용하는 것에 대해 이야기하고 있다. 이제 몸을 통한 감정경험이 가져올 수 있는 여러 가지 긍정적인 발전, 그것이 어떻게 발생하는지, 어떻게 나타나는지, 어떻게 찾는지, 그리고 몸을 통한 감정경험과 증상 해소를 위한 자원으로 활용할 수 있는 다양한 방법을 살펴보겠다.

몸을 통한 감정경험이 가져오는 긍정적인 발전

신체생리적 조절과 에너지적 조절의 향상

불쾌한 감정경험은 스트레스와 조절 곤란의 상태이다. 8장에서 정서 수용역량을 살펴본 바와 같이 불쾌한 감정경험을 하는 동안 몸의 스트레스와 조절 곤란의 정도는 이를 해소하기 위해 적극적으로 감정경험에 접근하려고 할 때 신체생리적 방어와 에너지적 방어가 작동하면서 증가한다. 쾌의 감정경험은 조절 기능이 증가하고 스트레스가 감소하는 것을 특징으로 하는 상태이다. 성행위와 같은 쾌의 감정경험이 신체생리적, 에너지적 방어를 통해 억제되면 몸의 스트레스와 조절 곤란의 정도도 증가한다. 감정경험에 대한 신체생리적, 에너지적 방어를 완화하여 감정경험을 확장하고 더 많은 감정을 경험할 수 있도록 지지하면 불쾌한 감정을 경험하더라도 몸과 에너지는 더 큰 조절 또는 더 적은 조절 곤란의 방향으로 움직인다. 실제로 몸을 통한 감정경험 처리 과정에서 몸의 조절과 에너지적 조절의 적절한 개선은 불쾌한 감정을 덜 고통스럽게 하거나 더 수용할 수 있게 경험하는 데 중요한 역할을 한다.

감정경험을 확장하기 위해, 뇌 생리와 몸 생리를 확장하기 위해 신체 및 에너지적 방어가 해제되면 몸을 조절하는 혈액, 신경계, 간질액, 림프, 에너지의 흐름이 개선되어 불쾌한 감정경험을 처리하는 동안에도 신체생리의 조절과 웰빙이 증가한다. 일반적으로 통합에서는 웰빙의 증가 또는 스트레스와 고통의 감소로 경험되는 몸과 에너지의 변화를 찾는다. 몸의 통합 측면은 죽음에 대한 두려움과 같은 끔찍한 감정을 처리하는 동안에도 덜 억제되고, 덜 수축되고, 더 많은 자유, 더 많은 공간, 더 편안하고, 덜 불편하고, 덜 고통스럽고, 더 편안한 호흡을 하고, 안도감, 편안함 등 다양한 방식으로 몸에서 경험할 수 있다. 에너지 측면에서 통합은 에너지의 경험에서 불안감이나 불편함의 감소, 더 긍정적인 에너지, 더 큰 편안함과 함께 에너지 감소, 더 많은 흐름, 확장, 몸 에너지 분포의 균형 등으로 경험할 수 있다.

근원적인 몸과 에너지 경험의 변화에 주의를 기울여 불편함을 줄이거나 편안함을 늘리는 것은 사이클 중, 사이클이 끝날 때 또는 세션이 끝날 때 감정경험을 더 조절되고 안정적이며 견딜 수 있게 만드는 데 도움이 될 수 있다. 몸과 에너지 경험의 개선에서 감정경험으로 주의를 왔다 갔다 할 수도 있고, 두 가지를 동시에 알아차림을 유지할 수도 있다.

인지나 행동의 변화가 정서적 어려움을 해소할 수 있는 상황이 있다. 예를 들어 아내에게 거절당했을 때 느꼈던 상처와 그 후 도움이 필요할 때 아내에게 연락하는 데 어려움을 겪었던 일을 처리하는 과정에서 아내에게 느끼는 상처와 아내와의 단절이 어머니와 관련이 있을 수 있음을 깨닫거나(인지), 아내에게 다시 연락하고 싶은 충동을 느끼면서(행동) 해소될 수 있다. 인지나 행동의 변화가 감정을 견디는 데 도움이 될 수 있는 상황도 있다. 예를 들어 내가 느끼는 상처가 아내보다 어머니와 더 관련이 있을 수 있다는 사실을 깨닫는 것(인지)은 상처를 더 견딜 수 있게 만드는 데 도움이 될 수 있다. 또 다른 예로 어린 시절 트라우마로 인한 죽음에 대한 두려움과 팬데믹으로 인한 죽음에 대한 두려움이 섞여 있다는 사실을 인식하면 두 가지 두려움을 더 견딜 수 있게 된다. 느낌에 이름을 붙이는 것(인지)만으로도 때때로 그 경험을 더 견딜 수 있게 만드는 데 도움이 될 수 있다. 상황에 대응할 수 있는 선택지(행동)가 더 많다는 사실을 깨닫는 것은 두려움이나 좌절과 같은 상황에서의 감

13. 통합

정을 더 견딜 수 있게 만들 수 있다.

통합에서는 몸을 통한 감정경험 처리 과정 중에 한 사이클이 끝날 때, 여러 사이클의 세션이 끝날 때, 그리고 세션 사이에, 발생하는 유용한 인지 및 행동 변화를 찾아내어 감정경험을 더 수용할 수 있고 안정적이며 해소될 수 있게 만들 수 있다. 이러한 변화는 많은 경우에 처리 과정의 일부로 저절로 나타난다. 그렇지 않은 경우에는 "지금 상황에 대해 어떻게 생각하세요?" 또는 "이 상황에서 다르게 할 수 있는 것은 무엇이라고 생각하세요?"와 같은 질문을 통해 이러한 변화를 촉진할 수 있다. 압도되는 감정경험의 한가운데서 경험의 인지적 측면과 행동적 측면으로 주의를 분산시켜 경험의 여러 측면에 참여하게 하면 경험의 감정적 측면의 강도를 낮추어 중간이나 끝에서 감정경험을 더 견딜 수 있고 안정적으로 만드는 데 도움이 될 수 있다.

"이제 감정을 견디고, 감정을 조절하고, 감정과 함께 있을 수 있는 능력이 어느 정도 생겼으니 그 상황에 대한 생각, 상황의 세부사항에 대한 기억, 이 상황에서 할 수 있는 것과 할 수 없는 것(또는 할 수 있었던 것과 할 수 없었던 것)에 대한 생각이 어떻게 바뀌었을지 궁금합니다."라고 질문할 수 있다. 세션 중에 함께 이러한 처리 과정에 참여하도록 요청하거나 세션 사이에 이러한 자기 탐구를 하도록 할 수 있다.

다른 심리적 작업과 마찬가지로 몸을 통한 감정경험 처리 과정의 통합은 꿈 상태뿐만 아니라 깨어 있는 삶에서도 계속될 가능성이 높다. 이를 염두에 두고 내담자에게 다음과 같이 제안할 수도 있다. "중요하고 힘든 작업을 성공적으로 수행하셨습니다. 이 과정은 잠을 자고 있을 때뿐만 아니라 깨어 있을 때도 한동안 계속될 가능성이 높습니다. 생각의 변화와 상황에 대한 기억, 오늘 작업한 상황을 포함한 상황에 대한 감정, 상황에 대해 할 수 있거나 할 수 없다고 생각하는 것을 계속 기록해 보세요. 또한 꿈을 추적하고 세션이 끝난 후의 꿈이 함께 작업한 상황과 관련된 인지, 감정, 행동의 변화를 어떻게 반영할 수 있는지 생각해 보세요."

집단적 자원의 개선

견딜 수 없는 감정에 대한 수용역량이 커지면 몸과 마음이 환경에 더 개방적이 되어 우주의 전체 에너지와 더 잘 연결될 수 있다. 예를 들어 어린 시절로 거슬러 올라가는 다른 사람과 눈을 마주치는 것에 대한 두려움을 극복한 후 주변 사람들과 더 많이 연결될 수 있게 되면 이제 집단 내 다른 사람들로부터 더 많은 지지를 받을 수 있어 더 깊은 수준의 접촉에 대한 두려움을 처리하고 정서수용역량을 키우는 데 도움이 될 수 있다. 이러한 대인관계의 자원 interpersonal resource은 사이클 중에 또는 사이클이나 세션이 끝날 때 감정경험을 더 안정적이고 더 조절되며 더 견딜 수 있게 하고 증상을 해소하는 데 사용할 수 있다.

몸을 통한 감정경험 처리 과정 중 어느 단계에서든 에너지의 긍정적인 변화(내부에서든 외부에서든, 몸에서 이 둘을 항상 구분할 수는 없기 때문에)에 주의를 기울이면 특히 여러 차례의 몸을 통한 감정경험 처리 과정 후 전체 에너지를 더 많이 활용할 수 있을 것으로 예상되는 세션 마지막에 감정경험을 더 안정적이고 더 조절되며 더 견딜 수 있게 만들고, 장기적으로 지속되는 몸 및 에너지 패턴을 재구성하여 증상을 해소하는 데 도움이 될 수 있다. 나는 한 여성이 가슴에 슬픔을 몸으로 경험하고, 폐로 들어오는 에너지의 소용돌이에 공명하고, 내부에서 슬로우 모션으로 확장하는 작업을 한 후 함께 앉아 있던 것을 기억한다. 이는 증상 해소에 앞서 내가 봤던 깊은 통합의 일종이다. 그 내담자는 얼마 지나지 않아 잦은 호흡 곤란이라는 오랜 증상에서 큰 완화를 얻었다고 보고했다.

몸을 통한 감정경험 처리 과정의 다양한 단계에서의 통합

사이클 내에서의 통합

몸을 통한 감정경험 처리 과정의 사이클은 상황, 감정, 확장, 통합의 4단계로 구성된다. 사이클의 어느 시점, 특히 처음 세 단계에서는 감정이 감당하기 어려울 정도로 커지고 방어가 강해질 때가 있다. 스트레스, 조절 곤란, 몸과 에너지의 불안정성이 증가할 수 있다. 그런 다음 신체생리적 및 에너지적 통합 현상을 활용하여 수용역량의 범위 내에서 경험을 유지하기 위한 프로세스를 다룰 수 있다.

"지금 정말 잘하고 계세요. 몸으로 깊은 슬픔을 경험하기 위해 열심히 노력하고 계시네요. 지금은 그 슬픔이 너무 크게 느껴질 수도 있을 거예요. 깊은 슬픔은 정말 힘든 감정이에요. 저도 제 경험을 통해 깊은 슬픔이 얼마나 힘든지 잘 알고 있습니다. 이제 잠시 알아차림을 전환해서 그 깊은 슬픔을 확장하는 힘든 작업을 한 후에 몸과 에너지가 이전보다 조금 나아진 것을 느낄 수 있는지 주의를 기울여 보세요. 특히, 호흡이 조금 더 편해졌을 수도 있고, 깊은 슬픔을 확장시킨 영역에서 이전보다 덜 수축되는 느낌이 있을 수도 있습니다. 특정 영역이나 몸 전체에서 기분 좋게 에너지가 더 생긴다고 느낄 수도 있습니다. 뇌가 조금 덜 스트레스를 받는다고 느낄 수도 있습니다. 슬픔을 확장하는 데 계속 주의를 기울이면서 잠시 동안 몸과 에너지에 생긴 이런 작은 변화들에도 알아차림을 해 보세요. 슬픔과 몸과 에너지의 작은 변화들 사이를 오가며 주의를 기울일 수도 있고, 이 둘을 동시에 알아차림을 유지할 수도 있습니다. 깊은 슬픔과 함께 있는 것이 더 나아지는지 알아차리면서 계속해서 그 슬픔을 몸에서 더 확장해 보세요."와 같은 진술을 통해 이를 수행할 수 있다.

사이클 내에서 작업이 힘들어지면 인지적, 행동적 통합 측면을 도입하여 고통을 완화하고 스트레스, 조절 곤란, 불안정성을 줄일 수 있다. 앞서 살펴본 것처럼, 주의가 감정경험에서 멀어지거나 감정경험과 인지 및 행동적 측면을 분리하면 슬픔과 함께 있는 것이 더 쉬워질 수 있다. 또는 인지 및 행동의 개선 가능성을 활용하여 고통을 완화하고 불안정성을 줄이는 데 도움을 줄 수 있다.

"깊은 슬픔을 이 정도까지 담아내고 있는 것은 대단한 일입니다. 깊은 슬픔과 같은 어려운 감정을 견디는 것은 쉬운 일이 아닙니다. 감정을 몸에서 확장해서 감정을 견딜 수 있는 더 큰 역량을 개발하면 상황에 대한 생각을 바꿀 수 있어서 그 상황에서 할 수 있는 것을 더 좋게 바꿀 수 있다는 연구 결과가 있습니다. 이제 지금까지 한 작업이 상황에 대해 생각하거나 기억하는 것, 그리고 그 상황에서 다르게 할 수 있거나 할 수 있었던 일에 대한 생각을 어떻게 더 나아지게 했는지 평가해 보죠. 예를 들어 어떤 말을 했을 수도 있고 하지 않았을 수도 있습니다. 이전보다 지금 더 실현 가능한 일을 했을 수도 있고, 하지 않았을 수도 있습니다. 또한 지금 이 상황에서 느끼는 깊은 슬픔이 인생의 다른 상황, 특히 어린 시절의 상황을 떠올리게 하나요?"와 같은 말을 할 수 있다. 마지막 문장은 과거가 현재에 미치는 영향에 대한 인지적 통찰이 현재의 감정을 견디는 데 도움이 될 가능성을 타진해 보는 것이다.

또한 그룹에 속한 사람과 함께 작업을 하고 있는 경우에 이 사이클이 진행되는 동안 그 사람이 감정경험에 더 많은 안정성, 담아주기, 수용역량을 가져오는 데 도움이 될 수 있는 당신 또는 그룹과 접촉을 해서 지지를 받아들이는 역량 증가를 위한 작업을 할 수도 있다. "저나 그룹을 바라보면서 저에게 접촉할 수 있는 능력과 그룹과 접촉할 수 있는 능력의 차이에 주의를 기울일 수 있는지 살펴보세요. 저의 지지 아니면 그룹의 지지를 받아보세요. 제한적인 범위 내에서만 그렇게 할 수 있어도 괜찮습니다. 아주 조금만 가능해도 큰 도움이 될 수 있습니다. 가능한 한 많은 지지를 받아보세요. 그것으로 더 안정되고, 신체생리나 에너지가 더 조절되고, 깊은 슬픔을 더 견딜 수 있다고 느끼는 데 도움이 되나요?"라고 말함으로써 이러한 접촉을 촉진할 수 있다.

한 사이클이 끝날 때의 통합

사람은 힘든 감정과 오래 있을 수 없다. 사이클이 끝나면 감정의 해소나 신체적, 에너지적, 인지적, 정서적, 행동적, 관계적 증상이 해소로 이어질 수 있고 더 가능성이 있는 경우는 더 이상 견딜 수 없거나 지금은 충분히 했기 때문에 감정이 사라져서 다른 사이클에서 다시 감정을 느끼기 전에 휴식이 필요하기 때문일 수 있다. 또한 몸을 통한 감정경험 처리 과정에 따른 인지적, 행동적 영향을 통합하기 위해 정신이 잠시 멈추는 것일 수도 있다.

이러한 경우 통합 모드로 전환하여 이 장의 앞부분에 있는 사이클 내에서의 통합 섹션에서 보았던 것과 유사한 진술로 신체생리적, 에너지적, 인지적, 행동적, 환경적 측면의 통합을 가져올 수 있지만 한 가지 차이점이 있다. 시작하는 첫 문장은 "자, 힘든 감정을 처리하는 한 사이클을 성공적으로 마쳤으니, 그 시도들로 얻은 이점들을 살펴봅시다. 감정을 더 오래 잡고 있지 못했다고 해서 실패라고 생각하지 마세요. 감정이 왔다가 사라지는 것은 자연스러운 일입니다. 우리는 한 가지 감정을 얼마나 오래 유지할 수 있을까요? 몸, 에너지, 상황을 어떻게 바라보느냐의 시각, 그 상황에서 할 수 있는 것이나 할 수 있었던 것에 대한 인식이 더 나아지지는 않더라도, 이전과는 달라질 가능성이 큽니다."

한 사이클이 끝날 때 이 이점들을 통합하거나 프로세스를 안정화하려고 할 때, 감정을 불러일으킨 상황의 세부 사항을 계속 상기시키거나 감정을 계속 언급하고 지지하는 것은 일반적으로 생산적이지 않다. 예를 들어 우리는 불쾌한 감정과 몸을 통한 감정경험 처리 과정에서 발생한 신체생리적 및 에너지적 변화들 사이를 왔다 갔다 하지 않을 것이다. 하지만 통합의 인지적 및 행동적 측면으로 전환하기 전에 감정을 안정시키기 위해 두 가지를 동시에 유지할 수도 있다. 또한 사이클이 끝날 무렵에는 앞서 언급한 진술을 사용하여 다른 사람들과 연결하고 그들의 지지를 받아들이는 능력의 잠재적 향상을 이끌어내어 지금까지의 작업을 통합하고 앞으로의 작업을 위한 자원으로 활용할 수 있는 좋은 지점이기도 하다.

사이클을 단축하거나 마무리하기 위한 통합

정서 수용역량의 정도가 너무 낮아 더 긴 사이클을 감당하지 못할 수 있기 때문에 사이클을 짧게 유지해야 할 때가 있다. 감정경험이 너무 압도되고 스트레스, 조절 곤란, 고통이 너무 심하고 과정이 너무 불안정하여 응급조치로 사이클을 마무리해야 할 때도 있다. 이러한 경우 의도적으로 통합을 사용하여 사이클을 단축하거나 마무리할 수 있다. 이를 위해 치료사로서 우리는 당분간 상황과 감정에서 벗어나 어떤 감정을 몸으로 경험하든 그로 인해 발생한 신체생리적 혜택과 에너지적 혜택으로 초점을 전환해야 한다. 인지적 변화와 행동적 변화의 통합은 짧은 사이클을 거친 후에는 효과가 작고, 여러 번의 짧은 사이클을 거친 후나 긴 사이클을 거친 후 또는 세션을 마무리할 때 더 효과적일 수 있지만 완전히 배제해서는 안 된다. 앞서 살펴본 방식으로 내담자가 당신 또는 그룹과의 접촉을 받아들이게 하면 사이클을 끝낼 수 있도록 내담자의 주의를 다른 곳으로 돌리는 데 도움이 될 수 있다. 이는 사이클이 불안정한 상태에서 마무리된 경우 프로세스를 안정화하기 위해 다른 사람들의 지지를 받아들이거나 다음 사이클을 위한 자원으로 사용하는 데에도 도움이 될 수 있다.

극심한 감정 상태를 다룰 때

감정경험이 심하게 조절되지 않거나 견디기 어려운 어린 시절의 상태로 퇴행하는 경우, 지금까지 제안한 통합 방식으로 사이클을 마무리하고 감정을 다루며 신체생리를 안정시키기에 부족할 수 있다. 이 경우에는 사이클을 마무리하기 위해 이러한 과부하를 다룰 수 있는 조치가 필요하다. 극심한 활성화를 다루기 위한 몇 가지 간단한 방법을 살펴보자. 치료사로서 우리는 감정을 계속 자극할 수 있는 상황을 언급하는 것과 감정을 지지하는 것을 중단해야 한다. 또한 과도한 우려를 드러내지 말고 압도되는 경험을 잘 다룰 수 있다는 점을 내담자에게 전달하고 안심시켜야 한다. "당신이 감정에 매우 깊이 들어가 있는 것 같아요. 그것이 뇌와 몸이 감정을 처리하는 데 어려움을 주는 것으로 보입니다. 지금은 잠시 그 감정에서 벗어나는 것이 좋을 것 같아요. 나중에 다시 이 이야기로 돌아올 수 있습니다."와 같은 말을 할 수 있다. 이것은 누구에게나 가끔씩 일어나는 일이다. 이러한 일은 특히 치유를 위해 고통을 더 깊이 파고들고 싶은 사람들에게 가끔씩 발생한다.

내담자가 눈을 감고 있다면 "눈을 뜨시고 외부로 모든 주의를 기울이거나 이 경험을 더 잘 다룰 수 있도록 필요한 만큼만 외부로 주의를 기울여 보세요. 자신이 현재에 정향할 수 있도록 돕기 위해

13. 통합

머리와 목을 다양한 방향으로 움직여보세요. 그때의 그 상황과 그 상황에서 무엇을 했거나 할 수 없었는지에 대한 생각은 잠시 내려놓아보세요. 지금은 감정에 주의를 기울이는 것을 멈춰보세요. 우리는 나중에 이 감정을 다시 다룰 거예요. 자신이 현재에 더 정향할 수 있도록 돕기 위해 오감을 통해 주변 환경에 주의를 기울여 보세요. 무엇이 보이나요? 어떤 색이 보이나요? 여기서 어떤 냄새가 나나요? 어떤 소리가 들리나요? 나무에 부는 바람 소리 아니면 차 소리가 들리나요? 혀에서는 어떤 맛이 느껴지나요? 지금 옷이 피부에 닿는 느낌이 어떤가요? 의자에 앉았다가 일어서는 것이 도움이 된다면 그렇게 해 보세요."

"몸을 움직여보세요. 팔, 다리, 몸통, 머리, 목을 움직여서 몸을 더 많이 느끼는 것을 시작해 보세요. 알아차림과 움직임을 통해 근육을 더 많이 사용하면 특히 아이 자아$_{ego}$ 상태에서 과도한 감정에 대처하는 데 도움이 될 수 있습니다. 울음을 참아보세요. 울음은 당신을 아이의 자아 상태로 되돌아가게 해서 무력하게 만들 수 있기 때문입니다. 저를 쳐다보세요. 이 접촉이 당신의 감정경험을 담아주고 감정경험을 다루는 것을 더 수월하게 하는 데 도움이 되는지 살펴보세요."

"감정경험을 더 다루기 쉽게 만들기 위해 우리가 함께할 수 있는 구체적인 방법이 있습니다. 의자에 앉아서 다리를 모으고 무릎 옆에 손을 놓은 다음 손으로 무릎을 눌러 허벅지를 벌리는 동작에 저항하면서 허벅지를 벌리는 시도를 해 보세요. 이렇게 하면 허벅지 바깥쪽의 근막이 활성화되는데 이 근막은 경험을 담아주는 기능을 하며 특히 힘든 경험을 담아주는 기능을 합니다. 서 있는 자세에서도 이 동작을 할 수 있습니다. 일어서서 두 다리를 옆으로 들어 올리면서 동시에 발을 땅에 대고 누르면서 다리의 움직임에 저항한다고 상상해 보세요. 이렇게 하면 허벅지 옆쪽의 근막이 활성화되어 당신의 경험을 담아줄 수 있습니다. 이렇게 하면 몸이 더 단단해지는 느낌이 들고 무력감이 덜 느껴지나요? 등 중앙에서 밀기를 하면서 가슴을 들어 올리면 경험을 담아주는 것을 더 많이 체험할 수 있습니다. 가슴을 안으로 당기거나 반대 방향으로 들어 올려보면서 가슴을 열고 닫을 수 있다는 감각을 익혀 가슴의 취약한 감정을 관리할 수 있다는 느낌을 체험해 보세요. 양팔을 옆으로 들어 올려 머리 위로 모아보세요. 이 움직임을 몇 번 반복하면서 주변 공간이 더 넓어지고 보호받을 수 있는 공간이 더 넓어졌다고 느껴지는지 잠시 살펴보세요. 그리고 이 움직임이 당신이 그 경험과 함께 있는 것을 더 수월하게 만들어주는지 관찰해 보세요."

세션이 마무리될 때

한 번 이상의 몸을 통한 감정경험 처리 과정의 사이클이 진행된 세션이 마무리될 때가 통합하기에 정말 좋은 시점이다. 이는 내담자가 세상으로 나가기 전에 프로세스와 내담자의 신체생리를 안정시키는 데 도움이 될 수 있다. 또한 세션이 마무리될 시간임에도 내담자가 여전히 감정경험의 한가운데 있는 경우 감정경험을 더 담아내고 견딜 수 있게 만드는 데 도움이 될 수 있다. 그리고 몸을 통한 감정경험 처리 과정의 여러 사이클에서 다양한 형태의 통

13. 통합

합에서 얻을 수 있는 이점인 신체생리적 조절 및 에너지 조절의 증가, 인지적 변화 및 정서적 변화의 가능성 증가, 집단적 자원에 대한 접근성 증가를 활용하여 증상을 해소하는 데 도움이 될 수 있다. 앞서 사이클이 끝날 때 통합에 활용하기 위해 제공한 많은 진술은 세션이 마무리될 때도 활용할 수 있다.

또한 세션이 마무리될 때 통합의 신체생리적, 에너지적, 집단적 측면을 활용할 때는 국소적 또는 구체적인 개선이 아닌 몸, 에너지, 집단적 자원의 전반적인 개선에 더 많은 주의를 기울이도록 유도할 수 있다. 신체, 에너지, 집단 자원의 전반적인 또는 전체적인 변화에 주의를 기울이면 세션이 마무리되기 전에 프로세스에 더 안정감을 줄 수 있다는 장점이 있다. 또한 더 빠른 증상 해소를 위해 더 많은 지지와 더 깊이 들어갈 수 있는 자원을 제공할 수 있다. 다음과 같은 진술을 할 수 있다. "자, 매우 어려운 작업을 하셨으니 이제 팔이나 다리와 같은 특정 부위의 개선에 주의를 기울이는 대신 몸 전체와 전반적인 에너지가 더 나아진 느낌이 어떤지 주의를 기울여 보세요. 몸 전체나 에너지인 에너지가 어떻게 더 잘 조절되고, 더 나아진 변화, 더 자유롭고, 더 유쾌하고, 덜 아프게 느껴지는지 등에 주의를 기울여 보세요. 여전히 작업에서 다룬 그 감정과 함께 있다면, 몸과 에너지의 이러한 전반적인 변화를 느끼면서 이전보다 그 감정과 함께하기가 지금 더 수월해졌는지 주의를 기울여 보세요."

여러 차례의 감정 사이클을 거치면 더 뚜렷한 방식으로 더 많은 전체적 연결성을 기대할 수 있는 그 자원을 활용하기 위해 다음과 같은 진술을 할 수 있다. "자, 수치심이라는 정말 힘든 감정을 가지고 매우 어려운 작업을 하셨으니, 이제 그 작업이 세상과 더 많이 연결되는 데 어떻게 도움이 되었는지 살펴봅시다." 그룹과 작업을 하고 있는 상황이라면 "저 또는 그룹을 바라보면서 다른 사람들과 더 수월하게 접촉할 수 있는지 살펴보세요. 이전보다 더 많이 연결되고 지지받는다고 느끼나요? 접촉을 방해하는 두려움과 수치심이 예전처럼 당신을 붙잡고 있나요?"

또한 다음과 같이 말할 수 있다. "접촉에 대한 두려움이나 수치심과 같은 힘든 감정을 견딜 수 있을 때는 몸이 이를 방어할 필요가 없습니다. 그러면 몸은 환경과 창조의 원초적 에너지에 더 많이 연결됩니다. 몸과 에너지가 자신의 환경 안에 있는 집단적 에너지와 창조의 원초적 에너지에 더 개방되면, 이러한 에너지가 들어와 몸과 에너지에 작용하여 장기적인 패턴과 장기적인 증상을 변화시킬 수 있습니다. 이러한 에너지는 다양한 방식으로 몸에서 경험됩니다. 새로운 에너지가 들어오는 것처럼 느낄 수 있어요. 몸의 일부 또는 몸 전체를 채우는 것처럼 느낄 수 있습니다. 몸의 일부 또는 몸 전체가 확장되는 것처럼 느낄 수 있습니다. 이러한 흐름은 다양한 방식으로 경험할 수 있습니다. 위에서 아래로 또는 아래에서 위로 움직일 수 있습니다. 왼쪽에서 오른쪽으로 또는 오른쪽에서 왼쪽으로, 또는 위에서 아래로 또는 아래에서 위로 나선형 패턴으로 나타날 수 있습니다. 마치 공기나 물의 움직임과 같은 특성과 역동이 있는 것처럼 느껴질 수 있습니다. 이러한 치유 에너지가 우리를 변형할 수 있도록 우리의 알아차림으로 이러한 치유 에너지를 지지하는 것이 중요합니다. 우리는 그것들을 관찰하고 에너지가 그들의 작업을 하는 것을 지지하는 것 외에는 아무것도 할 필요가 없습니다."

세션과 세션 사이

세션이 끝난 후에도 정신은 치유하는 것을 지속한다. 통합의 모든 측면이 계속될 것이다. 우리가 치유의 길에서 의식적으로 한 걸음을 내딛으면 무의식은 목표를 향해 몇 걸음 더 나아가면서 우리를 도와준다고 한다. 깨어 있는 상태와 꿈 상태 모두에서 세션 사이에 상황의 다른 측면, 그와 관련된 다른 감정, 같은 감정의 더 깊은 수준, 작업한 상황과 관련된 다른 상황, 그와 관련된 감정 등 여러 가지 요소가 처리될 수 있다. 앞서 우리가 논의한 통합의 모든 측면, 즉 신체생리적, 에너지적, 인지적, 행동적, 집단적 통합이 계속될 것으로 기대할 수 있다. 그리고 증상도 해소될 수 있다.

대부분의 심리치료 시스템에서는 위의 모든 현상을 통합으로 이해하지만, 우리는 통합에 대해 제한적으로 정의한다. 세션 사이에 이러한 모든 가능성을 예상하도록 내담자에게 교육하고, 가능한 한 스스로 이러한 현상을 다루는 방법을 가르치는 것이 좋다. 통합 소매틱 심리학Integral Somatic Psychology, ISP에서는 내담자가 몸을 통한 감정경험 처리 과정 기법을 배워 평생 자신과 타인을 돕기 위해 몸을 통한 감정경험 처리 과정 기법을 활용할 수 있기를 기대한다. 항상 마지막에 내담자와 함께 세션을 돌이켜보면서 통합의 다양한 측면을 알아차리고 활용하는 방법을 포함하여 태도, 셀프 터치 위치, 기타 기술들, 즉 세션에서 작업이 잘된 모든 것들을 기억할 수 있도록 하는 것이 좋다. 이렇게 하면 세션과 세션 사이에 스스로 작업을 할 때 가능한 범위 내에서 이러한 기술을 기억하여 사용할 수 있다. 또한 다음 세션을 시작할 때 지난 세션 이후 일어난 일에 대해 물어보고, 앞으로 해야 할 일에 대한 방향을 빠르게 잡고, 지난 세션 이후 통합으로부터 생긴 새로운 자원들을 수집하는 것도 좋은 방법이다.

통합 활용 및 오용

통합 작업은 몸을 통한 감정경험 처리 과정 사이클에서 선택적인 단계이다. 통합의 인지적 및 행동적 측면은 일반적으로 세션 중 또는 세션 후에 자연스럽게 발생하여 프로세스를 안정시키고 치유에 기여하거나 증상 해소를 위해 작업할 새로운 상황을 불러일으킨다. 하지만 통합의 인지적 및 행동적 측면이 저절로 발생하지 않고 프로세스를 안정시키고 경험을 견딜 수 있게 하거나 증상 해소를 위한 추가 작업에 대한 아이디어를 얻기 위해 필요한 것으로 보이는 경우 의도적으로 통합의 측면을 생성하기 위해 작업을 할 수도 있다. 몸, 에너지, 집단적 자원에 대한 접근성 개선과 같은 통합의 다른 측면에 대한 의식적인 작업이 항상 필요한 것은 아니다. 이러한 통합의 측면은 일반적으로 백그라운드에서 일어나며, 프로세스를 안정시키고 경험을 견딜 수 있게 하며 증상 해소에 기여한다. 감정경험이 계속 안정적이고 견딜 수 있는 수준이라면 굳이 의식적으로 통합을 만들 필요도 없고 통합을 사용할 필요는 없다.

13. 통합

앞서 살펴본 바와 같이, 통합의 모든 측면을 의식적으로 사용하면 몸을 통한 감정경험 처리 과정 중 압도되는 경험을 조절하는 데 상당한 도움이 될 수 있다. 하지만 주의가 필요한데 특히 몸 및 에너지의 긍정적인 발달과 집단적 자원에 대한 접근성의 긍정적인 발달 관련해서는 주의가 필요하다. 이러한 통합의 측면은 불쾌한 감정경험에 내재된 스트레스와 조절 곤란을 중화시키는 경향이 있기 때문에 통합에 과도한 집중으로 감정이 조절되어 사라져 버려서 내담자가 몸을 통한 감정경험 처리 과정의 기회를 잃게 된다. 이는 고통과 고통에 대한 뇌의 생래적인 저항으로 인해 불쾌한 감정경험에 대한 학습된 방어가 될 수 있다. 따라서 우리는 압도되는 불쾌한 감정경험을 다루기 위해 긍정적인 발달을 신중하게 사용해야 한다. 정서적 지지의 정도, 감정의 정도, 몸 확장의 깊이와 폭, 사이클의 길이를 잘 처리해서 감정경험의 강도를 관리하는 것이 필요하다. 실패하면 언제든지 다시 통합으로 돌아가서 하루를 무사히 지내게 할 수 있다. 하지만 특히 집단적 자원에 대한 접근성 향상과 관련하여 통합을 사용하면 세션이 마무리될 때 증상 해소에 크게 기여할 수 있다는 일반적인 규칙의 예외가 있다는 점을 기억하는 것이 중요하다.

몸을 통한 감정경험 처리 과정을 위한
통합 포함의 7단계 프로토콜

사람들은 단계별 프로토콜을 좋아한다. 다음은 몸을 통한 감정경험 처리 과정의 한 사이클에 대한 통합을 포함한 7단계 프로토콜이다. 이 프로토콜은 통합 단계 사이에 불쾌한 경험을 겪는 시간을 제한하기 때문에 정서 수용역량이 매우 낮은 사람들과 함께 작업할 때 특히 유용하다.

1. 상황을 다뤄서 작업을 할 감정을 찾고 필요한 만큼 감정을 지지한다.

2. 뇌 생리와 몸 생리의 한 영역에서 감정을 찾는다. 국소적으로 한 영역에서 감정을 확장하되 오래 하지 않는다. 한 영역에 오래 머무를수록 그 감정 안으로 더 깊게 들어가게 된다는 사실을 기억하라. 감정경험의 수준과 강도가 견디기 힘들 정도로 높아질 수 있기 때문이다.

3. 다른 영역에서 감정을 찾는다. 다시 국소적으로 한 영역에서 확장하되 너무 오래 하지 않는다.

4. 통합의 신체생리적, 에너지적 측면에 주의를 기울이는 것으로 전환하라. 상황에 대한 주의 집중과 감정에 대한 지

13. 통합

지를 내려놓는다. 감정은 백그라운드에 머물게 하자.

5. 뇌 생리와 몸 생리의 한 영역, 특히 감정이 있던 영역 중 신체생리적 또는 에너지적으로 통합하기 쉬운 영역을 찾는다. 국소적으로 한 영역에서 확장하되 오래 하지 않는다. 오래 하게 하면 해당 부위의 신체생리가 더 깊어져 다음 사이클의 불쾌한 감정경험을 다루기가 더 어려워질 수 있다.

6. 다른 영역, 특히 감정이 있었던 영역 중 한 영역에서 신체생리적 또는 에너지적으로 쉽게 통합할 수 있는 영역을 찾는다. 확장하되 오래 하지 않는다.

7. 몸 전체 또는 에너지에 알아차림을 확장해서 몸과 에너지, 특히 에너지의 전반적인 변화에 주의를 기울인다. 다른 단계보다 조금 더 오래 머무른다.

4단계의 순서

사람들은 많은 경우에 몸을 통한 감정경험 처리 과정을 어떤 순서로 진행해야 하는지 묻는다. 감정은 항상 상황과 연관되어 있기 때문에 작업할 상황을 찾는 첫 단계부터 시작하는 것이 가장 좋다.

대부분의 경우 사람들은 특정 상황에서의 어려움을 해결하기 위해 우리를 찾아온다. 따라서 집중해야 할 특정 상황에 초점을 맞추기가 비교적 쉽다. 하지만 상황이 명확하지 않을 때가 있다. 사람들은 신체적 증상이나 에너지적 증상을 겪을 때 심리치료사보다 의사를 먼저 찾는 경우가 더 많음에도 불구하고 자신이 겪고 있는 신체적 증상이나 에너지적 증상을 가지고 우리를 찾아올 때가 있다. 또는 우울증이나 불안과 같은 정서적 증상을 호소하면서 어떤 상황이 그 증상을 유발하는지 모른 채 찾아올 수도 있다. 사람들이 정서적 증상을 호소하며 찾아오면 어떤 상황이 정서적 고통을 유발할 수 있는지 탐색하도록 도와줄 수 있다. 또한 고통을 감당할 수 있는 역량이 향상되면 필요한 경우 상황이 스스로 드러날 것이라는 기대를 가지고 감정을 확장하고 지지하는 작업을 할 수도 있다.

몸을 통한 감정경험 처리 과정의 4단계는 논리적 시퀀스로 정렬되어 있다. 그러나 이 순서를 프로토콜의 엄격한 구성 요소로 간주해서는 안 된다. 이전 단계를 뒤로한 채 한 단계에서 다음 단계로 이동하는 것은 아니다. 감정이 살아 있고 상황과 연관성을 유지하려면 필요한 만큼 자주 상황의 세부 사항으로 돌아가서 감정의 불을 계속 타오르게 해야 한다. 또한 감정을 살리기 위해 필요한 지지를 지속적으로 제공하고 생래적 방어와 심리적 방어가 떠오를 때 함께 작업을 해야 한다. 앞서 살펴본 것처럼 신체적, 에너지적, 집단적 측면의 통합과 인지적, 행동적 차원을 포함하는 선택적 네 번째 통합 단계는 사이클 중, 사이클이나 세션이 마무리될 때 또는 세션과 세션 사이에 수행할 수 있다. 작업에서 다룰 상황과 감정이 명확하고 감정에 대한 적절한 지지와 감정에 대한 생래적 방어와 심리적 방어를 해제하더라도 무의식적인 신체적 방어와 에너지적 방어가 너무 강해서 몸에서 감정의 역량을 확장하는 것은 말할 것도 없고 감정에 접근하기조차 어려운 경우가 있다. 이러한 상황에서 치료사는 특정 상황에 집중하기 전에 준비 단계로 내담자의 신체적 방어와 에너지적 방어를 한 세션 또는 전체 세션에서 잠시 완화해 주는 작업을 할 수 있다.

따라서 4단계는 모든 세션에서 따라야 하는 엄격한 순서라기보다는 치료사가 몸을 통한 감정경험 처리 과정의 세션 내내 활용할 수 있는 다양한 도구 또는 재료 세트로 간주할 필요가 있다. 치료사는 많은 경우 내담자에게 동시에 여러 단계를 제공한다. 치료사는 공감과 다른 형태의 정서적 지지를 통해 내담자를 지속적으로 지지하고, 감정이 살아 있고 관련성을 유지할 수 있을 만큼 자주 그 감정과 관련된 상황을 언급하고, 생래적인 방어, 심리적인 방어, 신체적인 방어, 에너지적 방어가 나타날 때와 필요할 때 함께 작업하고, 다양한 목적에 따라 필요한 경우 신체적, 에너지적, 공동체적, 인지적 행동적 측면의 통합 단계를 가져와야 한다.

내담자에 대한 자세한 면담을 진행한 치료사는 현재의 정서적 어려움의 원인이 될 수 있는 과거 상황에 대해 탄탄한 가설을 세우고 과거 상황에 초점을 맞추고 싶을 수 있다. 수퍼비전에서 자주 묻는 말은 원래 상황과 관련하여 감정을 다뤄야 하는지, 아니면 감정이 전이된 현재 상황과 관련하여 감정을 다뤄야 하는지에 대한 질문이다. 나는 오래된 감정 반응을 촉발한 현재 상황과 함께 작업하는 것을 선호하는 데, 그러한 인지가 치료적 변화를 위해 필요하다면 몸을 통해 그 감정을 경험함으로써 감정에 대한 더 큰 역량을 만들면 결국 그 감정이 과거 상황과 관련이 있다는 알아차림을 불러일으킬 수 있다는 생각에서이다. 이 방법은 대부분 효과가 있다. 그런 다음 증상을 해소하는 데 필요한 경우 과거 상황을 다루게 된다.

그러나 다음과 같은 이유로 치유에 필요한 과거 상황과의 자발적인 연결이 항상 나타나는 것은 아니다.

첫째, 현재 상황과 관련하여 몸을 통해 감정을 경험함으로써 감정에 대한 더 큰 역량을 창출하면 이론적으로 관련 과거 상황과의 연관성을 인지적으로 파악할 가능성이 높아지지만, 심리적 방어가 여전히 너무 강해서 인지적 통찰이 나타나지 않을 수 있다.

둘째, 어떤 사람들은 과거와 관련된 심리적 통찰력이 발달하지 않아 고통의 해소에 방해가 될 수 있다.

셋째, 관련 과거 상황에 대한 기억이 외현적 기억을 떠올릴 수 없는 생애 초기 단계의 기억일 수 있다.

넷째, 강력한 심리적 방어, 심리적 통찰력의 미발달, 외현적 기억의 부족으로 인해 과거와 연관성 없이 현재 상황과 관련된 감정에 대한 역량을 구축할 때, 정서적 고통의 원인을 현재 상황에 책임을 돌릴 수 있다. 이러한 결론은 현재 상황을 해결하는 데 방해가 될 수 있다.

13. 통합

 이러한 각각의 상황에서 내담자가 자신의 고통이 현재 상황과 관련된 고통이라고 주장하더라도 치료사가 현재 상황보다는 과거 상황을 다루는 작업이 더 나을 수 있다. 결국 의식적인 문제의 무의식적 뿌리를 해석하는 데 개인적으로 기억나지 않지만 알려진 역사를 활용하는 것은 심리치료 임상에서 가장 중요한 요소 중 하나이다.

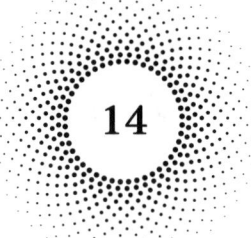

대인관계 공명

...

요약: 우리 몸이 단거리와 장거리에서 서로 정보를 교환하고 서로를 조절할 수 있는 대인관계 공명의 과학적 근거와 이를 통해 다른 사람의 감정 상태에 조율하고 감정을 조절하는 데 대인관계 공명을 사용하는 방법, 그리고 몸을 통해 그들의 감정을 경험하도록 돕는 처리 과정을 다룬다.

다른 사람들이 자신의 감정을 표현하도록 돕는 것은 이전보다 뇌 생리와 몸 생리의 더 많은 영역에서 자신의 감정을 의식적으로 경험하도록 하는 것을 포함한다. 하지만 사람들은 여러 가지 이유로 자신의 감정경험에 접근하고 표현하는 데 어려움을 겪는 경우가 많다. 예를 들어 강력한 심리적 방어와 생리적 방어가 방해될 수 있다. 하지만 가장 큰 이유는 감정을 생성, 경험, 식별, 상징화, 표현에 대한 지지를 거의 또는 전혀 받지 못하고 자랐기 때문이다.[1] 즉, 다른 사람의 감정을 다룰 때 그들의 감정경험을 지지하는 능력이 치료 환경에서 가장 중요한 능력이다.

11장에서 다른 사람의 감정을 지지하는 여러 가지 구체적인 방법에 대해 다뤘었다. 이 장에서는 다른 사람의 감정경험을 지지하고 조절하는 또 다른 방법, 즉 우리가 모두 가지고 있는 신체생리적 공명 능력을 통해 다른 사람의 감정을 지지하고 조절하는 방법을 살펴볼 것이다. 이 능력은 치료에서 제대로 이해되지 않고 잘 활용되지 않는다. 우리는 이를 '대인관계 공명interpersonal resonance' 또는 간단히 공명이라고 부른다. 이 장에서는 공명이 무엇인지, 그 메커니즘은 무엇인지, 그리고 공명을 의식적으로 사용하여 자신뿐만 아니라 타인의 감정경험에 접속하고 조절하는 방법에 대해 설명한다.

애착 이론의 연구 결과에 따르면,[2] 자녀의 감정 상태를 자신의 몸으로 느끼는 어머니의 능력, 즉 '몸을 통한 경험의 정서 조율 능력'은 자녀를 정서적으로 조절하는 어머니의 능력을 가장 잘 예측할 수 있다.[3] 타인의 감정을 지지하기 위해서는 타인의 감정경험에 '동조tuning in'또는 '조율attuning'하여 그들의 감정경험이 무엇인지 파악할 수 있어야 합니다. '정서적 조율emotional attunement'이라는 용어는 다른 사람이 정서적으로 무엇을 경험하고 있는지를 이해하는 것으로 폭넓게 생각할 수 있다. 우리는 여러 가지 방법으로 이러한 이해에 도달할 수 있다. 단순히 상대방에게 어떤 경험을 하고 있는지 물어볼 수도 있고, 다른 사람의 입장이 되어 그 사람이 묘사하는 상황에서 내가 그 사람의 입장이었다면 어떻게 느꼈을지 상상해 볼 수도 있으며, 삶이나 문학, 영화에서 비슷한 상황에서 다른 사람들이 겪는 것을 관찰한 것을 활용할 수도 있다. 또한 심리학

이론을 활용하여 다른 사람의 감정 상태를 추론할 수도 있다. 이러한 모든 일반적인 방법을 사용하여 다른 사람의 감정 상태를 이해하고, 가능한 한 자신의 몸에서 그것을 느끼려는 시도로 다른 사람의 감정 상태에 대한 몸을 통한 경험의 정서적 조율에 도달할 수 있다.

또한 신체 심리치료 접근법에서 흔히 사용하는 것처럼 다른 사람의 목소리 표현, 얼굴 표정, 몸 표현을 미러링할 수 있다. 다른 사람의 몸에서 정서적으로 경험하는 것을 체험하고 지지할 수 있다. 신체 생리가 아니더라도 우리는 신경과학자들이 '거울 뉴런'이라고 부르는 것을 사용하여 다른 사람의 움직임을 모방하여 우리 뇌에서 다른 사람의 감정경험을 시뮬레이션할 수 있다.[4] 이러한 모든 방법을 함께 사용하면 다른 사람의 감정적 반응을 우리 몸에서 경험하는 데 충분할 수 있다. 이러한 모든 방법이 부적절하다고 판단된다면 이러한 방법 외에도 대인관계 공명이라는 타고난 능력을 사용하여 다른 사람의 감정경험을 몸으로 감지할 수 있다.

이제 대인관계 공명이란 무엇인지, 대인관계 공명의 과학적 증거는 무엇인지, 대인관계 공명과 역전이의 차이점은 무엇인지 살펴보자. 그런 다음 대인관계 공명이 다른 사람과 자신이 몸을 통해 감정을 경험하는 데 어떻게 도움을 줄 수 있는지 살펴볼 것이다.

대인관계 공명
대체 가능한 정보 교환 방식

심리학에서는 일반적으로 두 신체 사이의 모든 정보 교환이 시각, 후각, 청각, 미각, 촉각의 오감을 통해 이루어진다고 가정한다. 거울 뉴런을 통해 다른 사람의 신체 경험을 시뮬레이션하거나 다른 사람의 얼굴 표정, 목소리 표현, 몸 표현을 따라 하는 것도 이러한 오감을 통한 정보 교환의 틀 안에서 이해할 수 있다. 대인관계 공명은 뇌 생리와 몸 생리가 오감을 통하지 않고도 감정 및 기타 정보를 서로 직접 교환할 수 있다는 가능성과 관련이 있다. 뒷사람이 나를 쳐다보고 있다는 것을 목 뒤에서 '느끼는feel' 능력은 오감의 신체생리가 이러한 대인관계 공명에 관여할 수 있음을 나타낸다. 우리가 완전히 이해하지 못하는 방식으로 이러한 정보 교환에 관여할 수도 있다. 공명이 일반적인 상담실에서의 짧은 거리뿐만 아니라 온라인 화상 세션이나 오디오 전화 세션에서 더 먼 거리에서도 발생할 수 있다는 경험은 오감 외에 공명을 위한 다른 신체생리적 메커니즘이 있다는 것을 의미한다.

서로 정보를 교환할 수 있는 이러한 공명 가능성의 의미는 무엇일까? 조율과 공감이 몸을 통해 경험될 수 있다. 다른 사람들이 그들의 몸에서 무엇을 경험하고 있는지 알아내기 위해 우리의 몸을 활용할 수 있다. 그러면 다른 사람들이 그들의 감정경험을 이해하고, 개념화하고, 이름을 붙이고, 표현하는 데 도움을 줄 수 있다. 또한 우리는 다른 사람의 몸과 직접 소통하여 그들을 조절할 수 있다. 다른 사람이 그들의 몸에서 경험하는 것을 감지하고 우리 몸에서 그들의 경험을 조절할 수 있을 때 공명을 통해 그 조절 정보를 다른 사람과 공유하거나 다른 사람이 필요로 하는 것을 감지하는 것만으로 조절 정보를 전달할 수 있다. 예를 들어 다른 사람의 불안을 감지하면 불안을 감지하는 즉시 또는 우리 몸에서 그들의 불안을 진정시킨 후 다른 사람의 불안을 진정시키기 위해 조절 정보를 보낼 수 있다.

클라인 학파 정신분석학자인 윌프레드 비온 Wilfred Bion은 이러한 과정이 엄마와 아기 사이에서 끊임없이 일어난다고 보았다.[5] 불안한 아기는 신체생리적으로 그러한 고통을 처리할 준비가 되어 있지 않기 때문에 감당할 수 없는 경험을 수용적인 엄마에게 보내거나 '투사 projects'한다. 보다 발달되고 역량이 있는 신체생리를 지닌 어머니는 아기의 불안을 수용하거나 '투사적으로 동일시 projectively identifies'한다. 외적으로는 아기의 불안을 조절하기 위해 진정시키는 행동을 하며 내적으로는 아기의 불안을 동화해서 평온한 상태로 변형한 후 그 평온한 상태를 다시 견디지 못하는 아기에게 투사한다. 아기는 엄마의 평온함과 자신을 투사적으로 동일시하고 그로 인해 진정된다. 이 처리 과정을 아기 새의 신체생리가 아직 미성숙해 소화할 수 없는 먹이를 어미 새가 먼저 먹어서 소화하기 쉽게 한 후 아기 새에게 먹이는 것에 비유한다. 하지만 비온 Bion은 투사와 투사적 동일시가 일어나는 메커니즘에 대해서는 구체적으로 설명하지 않았다. 앞으로 살펴볼 대인관계 공명의 역동은 비온 Bion의 이론에 신체생리적 근거를 제공할 수 있다.

대인관계 공명의 과학적 근거

세포 생물학자 제임스 오슈만James Oschman은 뇌 생리와 몸 생리의 여러 시스템에서 생성되는 생체 전기장 및 생체 자기장과 같은 생체 에너지 장bioenergy fields에 관심을 두게 되어 생물에너지 장이 어떻게 생성되는지, 이동 거리, 기능 등에 대해 연구했다. 오슈만Oschman은 여러 분야에 걸친 연구 조사를 통해 얻은 결과를 두 권의 에너지 의학 책으로 출간했다. 「에너지 의학: 과학적 근거Energy Medicine: The Scientific Basis[6]」 그리고 「치료 및 인간 수행의 에너지 의학Energy Medicine in Therapeutics and Human Performance[7]」 생체 전기에너지 장 및 생체 자기에너지 장은 몸의 다양한 시스템에서 생성된다. 뇌와 심장을 포함한 모든 장기는 이러한 생체 에너지 장을 생성한다. 이러한 생체 에너지 장은 전자기 스펙트럼을 따라 주파수의 형태로 측정할 수 있다. 뇌와 심장 등 개별 장기에서 생성되는 특정 생체 에너지 장은 우리 뇌 생리와 몸 생리의 모든 부분에 엮여져 있는 결합 조직 구조를 통해 통합된 생체 에너지 장이 된다.

생체 에너지 장은 국소의 신체생리 상태에 대한 정보를 포착하여 전달한다. 심전도와 뇌파는 각각 심장 상태와 뇌 생리에 대한 중요한 정보를 포착한다. 내부적으로 뇌 생리와 몸 생리의 여러 부분이 혈액뿐만 아니라 신경을 통해 상태와 조절 정보를 서로 전달한다. 또한 국소뿐만 아니라 전체 또는 보다 통합된 생체 에너지 장을 통해 상태와 조절 정보를 주고받는다. 신체생리의 모든 구조에 엮여져 있는 결합 조직tissue 매트릭스는 몸의 한 영역에서 다른 영역으로 신체생리적 정보를 빠르게 전달하는 데 이상적이어서 중추 및 말초 자율 신경계와 체성 신경계 이외의 또 다른 신경계로 연구되고 있다.

뇌 생리와 몸 생리에서 생성되는 생체 에너지 장은 피부를 넘어 환경으로 확장될 수 있다. 심장의 생체 에너지 장은 뇌보다 100배 더 강력하며 몸에서 몇 피트 떨어진 곳에서도 감지할 수 있다.[8] 그림 14.1에서처럼 우리의 생체 에너지 장이 몸 밖으로 확장되면 다른 사람의 생체 에너지 장뿐만 아니라 다른 사람의 뇌 생리와 몸 생리의 구조와도 상호작용할 수 있다. 이러한 방식으로 몸은 서로 동기화된 비행 패턴을 가진 새들처럼 서로에게 정보를 제공하고, 영향을 주고, 조절할 수도 있고, 군중의 광란처럼 서로를 조절하지 못할 수도 있다. 치유자의 손에서 나오는 생체 에너지 장은 손이 몸에서 멀리 떨어져 있어도 다른 사람의 뇌 생리와 몸 생리의 깊숙한 곳까지 도달하여 변화를 일으킬 수 있다.

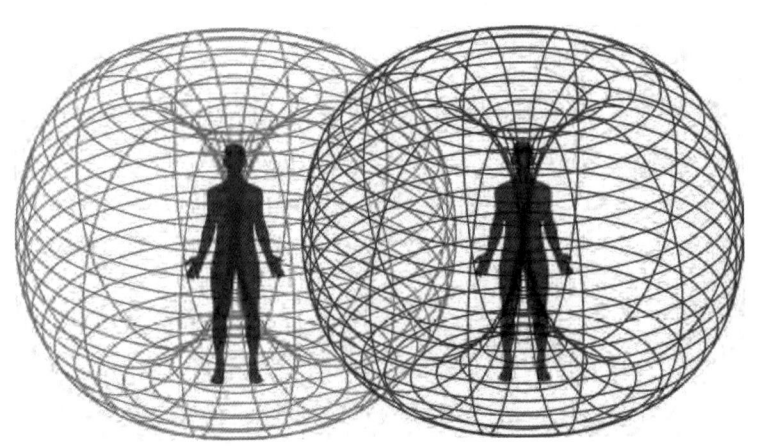

그림 14.1 상호작용하는 인간 생체 에너지 장

14. 대인관계 공명

몸의 다양한 영역에 있는 근막은 서로 얽혀 하나의 연속적인 짜임새를 형성한다. 결정체 구조로 이루어진 이 결합 조직 매트릭스는 외부에서 생체 에너지 장의 형태로 몸에 도달하는 정보를 감지하는 레이더 역할을 한다. 세포 깊숙한 곳에는 유전자 발현을 변화시키는 능력이 있는 것으로 알려진 유전자에 있는 작은 안테나 같은 필라멘트가 뇌 생리와 몸 생리 안팎의 생체 에너지 장에서 정보를 진동시킨다.[9]

따라서 대인관계 공명을 통해 서로에게 정보를 제공하고, 영향을 주고, 조절하고, 조절 곤란을 일으키는 구조가 있다는 충분한 과학적 증거가 있는 것으로 보인다. 사랑으로 마음이 유난히 활짝 열린 날에 들판에서 풀을 뜯던 말이 내게 다가와 자기 코를 내 가슴에 대는 것처럼 공명 현상을 보여 주는 특별한 경우에 나는 더 이상 놀라지 않는다. 내가 재결합에 관한 감동적인 신문 기사를 읽고 가슴이 뭉클해 눈물이 난 직후 아내가 3층에서 1층 주방으로 내려와 내게 뽀뽀하며 사랑한다고 말할 때처럼, 내가 잠을 자다가 악몽에서 벗어나 나를 조절하기 위해서 손으로 내 머리를 감싸는 동안에 내 옆에서 자고 있지만 나를 터치하고 있지 않는 아내가 점점 더 깊이 잠들고 숨이 깊어지는 것처럼.

지금까지 우리는 같은 공간에 있는 내담자와 치료사 사이에서처럼 전자기 스펙트럼의 측정 가능한 주파수와 관련된 짧은 거리에서의 대인관계 공명에 대한 신체생리적 증거만 보았다. 이 책은 코로나바이러스 팬데믹으로 인해 치료가 점점 온라인으로 전환되는 시기에 집필되었다. 당시에 치료사가 직접 대면할 때만큼 온라인에서 많은 지지와 연결을 제공할 수 있는지에 대한 우려가 컸으나 온라인 세션에서 내담자와 치료사 모두 얼마나 많은 연결과 지지를 경험할 수 있는지에 대한 즐거운 놀라움도 있었다. 이러한 독특한 상황을 고려할 때 장거리 대인관계의 공명에 대한 증거를 탐구하는 것은 의미가 있다. 우리는 양자 얽힘quantum entanglement과 같은 장거리 대인관계 공명과 관련된 일부 가능한 역동이 단거리에서 대인관계 공명의 강도에 기여할 수 있다는 사실을 알게 될 것이다.

장거리에서의 대인관계 공명

어느 날 새벽 4시경 로스앤젤레스에서 나는 끔찍한 꿈에서 깨어났다. 인도에서 한 남자가 죽었는데 그의 관이 땅속으로 내려가고 있었고, 그의 아내도 그와 함께 생매장될 것으로 예상되었다. 나는 그 꿈을 잊기 위해 침대 옆 탁자 위에 있는 메모장에 꿈을 적어두고 다시 잠들었다. 새벽 6시쯤 전화벨이 울렸다. 외삼촌 중 한 분이 전화해서 마흔아홉 살의 처남이 심장마비로 사망했으며 한동안 나에게 연락을 시도하고 있었다고 말했다. 꿈에서 방금 일어난 일에 대한 정보를 얻었으며 몇 년 후, 나는 그 꿈이 미래에 대한 정보도 알려줬다는 사실을 깨달았다. 내 여동생이 남편의 죽음 이후 수년 동안 매우 힘든 시기를 겪게 될 것을 예언한 것이었다. 이 꿈을 대인관계 공명의 예로 전 세계의 훈련생들과 공유하면 비슷한 개인적인 이야기를 자주 듣게 되는데, 이런 경험은 특별한 것이 아니며

14. 대인관계 공명

과학적인 설명이 있을 거라는 인상을 강하게 받는다.

덜 극적이면서 더 자주 발생하는 경험은 누군가에게 전화하거나 편지를 쓸 생각만 했는데 그 사람이 먼저 연락하는 것인데, 루퍼트 셸드레이크Rupert Sheldrake는 이 현상을 '텔레파시 전화'라고 부른다. 셸드레이크Sheldrake와 데이비드 제이 브라운David Jay Brown은 이 현상의 정도를 조사하기 위한 연구에서 응답자 200명 중 78%가 전화를 걸려고 생각 중이라고 말한 사람에게 전화를 걸어본 경험이 있다고 답했다.[10] 양자 물리학 분야에서는 이러한 장거리 정보 교환 또는 공명에 대한 과학적 설명이 존재한다는 사실이 밝혀졌다.

양자 물리학은 아원자 입자subatomic particles의 세계와 관련이 있다. 우주의 모든 것이 우주를 구성하는 물질에 도달하기 위해 계속해서 분해한다면, 우주의 모든 것이 분해되는 작은 입자들에 관한 것이다. 이 아주 작은 것들의 이상한 행동에서 우리는 장거리 공명에 대한 설명을 찾을 수 있다. 두 개의 아원자 입자가 서로 '얽혀 있다entangled'고 할 때 한쪽에서 변화가 발생하면 시간 지연 없이 다른 쪽에도 동시에 변화가 일어난다. 심지어 두 입자가 아주 먼 거리에 떨어져 있어도 마찬가지다. 알베르트 아인슈타인Albert Einstein이 '원거리에서의 유령 같은 작용spooky action at a distance'이라고 불렀던 얽힌 입자 사이의 이러한 행동은 실험으로 여러 번 검증되었다.[11]

한 입자의 변화에 대한 정보가 빛의 속도인 초속 186,000마일보다 더 빠르게 다른 입자로 이동한다는 의미일까? 일부 과학자들은 아원자 입자의 세계에서 빛의 속도보다 더 빠른 속도가 실제로 가능하다는 이론을 세웠다. 한 이론에 따르면 빛보다 더 빠르게 이동할 수 있는 아원자 입자의 숨겨진 변수가 있는데 이미 추측했겠지만 이 변수는 숨겨져 있기 때문에 우리가 측정할 수 없다.[12] 논란이 되고 있는 또 다른 이론에 따르면 아원자 입자는 '양자 터널링quantum tunneling'이라는 행동을 통해 빛보다 더 빠른 속도를 얻을 수 있다고 한다.[13]

양자 얽힘quantum entanglement에 대한 표준적인 설명은 비국소성nonlocality이다. 우리는 공간과 거리가 특징인 세계에 살고 있지만 아원자 입자의 세계에는 공간이나 거리가 존재하지 않는다.[14] 따라서 한 입자에 변화가 생기면 그와 얽혀 있는 다른 입자의 변화로 이어진다. 공간과 시간으로 정의되는 우리가 아는 세계에서는 서로 소통하는 속도를 시간으로 측정할 수 있다. 공간과 시간이 없는 세계를 파악하기는 어렵다. 하지만 양자 물리학에 따르면 우리는 양자 차원에서도 존재하며 양자 차원에서는 서로 즉각적으로 소통할 수 있다. 따라서 비국소성은 빛보다 빠른 속도로 소통하는 것 외에도 원거리에서의 대인관계 공명에 대한 또 다른 가능한 과학적 설명이다.

이 모든 것이 머릿속을 복잡하게 만든다고 해도 걱정하지 않아도 된다. 핵심은 정보가 얽힌 두 입자 사이에서 빛의 속도보다 더 빠른 속도로 순식간에 먼 거리를 이동할 수 있다는 것과 우주의 모든 사물이 그렇듯 우리도 양자와 비양자 수준의 현실에 모두 존재한다는 것이다. 아원자 수준에서 우리 중 일부는 같은 종, 민족, 가족 또는 가까운 관계에 속해 있기 때문에 다른 사람들보다 더 얽혀 있을 수 있다. 내가 꿈에서 처남의 죽음을 알게 된 것도 양자 얽힘의 메커니즘 때문일 수 있다.

래리 도시Larry Dossey 박사는 그의 저서 「하나의 마음: 한 사람의 마음이 더 큰 의식의 일부이며 그것이 중요한 이유One Mind: How Our Individual Mind Is Part of a Larger Consciousness and Why It Matters」에서 대인관계 공명을 통한 장거리 정보 교환의 더 많은 사례를 제공한다. 이 책은 통합 소매틱 심리학Integral Somatic Psychology, ISP 전문 훈련 과정에서 필수 자료이다.[15] 우리가 누구인지, 현실이 무엇인지에 대한, 일반적인 지식 뒤에 무엇이 있는지 알고 싶어 하는 모든 사람에게 매우 흥미로운 책이 될 것이다. 나는 훈련생들에게 이 책을 읽게 하는 한 가지 이유는 대인관계 공명을 통한 장거리 정보 교환에 대한 편견을 극복하여 적어도 마음속에서 가능성을 허용하고 의식 속에서 탐구할 수 있도록 하기 위함이다. 이는 매우 중요한데 양자 현상은 우리의 알아차림과 의도에 영향을 받는 것으로 알려져 있기 때문이다.

역전이와 공명

역전이countertransference는 모든 치료사들에게 심각한 우려 사항으로, 그럴 만한 이유가 있다. 치료사가 내담자와 거의 관련이 없는 반응을 보이면서 자신의 그 반응을 내담자와 관련이 있다고 잘못 해석하는 경우가 있을 수 있다. 이는 치료의 질을 저하시킬 수 있고 심지어 내담자에게 해를 끼칠 수도 있다. 예를 들어 내담자가 무의식적으로 치료사에게 치료사의 어머니를 상기시켜서 치료사가 자신의 어머니에 대한 해소되지 않은 분노가 촉발된 경우, 치료사는 자신이 느끼는 분노가 실제로 내담자의 무의식적인 분노라고 주장할 수 있다.

초기의 프로이드학파Freudian 정신분석가들은 치료사가 치료를 받음으로써 역전이 반응을 완전히 제거하고 '자제'할 수 있다고 잘못 믿었다. 역전이에 대한 우리의 이해는 역전이가 내담자를 이해하고 돕는 데 유용할 수 있다는 가능성을 포함하도록 발전했지만, 내담자의 의식적, 무의식적 경험에 대한 단서를 찾기 위해 치료사 자신의 내면의 반응들을 살펴보는 것을 시작해 보자고 내가 제안했을 때마다 여러 나라의 치료사들이 나에게 말했듯이 역전이를 통해 내담자를 해칠 수 있다는 우려는 여전히 지속되고 있다.

처음에 전이는 치료사와 관련이 없는 내담자의 치료사에 대한 반응으로 이해되었고, 역전이는 내담자와 관련이 없는 치료사의 내담자에 대한 치료사의 반응으로 이해되었다. 이후에 역전이에 대한 이해는 내담자와의 관계에서 치료사의 경험이 내담자를 이해하고 조절하는 데 유용할 수 있다는 가능성을 포함하도록 발전했다. '일치concordant' 또는 '거울' 역전이의 유형은 때때로 치료사가 내담자가 겪고 있는 것을 경험할 가능성을 허용한다. 또 다른 역전이 유형인 '서로 보완적인complementary' 역전이에서는 내담자와 관련된 치료사의 경험이 치료사와 관련된 내담자의 경험과 정반대일 수 있는 가능성을 허용한다.

예를 들어 거울 역전이에서는 불안한 내담자의 존재에서 치료사가 불안을 느낄 수 있는데 그 불안은 내담자가 의식하지 못할 수도 있다. 보완적인 역전이에서는 치료사가 불안한 내담자의 존재에서 극도로 평온함을 느껴 내담자가 불안을 관리할 수 있도록 도울 수 있다. 내담자가 두려워할 때 치료사가 갑자기 내담자를 치고 싶은 충동을 경험하는 경우 이는 내담자가 자신이 경험한 학대를 치료사에게 전달하는 보완적인 역전이의 또 다른 예이다. 거울 유형의 역전이와 보완적인 유형의 역전이 경험은 우리가 본 모든 방식으로 오감의 정보를 통해 가능하다. 또한 대인관계 공명을 통해서도 가능한데 이는 신체생리적 정보를 서로 직접 공유하는 우리의 신체생리의 능력에 기반한다.

전이와 역전이는 실제 존재한다. 어떻게 다루느냐에 따라 해롭거나 유익할 수 있다. 역전이를 자신의 불완전함의 신호라고 믿고 이를 자신의 부분part으로 인정하지 않는 치료사는 내담자와 자신에게 위험할 수 있다. 앞서 살펴본 바와 같이 대인관계 공명 역량도 실재한다. 이는 치료사에게 내담자의 경험에 동참하고, 이해하고, 조절할 수 있는 심오한 추가 도구를 제공한다. 그러나 역전이와 공명의 경험은 혼란스러울 수 있다. 어떤 상황의 역동 관계에서 우리가 의식할 수 있는 것은 무의식 속에 있는 것에 비해 제한되어 있고, 부분적으로는 관계에서 자신의 경험과 다른 사람의 경험을 분리하는 것이 불가능할 수 있기 때문에 이 둘을 분리하는 것은 여전히 불충분할 수 있다. 나의 스승 중 한 명인 로버트 스톨로로Robert Stolorow와 같은 상호 주관적 정신분석가들은 관계에서 자신의 경험과 다른 사람의 경험을 명확하게 분리할 수 있다는 생각에 이의를 제기한다.[16] 따라서 공명을 활용하려면 분별력과 더불어 겸허함,

즉 자신이 옳을 수도 있고 틀릴 수도 있다는 점을 인정하는 겸허함이 필요하다. 또한 공명을 활용해도 아무 소용이 없을 때 그것을 내려놓을 수 있는 능력도 필요하다.

상호 조절 시스템Mutually Regulating Systems의 공명

다니엘 시겔Daniel Siegel은 그의 저서 「발달하는 마음: 관계와 뇌가 상호작용하여 우리가 누구인지 형성하는 방법The Developing Mind: How Relationships and the Brain Interact to Shape Who We Are」에서 두 인간이 어떤 협력관계를 맺을 때 두 시스템이 결합하여 하나의 초시스템supersystem을 형성한다고 언급하고 있다.[17] 초시스템supersystem은 두 시스템을 구성하는 개별 역량의 합보다 더 큰 역량을 가지고 두 시스템을 조절할 수 있다. 이러한 상위 시스템에서 개별 시스템은 서로 다른 시간에 서로 다른 활동에 관여할 수 있다. 때로는 활동이 동기화될 수도 있고, 때로는 상호 보완적일 수도 있으며, 때로는 활동이 서로 무관한 것처럼 보일 수도 있다. 상호 조절하는 시스템에서는 한 시스템이 때로는 주도하고 다른 시스템이 뒤따를 수 있다. 또 다른 경우에는 시스템이 서로 뚜렷한 관계가 없는 것처럼 보이고 각자의 일을 하는 것처럼 보이지만 여전히 상호 조절 관계에 있을 수 있다.

다른 사람과 함께 작업할 때 우리의 뇌 생리와 몸 생리에서 느끼는 공명 경험은 무엇을 의미할까? 한 가지 예를 통해 살펴보자. 내담자와 함께 앉아 있는데 갑자기 다리에 에너지가 솟구치는 것을 느꼈다. 이는 내담자에게도 동시에 이런 일이 일어나고 있다는 의미일까? 이는 한 가지 가능성이다. 에너지가 지나치게 높아진 내담자를 조절하기 위해 우리 안에서 먼저 그런 일이 일어났을 가능성도 있다. 우리 안의 에너지가 아래로 이동하는 것과 공명하면서 그들의 시스템이 더 균형을 향해 움직일 수 있다. 또한 정신이라는 세 번째 요인이 융 심리학에서처럼 치료사와 내담자의 다리에서 동시에 에너지가 움직임을 촉발할 수도 있다. 또한 내담자의 처리과정에서 그 이유를 찾을 수 없을 수도 있다. 하지만 그렇다고 해서 우리가 이해할 수 없는 방식이니 우리나 내담자에게 도움이 되지 않는다는 의미는 아니다. 어떤 면에서는 친구 간의 대화와 다르지 않다. 한 사람은 무언가를 말하고 다른 한 사람은 또 다른 무언가를 말하고 이런 식으로 두 사람 모두 논의하고 있는 상황에 대해 기분이 나아지고 명확해질 때까지 계속한다.

3단계로 진행되는 대인관계 공명

이제 공명을 활용하여 우리 자신뿐만 아니라 타인의 감정경험을 감지, 이해, 조절하는 방법을 살펴보자.

1. 생체 에너지 장이나 양자 장을 통해 뇌 생리와 몸 생리가 서로 정보를 직접 교환할 수 있는 가능성을 허용하고, 이를 실

행할 의도를 설정한다.

특히 양자 현상은 알아차림과 의도의 영향을 받기 때문에 의도가 중요하다. 몸의 감각, 에너지 상태의 변화, 감정 등 뇌 생리와 몸의 생리를 수시로 관찰한다. 심장의 통증, 다리에 에너지가 빠지는 느낌, 불안감 등 갑작스러운 경험의 변화를 살펴본다. 그저 경험을 받아들이고, 불쾌하다면 기분을 나아지게 하려고 어떤 식으로든 바꾸려고 하지 말라. 당신이 내담자의 프로세스에 공명하고 당신 안에서 그 영향을 느낄 수 있다는 사실을 기억하라. 그것에 반사적으로 반응하지 않고 알아차림과 의도로 지지하면서 마음챙김으로 현존하는 것이 공명으로 내담자의 경험을 조절에 도움이 될 수 있다.

2. 경험이 감당할 수 없을 정도로 너무 힘들어지면, 당신이 아는 어떤 방법으로든 스스로를 조절하라.

이러한 상황은 내담자가 압도되는 경험으로 인해 어려움을 겪고 있다는 의미일 수 있다. 또한 단순히 그 경험이 당신의 시스템에 너무 과하다는 것을 의미할 수도 있다. 우리는 종종 전쟁이나 특정 형태의 신체적 또는 성적 학대를 겪은 사람들과 같이 우리가 감당할 역량이나 개인적인 참고 자료가 없는 다른 사람들의 경험을 다루기도 한다.

이러한 경우에는 스스로를 조절해서 경험을 더 견딜 수 있게 하는 것이 중요하다. 하지만 지나치게 자신을 조절하여 내담자와의 공명 관계를 손상시키지 않도록 주의하라. 다른 사람의 경험, 특히 신체적으로 그 경험을 나누는 것은 다른 사람이 자신의 감정경험을 처리하도록 돕는 데 매우 중요하다. 이는 마치 다른 사람이 무거운 짐을 들어 올리도록 돕거나 다른 사람이 걸을 수 있도록 지지해 주기 위해 손을 잡아 주는 것과 유사하다. 공명 속에서 정서적 짐의 무게를 나누고 공명 속에서 지지한다. 때때로 깊은 슬픔에 빠진 사람을 위해 우리가 할 수 있는 최선의 방법은 그 사람과 함께 앉아 우리의 몸을 통해 가능한 한 많은 슬픔을 함께 나누는 것이다. 얼마 전에 만난 먼 사촌이 아버지를 잃고 슬퍼하고 있을 때 함께 앉아 있었던 기억이 난다. 그 사촌은 6개월 전에 어머니도 잃었다. 한 시간 가까이 함께 앉아 있는 동안 나는 그녀가 떨고 슬퍼하며 절망하는 모습을 느꼈다. 몇 달 후 그녀는 나에게 편지를 보내 그날 나를 생전 처음 만났고, 함께 보낸 짧은 시간 동안 서로 거의 말을 하지 않았지만 우리 사이에 강한 유대감을 형성하는 무언가가 일어나는 것을 느꼈다고 했다. 나도 그렇게 느꼈고 지금도 그렇게 느끼고 있다.

다른 사람의 경험에 공명하거나 그 경험에 대한 반응으로 힘들어할 때 그 사람과의 접촉을 잃지 않고 스스로를 조절할 수 있는 방법에는 여러 가지가 있다. 불편함이 가장 힘든 뇌 생리와 몸 생리 영역에 손을 부드럽게 올려놓으면 불편함을 완화할 수 있다. 심호흡을 하면 좀 더 견딜 수 있게 된다. 한 손은 해당 부위에, 다른 한 손은 다른 신체 부위에 올려놓아 두 영역 사이에 에너지를 분산시켜 처음 부위에 있던 고통을 줄일 수 있다. 다리를 감지하여 몸을 더 안착하게 하거나 하복부를 감지하여 몸의 중심을 잡아 그 경험을 견딜 수 있다. 알아차림과 의도를 통해 힘든 감정경험을 몸의 더 많은 영역으로 확장하여 함께 있을 수 있게 더 큰 역량을 만들 수 있다. 뇌간(두개골 뒤쪽의 가장 아랫부분)이나 전전두피질(이마)에 자연스럽게 손을 놓으면 다른 사람의 고통에 집중하며 머무는 동안 자신을 조절하는 데 도움이 될 수 있다.

우리가 다른 사람과의 공명 속에서 이러한 방식으로 스스로를 조절할 때 우리는 공명의 위력을 동원하여 다른 사람들이 그들의 경험을 조절하고 그것을 다룰 수 있도록 돕고 심지어 그들의 끌지 않고도 그렇게 한다. 공명 내에서 작업하는 이러한 방식은 특히 아동이나 자신의 경험, 특히 몸을 통해 의식적으로 작업하는 데 많은 어려움을 겪는 사람들과 함께 작업 할 때 유용하다.

3. 공명에서 수집한 정보를 내담자와 공유하여 추가적으로 활용한다.

5장에서 감정경험에 대한 의식적 알아차림이 경험을 조절하는 데 얼마나 큰 도움이 될 수 있는지, 그리고 그 상황의 영향을 더 충분히 알릴 수 있는지 살펴보았다. 내담자와 작업을 하는 과정에서 가슴에서 슬픔이 느껴진다면 예를 들어 "지금 가슴에서 어떤 경험을 하나요?"라고 질문하여 내담자의 주의를 그것에 둘 수 있다. "지금 가슴에 어떤 감정이 느껴지나요?" "가슴에서 슬픔이나 행복이 느껴지나요?" "몸 어디에서 슬픔이 느껴지나요?" 또한 "지금 제 가슴에서 슬픔이 느껴집니다. 그게 뭔지 저는 몰라요. 당신도 슬픔을 느끼나요? 그렇다면 당신 몸의 어디에서 슬픔을 느끼나요?"

라고 말할 수도 있다. 이런 경우 우리는 내담자가 현재 의식적으로 경험하고 있는 감정을 포착하고 있다고 가정하는 것처럼 보일 수 있다. 하지만 그 감정은 무의식적인 것이며 의식적으로 견딜 수 있게 되려면 치료사의 미러링과 지지가 필요할 수 있다. 또한 이는 내담자가 불쾌하거나 받아들일 수 없는 감정을 외부로 투사하고 치료사가 내담자의 상태를 이해하기 위해 투사적으로 동일시하는 것일 수도 있다.

슬픔이 내담자의 상황에 대한 치료사 자신의 반응일 수도 있고, 치료사가 내담자와는 관련 없이 역전이 반응을 보이고 있을 수도 있다. 따라서 치료사가 내담자를 알고 있는 상황에서 개입이 내담자에게 최선의 이익이 된다는 것을 절대적으로 확신하지 않는 한, 개입을 통해 아무것도 얻지 못하더라도 문제를 제기하지 않는 것이 중요하다. 공명이나 다른 수단을 통해 얻은 정보에 근거한 개입에서 아무것도 나오지 않는다고 해서 개입이 내담자에게 도움이 되지 않을 수도 있다는 의미는 아니다. 내담자가 대처할 준비가 되어 있지 않을 수도 있다. 개입이 내담자의 정신에 씨앗을 뿌려 미래에 그 씨앗이 자라나게 할 수 있다. 치료사는 내담자의 경험과 감정 표현을 모델링하고 있을 수 있다. 또한 내담자는 치료사가 자신의 상황에 대응하여 슬픔을 경험하고 있다는 정보를 공감적 지지로 받아들여 슬픔뿐만 아니라 다른 취약한 감정을 치료사와 공유하게 될 수도 있다.

공명 안에서 하는 작업의 문제점

너무 지나친 공명

치료사들은 종종 내담자와 너무 많이 공명하는 것에 대해 고통을 호소한다. 어떤 사람들은 공명을 많이 할 수밖에 없어서 고통스럽다고 말한다. 다른 사람의 불쾌한 감정을 자신의 몸을 통해 경험할 때 고통을 수반한다. 그러나 다른 사람의 감정에 공명한다고 해서 치료사가 내담자만큼 고통을 겪어야 한다는 의미는 아니다. 지나치게 공명하는 패턴은 어린 시절로 거슬러 올라갈 수 있다. 양육자로부터 배웠을 수도 있고, 양육자와의 관계를 유지하기 위해 어쩔 수 없이 그렇게 했을 수도 있다. 지나치게 공명하는 패턴은 내담자에게 상당한 도움이 될 수 있기 때문에 치료 과정에서 강화되었을 수 있다. 이렇게 하는 치료사는 정말 좋은 치료사의 특성으로 인식되었을 수도 있는데, 나는 이 점을 스스로 잊어야 했다.

지나치게 공감하는 패턴을 바로잡기 위해 가장 먼저 해야 할 일은 누군가와 얼마나 공감할지 그리고 애초에 누구에게 공감할지 여부에 대한 선택권이 있다는 점을 이해하는 것이다. 우리가 삶에서 마주치는 모든 사람과 공명하지 않으며, 모든 사람과 같은 방식으로 관계를 맺으려고 하지도 않는다. 따라서 우리가 할 수 있는 첫 번째 일은 누군가와 공명하지 않으려는 의식적인 의도를 설정하거나 공명하는 정도를 제한하는 것이다. 이러한 의도는 어느 정도 효과가 있다. 이러한 의도를 설정하면 무차별적으로 제한 없이 공명하는 문제에 일조하는 어린 시절 또는 이후의 무의식적인 의도를 의식화할 수 있다. 그런 다음 이러한 의도를 바꾸기 위해 노력할 수 있다.

또한 특정 행동을 조정하여 다른 사람의 공명을 이끌어내는 정도를 관리할 수 있다. 목소리 톤, 얼굴 표정, 자세, 움직임, 제스처와 같은 신체 표현의 미러링을 줄이고 눈 맞춤을 줄이는 것은 공명의 범위와 강도를 줄이기 위해 우리가 할 수 있는 간단한 방법 중 일부이다. 전반적으로 지나치게 공명하는 문제가 지속되거나 일부 내담자와 관련하여 지속되는 경우 다른 사람들과 공명하는 데 필요 이상의 고통을 겪지 않기 위해 변화에 저항하는 무의식적인 태도, 경험, 취약성을 발견하고 이를 다루기 위한 개인 치료를 받을 수 있다.

너무 빈약한 공명

일부 치료사들은 정반대의 문제를 가지고 있다. 이들은 일반적으로 내담자의 공명을 이끌어 내는 데 어려움을 겪는다. 특정 내담자와 공명하는 데 어려움을 겪는다면 내담자나 치료사에게 문제가 있을 수 있다. 두 경우 모두 공명의 정도를 줄이기 위해 제안된 모든 방법을 시도해 볼 수 있다. 예를 들어 공명 정도를 더 높이거나 목소리 톤, 얼굴 표정, 몸의 자세를 더 많이 미러링하도록 의도를 설정할 수 있다. 이러한 방법으로도 효과가 없는 경우 일반적으로 또는 특정 내담자와 공명하는 데 어려움을 겪는 치료사는 개인 치료를 통해 방해가 되는 요소를 발견하고 해결할 수 있다. 사람들이 다른 사람과 공명하기 어려운 중요한 이유 중 하나는 공명이 가져올 수 있는 고통을 견딜 수 있는 수용역량이 없기 때문이다.

또한 공명은 양방향이다. 공명은 사람이 의식적으로 또는 무의식적으로 통제할 수 있는 것이다. 유대인인 내 친한 친구의 경우도 마찬가지였다. 2차 세계대전이 끝날 무렵, 그가 프랑스에서 생후 4개월 된 아기였을 때 그의 젊은 부모는 그를 신부에게 맡기고 프랑스 레지스탕스와 함께 언덕으로 피난을 떠났다. 신부는 그를 지하 2층의 어두운 지하실에 숨겨두고 부모가 돌아올 때까지 돌봐주었다. 4~5개월 후 부모가 그를 데리러 왔을 때, 그는 너무 쇠약해져서 부모는 그가 죽었을지도 모른다고 생각했다.

나는 사람들과 공명하는 데는 능숙하지만 공명을 통해서는 친구의 마음을 알아차릴 수 없었다. 마치 공명에서 감지되는 것이 안전하지 않다는 것을 생애 초기에 본능적으로 배운 것 같았다. 그가 말기 암 진단을 받았을 때 나는 그의 곁에 있을 수 없었다. 내 몸이 감당하기에는 너무 큰 스트레스였다. 그의 전처와 아들도 같은 경험을 했다고 한다. 마치 전쟁 중에 쌓아 올리고 그 이후로 유지해 온 벽이 죽음에 직면했을 때 무너지는 것 같았고, 멀리 떨어져서 견뎌왔던 모든 스트레스와 취약성이 밀려와 그와 그를 매우 아끼는 사람들을 압도했다.

치료사들이 훈련 과정에서 갖게 되는 태도 역시 공명을 통해 내담자를 돕는 능력을 방해한다. 역전이로부터 자유로워질 수 있다고 믿는 치료사, 역전이 반응이 일어날 수 있음에도 불구하고 공명을 통해 내담자를 도울 수 있는 능력이 있다는 것을 모르는 치료사, 자신의 내적 경험이 내담자의 경험을 이해하는 데 아무런 가치가 없다는 견해를 가진 치료사는 내담자와 공명하는 데 어려움을 겪을 가능성이 높다. 마찬가지로 자신의 경험에 근거한 제안을 함으로써 내담자에게 해를 끼칠 수 있다고 두려워하는 치료사, 내담자의 경험에 대한 알아차림은 내담자로부터 나와야 하며 치료사의 역할은 이를 따르고 검증하는 것이라고 강조하는 치료 양식을 훈련받은 사람, 또는 자기 신체 경험에 주의를 기울이지 않는 사람 역시 공명에 어려움을 겪을 가능성이 높다. 여러 치료 방식의 치료사들은 그들의 공명을 신뢰하는 데 있어 가장 큰 우려로 자신의 역전이 반응을 내담자에게 강요함으로써 해를 끼칠 수 있다는 두려움을 종종 제기한다.

신체 중심 및 에너지 중심 심리학에서는 때때로 내담자와의 '병합merging'에 대한 과도한 우려가 있다. '병합되지 않는다'는 것은 때때로 '에너지를 전혀 교환하지 않는다'는 의미로 이해되기도 한다. 또한 병합은 자신의 경험을 포기할 정도로 다른 사람의 경험과 자신을 완전히 동일시하는 것을 의미할 수도 있다. 물론 이것이 다른 사람과 상호작용하는 기본 모드이거나 게슈탈트 치료에서 '융합confluence' 방어라고 부르는 방어 수단이라면 바람직하지 않다. 융합하지 않는 것이 에너지를 전혀 교환하지 않는 것으로 이해되거나, 짧은 시간이라도 다른 사람의 경험과 완전히 동일시하는 것이 항상 병적인 것으로 간주된다면 이러한 태도는 다른 사람을 공명에 참여시키는 데 장애가 될 수 있다. 공명과 관련된 정보의 교환에는 항상 어느 정도의 에너지 교환 또는 혼합이 이루어지기 때문이다. 그리고 짧은 시간 동안 다른 사람의 입장이 되어보는 것은 때때로 다른 사람의 공명을 돕기 위해 필요할 수 있다.

공명에 갇힘

세션 중에 내담자와 공명할 때 내담자의 경험이나 그에 대한 반응에 갇히게 되어 우리의 웰빙을 손상시키고 다른 내담자와 공명할 수 있는 능력을 손상시키는 여러 가지 일이 발생할 수 있다. 한두 가지 예를 통해 이러한 가능성 중 몇 가지를 살펴보자. 내담자의 경험에 공감할 때, 그 경험은 우리 시스템이 감당하기 어려울 수 있다. 익숙하지 않거나 너무 강렬해서 그 경험을 견딜 능력이 없거나, 견딜 수 없고 해소되지 않은 경험을 유발할 수도 있다. 이러한 경우 내담자를 돕기 위한 시스템의 기능을 유지하기 위해 신체생리적 방어 기능이 작동할 수 있다. 이는 절벽에서 떨어지는 것을 막기 위해 다른 사람을 붙잡은 구조자가 본능적인 생리적 방어 작용인 마비 때문에 팔 근육이 찢어진 것을, 상대방을 안전하게 구출할 때까지 알아차리지 못하는 것과 유사하다. 마찬가지로 치료사도 세션이 마무리된 후, 때로는 세션이 마무리된 후 몇 시간이 지나서야 자신의 시스템이 불완전하고 해소되지 않은 경험, 때로는 증상과 함께 남아 있다는 사실을 알아차리지 못할 수 있다.

유럽에서 트레이닝 중에 한 유대인 여성과 함께 작업을 적이 있었는데 그녀는 집단에 대한 공포를 느꼈다. 2차 세계대전 중 강제수용소에서 가족을 모두 잃은 홀로코스트 생존자 두 명의 외동딸인 그녀는 자신이 살던 작은 마을의 이웃들에게 유대인이라는 정체성을 드러내는 데 어려움을 겪었다. 성인이 된 어느 날, 그녀의 아버지는 목을 매어 스스로 목숨을 끊었다. 훈련 과정의 훈련생들 앞에서 진행된 시연 세션에서 우리는 그녀가 부모와 유대인의 집단적 경험으로부터 물려받은 살해의 공포를 몸을 통한 경험의 처리 과정 한 후 견뎌낼 수 있도록 훈련생들이 집단으로 있는 그 상황을 활용해 그녀가 겪고 있는 공포를 유발했다. 세션이 마무리되고 나머지 훈련이 진행되는 동안 그녀는 집단 내 다른 사람들과 접촉할 때 더 현존감을 느끼고 편안함을 느꼈다고 보고했다. 나는 그녀에게 나 역시 더 현존감을 느끼고 다른 사람들과 연결되어 있다고 말하면서 모든 치료 세션은 치료사와 내담자 모두를 변화시킬 잠재력을 가지고 있다고 말한 스위스의 심리학자 카를 융Carl Jung의 지혜를 보여 주는 예라고 덧붙였다.

하지만 나는 세션 도중 왼쪽 목 뒤쪽이 약간 수축하는 느낌이 들었다. 다음 날 아침, 같은 부위에 통증이 느껴져 잠에서 깼다. 익숙한 증상이었기 때문에 크게 생각하지 않았다. 나는 목 뒤 근육이 높은 에너지, 스트레스, 두려움, 충격, 트라우마로 인한 스트레스를 관리하는 등 많은 심리적 기능을 한다는 것을 알고 있었다. 또한 목에 통증을 동반하는 익숙한 수축 패턴이 어머니와 내가 모두 죽음에 가까웠던 출생 트라우마가 해결되지 않은 채 남아 있는 것과 관련이 있을 수 있다는 점도 알고 있었다. 과거의 경험을 바탕으로 나는 요가로 통증을 해결하고, 필요하다면 혼자서 또는 치료사와 함께 공포를 극복할 수 있다고 생각했다. 하지만 시간이 지날수록 두 가지 방법 모두 효과가 없었고, 이후 받은 바디워크 세션도 마찬가지였기 때문에 점점 더 걱정이 커졌다. 사실 목의 한쪽에서 다른 쪽으로 수축과 통증이 퍼지면서 복합부위 통증 증후군 complex regional pain syndrome으로 보이는 어깨까지 통증이 퍼지기 시작했다. 나는 통증에 대한 간단한 의학적 원인을 찾기 시작했다. 요가 자세 중에 목을 다쳤을 수도 있겠다는 생각이 들었다.

새해가 시작될 무렵 어머니의 농장을 방문하기 위해 인도에 도착했을 때 나는 이런 고통스러운 상태였다. 고향으로 돌아간다는 스트레스로 인해 목 상태가 악화되었고 무력감과 절망감을 느꼈다. 갑자기 아내는 몇 년 전 만성 고관절 통증 증상으로 도움을 받았던 지역 에너지 치료사에게 연락해 보자고 제안했다. 나는 마지못해 그에게 전화를 걸었다. 그는 자기 가족에게도 약간 이상한 사람이었다. 처음 만났을 때 그는 "저는 집 근처 숲에서 식물과 나무와 함께 있는 것을 좋아합니다. 그들은 저에게 에너지와 에너지 치유에 대해 가르쳐 주었습니다." 또한 보통 차분하고 엄숙한 분위기를 풍기는 대부분의 에너지 치료사들과는 달리 그는 '작업을 하는' 동안 아무 말이나 쉴 새 없이 떠들며 신경질적인 모습을 보였다. 그는 짧은 시간 동안 내 목을 만졌고, 마치 나비를 다치게 하지 않기 위해 아주 섬세하게 나비를 잡으려는 것처럼 손가락을 움직였고, 나는 여전히 회의적인 태도와 자아ego로 바라보았다. 내가 문제를 해결하기 위해 했던 모든 노력으로는 할 수 없는 일을 그가 해낼 수 있을지 궁금했다.

나는 오래 기다릴 필요가 없었다. 그날 밤, 목이 이완되고 온몸이 이완되면서 높은 수준의 에너지가 온몸에 흐르기 시작했다. 그 에너지와 함께 높은 수준의 공포, 무력감, 절망감이 몰려왔지만 대부분 공포, 즉 죽음에 대한 공포가 반복되면서 나를 지치게 했지만 목 주변의 국소 통증 증후군도 완전히 해소할 수 있었다. 다음 날 아침 나는 새로운 사람이 된 기분이었다. 전날 밤에 느꼈던 감정이 내가 태어났을 때의 죽음 직전의 트라우마와 어느 정도 관련이 있는지, 함께 작업을 했던 유대인 여성과 어느 정도 관련이 있는지, 그리고 그 여성의 조상들이 겪었던 공포와 어느 정도 관련이 있는지 궁금했다. 나는 결코 확신할 수 없었다. 하지만 확실한 것은 이 세션을 통해 나를 치유하고 공명 속에서 다른 사람들과 더 현존할 수 있게 되었다는 것이다. 또한 이 몇 달간의 에피소드가 나에게 가르침을 주었다. 사람들이 자신의 감정에 접속하고 몸을 통한 감정경험 처리 과정을 위해 신체생리적 방어를 효율적으로 해제해야 할 필요가 있고 에너지적, 미세한, 양자적 차원에서 신체생리적 방어를 작업하는 방법도 배워야 한다는 사실을 깨달았다. 이 차원은 감당할 수 없는 경험들과 그것들에 대한 신체생리적 방어와 더 깊이 관련이 있는 것처럼 보이며, 트라우마 관련 상황일수록 그 연관성이 더욱 강해진다.

공명과 대리 트라우마

치료사가 내담자와 공명하면서 작업하는 동안 마주치게 되는 경험에 갇혀 그 경험을 해소하지 못해서 증상이 발생하는 경우를 다른 사람의 트라우마에 의해 대리 트라우마를 입는다고 이야기한다. 트라우마 치료사들 사이에서는 대리 트라우마를 피하는 방법에 대해 많은 논의가 이루어지고 있다. 일반적으로 관리 가능한 수준의 상담 건수 유지, 너무 많은 어려운 내담자와 작업하지 않기, 충분한 휴식 시간, 운동, 수면, 동료 지지, 수퍼비전 등 더 나은 자기 돌봄이 제안된다. 또한 일반적으로 자신의 신체적, 에너지적 경계boundary를 더 잘 관리하는 것도 포함된다. 때로는 자신을 보호하는 하얀 빛을 상상하는 심상화와 같은 대리 트라우마를 피하기 위한 경계 유지와 대리 트라우마에 대한 우려가 치료사가 공명 속에서 내담자와 맺을 수 있는 깊은 관계를 손상시켜 치료의 효과를 떨어뜨릴 수 있다. 내 관점은, 치료사가 대리 트라우마를 최소화하기 위해 취할 수 있는 최선의 보호는 위에서 설명한 모든 방식으로 너무 많이 공명하지 않도록 하는 것 외에도 다양한 어려운 경험을 견딜 수 있는 역량을 키우고 그러한 사례를 개인적인 치료 작업의 기회로 삼고 개인적 발전과 전문성 발전을 위한 관문으로 활용하는 것이다.

공명을 통한 학습

아이들은 주변 어른들의 뇌 생리와 몸 생리에 공명함으로써 세상에 대해 배우고 그에 대응하는 방법을 배울 수 있으며 엄마의 뱃속에서부터 이러한 능력을 가지고 있다. 아이들은 어른들의 취약성과 그에 대한 방어에 공명한다. 이는 아이들이 대리 트라우마를 겪을 수 있는 가능성을 의미하기도 하고 가족의 역사에서 집단적 트라우마와 개인적 트라우마의 영향은 한 세대에서 다음 세대로 대물림될 수 있다.

5장에서 살펴본 것처럼 공명은 감정에 대한 학습에도 중요한 역할을 할 수 있다. 어른들이 공명을 통해 아이들의 신체생리적 패턴을 포착하여 감정에 이름을 붙여주면 아이들은 어른들이 묘사하는 단어를 통해 자신이 경험하고 있는 다양한 신체생리적 패턴을 다양한 감정으로 식별하는 법을 배우게 된다. 공명은 뇌 생리와 몸 생리 모두에 공명할 수 있기 때문에 신체 감각의 패턴뿐만 아니라 언어적 개념으로 연결되기 전에 뇌에서 형성될 수 있는 추상적인 패턴도 공명하여 전달 가능한 감정경험이 될 수 있게 해 준다.

터치와 공명

손은 생체 전기 에너지와 생체 자기 에너지를 감지하고 전달하여 자신뿐만 아니라 다른 사람을 조절하고 치유할 수 있는 강력한 도구이다.[18] 손은 생체 에너지 장이 피부 경계를 넘어 확장되기 때문에 몸에서 멀리 떨어져 있어도 이러한 기능을 수행할 수 있다. 손이 피부에 닿으면 그 효과는 더욱 두드러져 터치와 셀프 터치가 효과적인 치유 도구가 된다. 터치는 공명에서 얻은 정보를 오감에서 얻은 입력 정보와 결합하기 때문에 치료사의 터치가 있을 때 내담자와 공명하는 경험은 터치가 없을 때와 다를 수 있다.

공명의 원형적 근거

우리는 대인관계 공명 현상을 우리 종species의 구성원 간의 상호 조절interactive regulation 가능성을 높여 생존을 극대화하기 위해 진화가 마련한 복잡한 메커니즘의 발현으로 이해하려고 노력해 왔다. 우리는 단거리 생체 전기장과 생체 자기장, 단거리 양자장과 장거리 양자장의 관점에서 그 구조적 특성을 이해하려고 노력했다. 대인관계 공명은 우리 정신에 더 깊은 근원을 가지고 있을까? 발달에 초점을 맞춘 융 심리분석가인 마라 시돌리Mara Sidoli는 고통에 빠진 아기가 스스로를 진정시키기 위해 하는 자연발생적인 흔들기rocking 행동을 다음과 같이 묘사한다. '개인적인 어머니가 사라지면 원형적 archetypal 어머니가 아기를 내부에서 흔들어 준다.'[19] 이 표현은 내게 매우 감동적이다.

융 심리학에서 개인의 정신은 좋은 어머니와 나쁜 어머니와 같이 우리 모두에게 공통적인 에너지 패턴의 고유한 조합으로 개념화된다.[20] 원형archetypes이라고 불리는 이러한 공통적인 에너지 패턴은 삶의 여러 단계에서 우리의 발달을 위한 가이드로 간주되며, 질병뿐만 아니라 웰빙에서도 그 역할을 한다. 좋은 어머니와 같은 모든 원형은 서양에서는 성모 마리아, 동양에서는 여신 샤크티Shakti와 같이 문화권마다 다른 상징으로 나타난다. 자세히 살펴보면 다양한 문화권의 원형적 상징들이 공통된 핵심적인 특성을 가지고 있음을 알 수 있다. 예를 들어 좋은 모성 또는 나쁜 모성이라는 원형이 그것이다. 좋은 어머니와 나쁜 어머니의 원형은 주변의 사람들을 통해 우리와 상호작용하여 우리를 어머니로 만들고, 우리가 다른 이들을 어머니처럼 돌보는 데 필요한 어머니의 특성들을 우리에게 전수한다.

다음 이야기가 대인관계 공명이라는 흥미로운 주제에 대한 이 장의 마지막을 장식하기에 적절하다고 생각한다. 막 첫 아이를 출

14. 대인관계 공명

산한 친한 친구를 만나러 간 적이 있었다. 아기는 생후 4~6주 정도 되었고 엄마는 지쳐 보였다. 아기는 조절하기 힘들어 밤새도록 엄마를 깨웠다. 엄마는 내가 가져온 중국 음식을 먹는 동안 나는 아기를 품에 안고 아기의 엄마와 이야기를 나누며 지난번 만났을 때 이후로 우리 둘의 삶에서 일어난 많은 일들에 대해서 나눴다.

아기가 내 몸에서 자리를 잡고 이상한 소리를 내는 것을 알아차리기 시작했고, 내 몸도 저마다의 소리에 반응하는 것 같았다. 아기는 점점 더 깊게, 깊게, 깊은 잠에 빠져들었고 나는 무아지경trance에 빠져 아기와 나를 감싸는 것 같은 몽롱함 속에서 아기 엄마와 대화를 이어갔다. 어느 순간 나는 친구에게 작별 인사를 하고 아기를 건네준 후 집으로 돌아왔다.

오후 4시쯤 집으로 돌아왔을 때였다. 나는 그 어느 때보다 지친 기분이었다. 아이를 키우려면 매일 이렇게 지쳐야 하는 건가 싶었다. 오후 7시에 영화를 보러 갈 계획이 있었는데 긴 낮잠으로 회복한 다음 계획대로 영화를 보러 가야겠다고 생각했다. 낮잠을 자려고 누웠는데 나는 다음 날 아침 7시에 울리는 전화 소리에 잠에서 깼다. 내 친구인 그 아기 엄마가 오랜만에 숙면을 취하지 못했다는 전화였다. 아기는 밤새도록 잠을 잤다고 덧붙였다. 그녀는 내게 무슨 일을 했냐고 물었고, "더 자주 우리 집에 와줘!"라고 말하며 대화를 마무리했다.

그녀의 제안에 대한 나의 본능적인 몸의 반응은 강한 거부였고 이는 전날 저녁 집에 돌아왔을 때 내가 느꼈던 것을 생각하면 이해할 만했다. 팽창된 기분을 느끼기 위해 늘 신망을 얻으려 무언가를 찾는, 나의 끊임없이 불안정한 자아가 내가 아기의 엄마보다 더 나은 (애착이론의 용어를 빌려서 표현한다면) 정서적 공동 조절자emotional coregulator 일 수도 있다고 생각했다.[21]

정신은 전반적으로 그런 팽창을 감당하지 못한다. 보상작용은 바로 다음 날 아침, 내가 깨어나기 직전에 신속하게 이루어졌다. 꿈에서 나는 여자 족장이며 조건 없는 어머니의 원형인 친할머니가 찾아왔는데, 나는 자라면서 다른 누구보다 친할머니로부터 조건 없는 사랑을 받았다고 느꼈다. 꿈속에서 나는 잠들어 있거나 의식을 잃은 상태였다. 친할머니는 나를 깨우며 다음과 같은 메시지를 전했다. "라자야, 이제 네가 세상의 모든 어머니 여신들을 위한 의식을 치러야 할 때야. 우리 마을로 가면 갓난아이를 안고 있는 젊은 엄마를 만날 수 있을 거야. 어렸을 때 내가 그녀를 키웠지. 그녀에게 내가 너를 보냈다고 말하고 의식을 위해서 그녀의 아기를 요청하렴. 그녀는 너에게 아기를 줄 거야. 아기를 데리고 하늘로 올라가 모든 어머니 여신이 있는 곳으로 가렴. 마리아와 그녀의 어린 아들을 잊지 말아라. 아기를 그들의 발 앞에 눕히고 모든 겸허함으로 그들에게 기도하렴."

나는 척추를 따라 오한이 오르내리면서 아주 겸허한 마음으로 잠에서 깨어났다. 내게 그 메시지는 크고 분명했다. 내가 친구의 아기에게 어떤 모성을 보였든 그 모성은 궁극적으로 세상의 원형적인 어머니 여신에게서 온 것이었다. 마을의 젊은 어머니는 할머니가 나와의 상호작용에서 세상의 모든 어머니 여신들을 채널링함으로써 나에게 키워주신 모성 능력이 표현되어지는 존재였다. 꿈에서 내가 여신들의 발치에 눕힌 마을의 아기는 내가 친구의 아이를 조절된 상태가 되게 해서 얻은 모성 능력의 더 큰 결실 또 다른 결실로 이해했다. 즉, 모성을 주는 사람과 모성을 받는 사람 모두에게 주는 여신들의 선물이었다. 모든 인간의 집단적 혹은 전체적 정신 안에 있는 공명하는 능력의 신성한 또는 원형적인 자원에 대한 이 이야기를 훈련생들에게 들려줄 때 그리고 공명하고 조절하는 능력에 대해 확신이 없는 사람들에게 확신을 주려고 할 때 나는 종종 그들의 얼굴에서 경외감이 드러나는 것을 본다. 내가 꿈에서 겸허함을 느낀 뒤 경험했던 것과 같은 경외감이다.

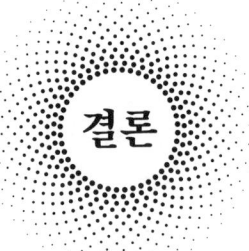

결론

미래

이 책을 집필하면서 연구 주제인 감정에 대한 나의 관심이 더욱 깊어졌다. 감정이라는 복잡성complexity을 탐구하는 데 전념하는 전 세계 커뮤니티에 연결되었다. 그들은 나에게 영감을 주었다. 또한 깊은 겸허함을 느끼게 해 주었다. 인류가 오랜 시간 동안 감정에 대해 집단적으로 축적해 온 지식이 아무리 많다 하더라도 아직 우리가 모르는 것이 훨씬 더 많은 것 같다. 개인의 삶과 그 기여는 훨씬 더 제한적이다. 따라서 더 깊은 탐구를 위해서는 가장 관심이 많은 주제에만 집중할 수밖에 없다. 이 장에서는 나와 비슷한 생각을 가진 다른 이들을 위해 두 가지 주제에 초점을 맞춰 더 깊이 탐구해 보고자 한다.

- 슬픔과 같은 감정을 뇌 생리와 몸 생리를 통해 '경험'하는 것이 가능하다는 것을 이 책이 제시하는 것보다 더 많은 이론과

증거로 설명할 수 있을까? 이 질문이 당황스럽다면 지금까지 살펴본 증거들, 즉 뇌 생리와 몸 생리 전체가 사랑과 같은 감정경험의 생성에 관여할 수 있다는 사실이 반드시 뇌 생리와 몸 생리를 통해 의식적으로 그것을 경험할 수 있다는 것을 의미하지는 않는다는 점을 유의하길 바란다.

- 양자 물리학의 발전과 우리 내부의 더 깊은 구조와 과정에 대한 이 학문의 통찰력을 바탕으로 양자 또는 아원자 수준의 신체생리가 어떻게 감정경험에 기여하는지 탐구함으로써 감정을 이해하고 양자 수준에서 신체생리를 다뤄서 감정, 인지, 행동의 결과를 개선하는 데 어떤 이점을 얻을 수 있을까?

감정생성 대 감정경험

감정에 대한 나의 관심은 나와 내 내담자들이 감정에 접속하는 데 상당한 어려움을 겪는 것은 감정을 처리할 정도로 감정을 충분히 오랫동안 견디는데 어려움뿐만 아니라 감정에 접속하는 것에도 상당한 어려움을 겪는다는 관찰에서 시작되었다. 나는 이미 상호 주관적 정신분석, 융 심리학, 연금술, 아드바이타 베단타 Advaita Vedanta 등을 통해 감정경험의 반대를 견딜 수 있는 능력인 정서 수용역량이 심리적 성장뿐만 아니라 영적 성장에도 중요하다는 점을 배웠다. 그래서 더 큰 정서 수용역량을 키우는 것이 심리학 분야의 경력 초기부터 나의 개인적 작업과 전문성 작업의 초점이 되었다. 감정경험이 뇌 생리와 몸 생리에 어떤 형태로 나타나든 그 경험에 머무를 수 있는 것만으로는 항상 도움이 되지 않았고 오히려 증상을 악화시키는 경우가 많았다. 감정경험을 견디는 데 어려움이 특히 몸에서 자주 나타났기에 나는 내담자와 나 자신의 정서 수용역량을 높일 수 있는 더 나은 방법을 몸에서 찾기 시작했다.

또한 나는 내담자들이 이야기하는 감정경험을 몸 어디에서 느꼈는지 물어보는 습관을 들였다. 부분적으로는 내가 경력 초반부터 몸에 관심이 있었고 부분적으로는 몸으로 돌아가야 했기 때문이다. 감정과 몸에 관한 책을 읽으면서 감정생성과 감정경험이 잠재적으로 뇌 생리와 몸 생리 전체를 포함할 수 있으며 기본적인 감정들은 뇌 생리와 몸 생리에서 뚜렷한 패턴을 가질 수 있다는 사실을 알게 된 것에 특히 큰 영향을 받았다. 그래서 나는 자연스럽게 나와 내담자들의 감정경험에 어떤 패턴이 있는지 확인하고 싶었고 궁금해졌다. 우리가 모두 두려움이나 슬픔과 같은 기본적인 감정을 몸의 같은 부위에서 느끼는 것일까?

감정과 자율신경계에 대한 초기 연구 결과와 일관되게 사람들이 항상 몸의 한 영역에서 분노를 느끼고 다른 영역에서 슬픔을 느끼는 것과 같은 패턴은 존재하지 않는다는 사실이 밝혀졌다. 사람마다 뇌, 눈, 가슴, 복부 등 다양한 부위에서 공포와 같은 감정을 경험한다고 보고했다. 심장이나 가슴과 같은 일부 부위는 자주 나타나기도 했지만 항상 그런 것은 아니었다. 내 수업을 듣는 많은 사람들에게 이 질문을 던졌을 때 두려움과 같은 감정을 경험할 때

결론: 미래

보고된 몸의 모든 영역의 총합은 뇌 생리와 몸 생리 전체를 포괄하는 경우가 많았다.

하지만 내가 관찰한 한 가지 패턴이 있었다. 사람들이 감정이 무너지거나 증상이 나타나지 않고 더 오랜 시간 동안 감정을 견딜 수 있게 되자, 이전보다 감정경험이 몸에 더 많이 퍼지는 것을 느낄 수 있다고 보고하기 시작했다. 이러한 관찰을 통해 나는 감정경험을 몸의 더 많은 영역으로 확장할 수 있을 뿐만 아니라 감정경험을 견딜 수 있는 역량도 커질 수 있다고 믿게 되었다. 그래서 나는 "가슴에서 감정을 경험할 때, 감정경험을 가슴의 더 많은 영역으로 확장하려는 의도로 알아차림을 가슴의 더 많은 영역으로 확장해 보세요."와 같은 개입을 하기 시작했다. "몸의 다른 곳에서 그 감정을 경험하나요?" "이 감정을 경험하는 몸의 다른 영역들이 있나요? 또는 이 감정의 특성을 경험하는 곳이 있나요?" 등등의 질문이 좋은 효과를 거두면서 몸을 통해 감정경험을 처리하는 새로운 접근 방식에 대한 자신감이 높아졌다.

위와 같은 방식으로 내담자와 나의 몸을 통한 감정경험 처리 과정을 계속 발전시키면서 나는 이 방식을 더욱 풍부하게 하고 엄격한 과학에 기반을 두기 위한 아이디어를 얻기 위해 이 주제에 관한 책을 계속 읽었다. 감정의 신체생리에 관한 문헌을 통해 감정의 생성이 뇌 생리와 몸 생리 전체에 어떻게 관여할 수 있는지에 대해 더 많이 알게 되었다. 신체 심리치료 접근법을 통해 사람들은 감정경험, 특히 불쾌한 경험을 최소화하기 위해 몸에 강력한 신체생리적 방어막을 형성하는 경향이 있다는 사실을 알게 되었다. 나는 신체생리적 방어가 혈액과 같은 중요한 신체생리적 흐름을 손상시키고 신체생리적 스트레스 정도를 증가시켜 감정경험이 몸에 더 많이 관여되어 몸에서 감정경험을 견디기가 더 어렵게 될 수 있다고 추론했다.

이 모든 것을 뇌 생리와 몸 생리를 통해 감정을 경험할 수 있다는 가능성을 가지고 관찰과 함께 종합하여, 나는 감정에 대한 신체생리적 방어를 해제하여 스트레스 수준을 낮추고 감정 생성과 관련된 몸의 영역을 증가시키면 몸에서 감정경험을 확장하고 불쾌한 감정을 더 오랫동안 견딜 수 있는 역량을 높일 수 있다는 이론을 세웠다. 결국 몸을 통한 감정경험 처리 과정의 발달로 이어졌고, 이는 생산적인 길이었으며 이 책에 이르게 되었다. 책을 마무리하고 나니 내가 실제로 감정에 대해 얼마나 알고 있는지 궁금해졌다!

나는 운이 좋게도 감정에 관한 문헌을 읽다가 뇌 생리와 몸 생리를 통해 감정을 경험할 수 있다는 아이디어, 즉 우리가 몸에서 다양한 감정을 경험하는 영역을 관찰하게 된 아이디어를 일찍이 발견할 수 있었다. 캔디스 퍼트Candace Pert는 이 아이디어를 폴 에크먼Paul Ekman의 공헌으로 돌리며, 에크먼Ekman의 이해를 다음과 같이 표현한다. "각 감정은 머리나 몸뿐만 아니라 유기체 전체에서 경험되며 그에 상응하는 얼굴 표정을 지니고 있다."[1] 일반적으로 전체 유기체의 웰빙에 미치는 상황의 평가가 감정이라고 이해되고 있지만 감정이 뇌 생리와 몸 생리 전반에 걸쳐 경험될 수 있다는 가능성의 생각을 뒷받침하는 다른 과학적 자료를 찾을 수 없었기 때문에 나는 운이 좋았다고 말할 수 있다. 에크먼Ekman은 몇 가지 증거

결론: 미래

를 바탕으로 공포와 같은 모든 감정이 뇌와 몸의 고유한 신체생리적 패턴에 의해 생성된다고 믿는다. 따라서 그가 두려움의 경험이 전체 유기체와 관련될 수 있다고 말하는 것은 당연한 일이다.

감정이 뇌와 몸에서 동시에 일어나는 활동의 산물이라는 에크먼Ekman의 이론은 최근에 공식화된 감정에 대한 실행적인enactive 접근법에서 지지받고 있다.[2] 이는 감정이 뇌 생리와 몸 생리 전반에 걸쳐 순차적이지 않고 동시에 일어나는 활동의 산물이라는 이론으로 역동적 시스템 접근법이다. 5장에서 살펴본 다마지오Damasio[3]와 크레이그Craig[4]의 순차적sequential 또는 계층적hierarchical 모델에서는 예를 들어 몸에 영향을 미치는 상황이 발생하면 뇌는 몸으로부터 수집한 정보를 바탕으로 그 영향에 대한 감정을 만들어 낸다는 것이다. 에크먼Ekman의 모델에서는 어떤 일이 일어나고 이에 대한 뇌와 몸의 본능적 반응이 동시에 일어나는 것이 감정이라고 보는 견해이다.[5] 실행적인enactive 감정의 역동적 시스템 관점에서 보면 지각perception을 포함한 인지, 감정, 행동 등 모든 경험은 뇌, 몸, 환경이 동시에 관여하면서 지속적이고 연속적으로 동시에 일어난다. 에크먼Ekman의 이론과 실행적인enactive 감정 접근법의 차이점은 후자의 경우 에크먼Ekman의 모델에서처럼 뇌와 몸에서 감정마다 다른 신체생리적 패턴이 있다고 직접적으로 시사하지 않는다는 점이다.

나는 감정에 관한 과학 문헌에 감정이 몸에서 어떻게 경험되는지에 대한 설명이 거의 없는 이유가 궁금했었다. 한 가지 가능한 이유는 과학자들이 주관적인 경험에 대한 자기 보고를 연구에서 증거로 사용하는 것에 대해 회의적이기 때문일 수 있다. 또 다른 가능한 이유는 감정 연구자들이 감정이 어디에서 어떻게 경험되는지보다는 뇌와 몸에서 감정이 어떻게 생성되는지, 그리고 뇌와 몸 중 어디에서 더 많이 생성되는지에 대한 메커니즘에 더 집중했기 때문일 수 있다. 몸을 통한 감정경험 처리 과정의 기본 전제는 감정이 뇌 생리와 몸 생리 전반에 걸쳐 잠재적으로 경험될 수 있다는 것이므로, 감정이 뇌 생리와 몸 생리 전반에 걸쳐 경험될 수 있다는 점을 시사하는 정도를 결정하기 위해 다양한 증거 기반 감정 이론을 분석하는 것이 순서라고 생각한다.

감정의 생성을 뇌로 제한하는 이론은 감정경험 또한 뇌로 제한된다는 점을 시사하는 데 이는 감정의 생성에 있어서도 몸의 역할을 허용하지 않기 때문이다. 감정 생성에서 몸의 역할을 인정하는 에크먼Ekman과 그의 추종자들 이외의 이론은 감정 생성에 몸의 관여를 어떻게 보는지에 따라 다르다. 윌리엄 제임스William James의 전통에 따라 다마지오Damasio와 크레이그Craig의 이론에서는 상황에서 영향을 받은 몸의 세부 정보를 뇌가 처리하여 고차원의 신체 지도 (또는 구름 속에서 얼굴을 보는 것과 같은 보다 상세한 신체 정보의 추상화)를 생성한 다음 어떻게든 감정으로 인식한다. 배럿Barrett의 구성적constructive 감정 이론에서는 유발성valence(좋음 또는 나쁨), 각성(낮음 또는 높음) 등 상황이 몸에 미치는 영향에 대한 매우 일반적인 정보를 학습된 언어 개념과 결합하여 감정경험에 도달한다.[6] 세 가지 이론 모두 감정이 뇌에서 구성된다고 본다. 이는 뇌에서 구성된 슬픔이라는 감정이 몸 전반에서 경험될 수 있음을 의미하는 바는 아니다.

그렇다면 슬픔과 같은 감정경험이 뇌에서 구성된 것이라면, 비록 그것이 몸의 정보에 기반 하더라도, 슬픔과 같은 감정이 몸 전반에서 경험된다는 관찰을 어떻게 설명할 수 있을까요? 이는 약간의 노력만으로도 확인할 수 있는 우리가 쉽게 개인적으로 관찰할 수 있는 사실이다. 이러한 증거 기반 이론들이 감정이 뇌와 몸에서 생성되고 경험되는 방식에 대해 제한적인 설명을 제공하거나, 감정이 뇌에서 구성된 후 몸 전반에서 경험되는 것을 가능하게 하는 우리가 아직 알지 못하는 뇌와 몸의 메커니즘이 존재할 수 있다.

투사 가설과 정보 전달 가설

감정이 뇌에서 생성된다고 주장하는 이론들, 즉 본능적인 뇌 회로 또는 몸에서 정보를 추상화하여 생성된다고 보는 이론들은 이러한 감정경험이 몸의 나머지 영역에서 어떻게 경험될 수 있는지에 대한 메커니즘을 추가할 필요가 있다. 탐구할 수 있는 두 가지 가능한 경로는 투사projection와 정보 전달transfer이다. 각각을 차례로 살펴보자.

　뇌는 몸에 경험을 투사하여 마치 실제 몸을 직접 경험하는 것처럼 체험할 수 있는 능력이 있는 것으로 알려져 있다. 예를 들어 다마지오Damasio에 따르면 심장 박동과 같은 아주 기본적인 몸 감각의 경험조차도 그 영역에서 더 세부적인 몸 감각의 추상화를 몸에 투사하는 것이라고 한다. 단순한 신체 감각도 마찬가지라면 뇌가 슬픔과 같은 감정을 몸의 다른 영역에 투사할 수 있는 능력이 실제로 있다고 생각해 볼 수 있다. 뇌가 몸에 경험을 투사하는 능력의 또 다른 예로는 절단된 다리의 통증을 뇌가 경험할 수 있는 환각지 phantom limb 현상을 들 수 있다. 우리는 이를 투사 가설이라고 부른다.

또한 뇌에서 생성된 감정에 관한 정보가 더 깊은 신체생리적 구조와 과정을 통해 몸으로 전달될 수도 있다. 예를 들어 퍼트Pert가 이론화한 방식으로 간질 유체interstitial fluids내의 정보 분자를 통해,[7] 또는 양자 수준의 아원자 입자를 통해, 심지어 양자 얽힘을 통한 즉각적인 정보 교환이 포함될 수 있다. 우리는 이를 정보 전달 가설이라고 부른다.

몸을 통한 감정경험 처리 과정에서 두려움과 같은 감정을 가지고 작업할 때 그 감정을 경험하지 않는 신체 영역에서 신체생리적 방어 기능을 사용하면 해당 영역에서 그 감정을 경험할 수 있게 된다. 이는 내담자와 함께 작업을 할 때와 나의 일상에서 모두 경험한 것이다. 어떤 사람들은 이러한 경험적 현상이 뇌에서 생성된 감정이 몸 도처에서 어떻게 경험되는지에 대한 설명으로 투사 가설보다 정보 전달 가설을 더 지지하는 경향이 있다고 주장할 수 있다. 혈액과 같은 조절 흐름에 대한 신체적 방어를 제거하면 뇌에서 생성된 감정경험에 대한 정보가 몸의 해당 영역으로 전달될 수 있다고 주장할 수 있다.

또한 몸을 통한 감정경험 처리 과정이 혈액과 같은 중요한 조절 흐름을 제한하는 신체생리적 방어를 다뤄서 작업한 후에 감정경험을 몸의 특정 영역으로 확장할 수 있다는 점은 투사 가설을 지지하는 주장도 가능하다. 뇌에서 생성된 감정경험을 내부수용감각을 통해 신체의 일부에 투사하려면 해당 신체 영역이 내부수용감각이 가능한 상태여야 한다. 해당 영역에 대한 조절 흐름을 제한하는 신체생리적 방어를 다루는 작업을 해야 해당 영역을 인식할 수 있고 내부수용감각을 통한 해당 영역의 감지가 더 가능해진다. 따라서 감정이 몸 어디에서든 경험될 수 있다는 경험적 현상empirical phenomenon은 두 가설을 모두 지지할 수 있다. 어느 쪽이 더 가능성이 높은지, 그리고 두 가지 역동이 모두 작용할 수 있는지는 과학이 검증해야 할 과제이다.

서양의 양자 물리학, 양자 심리학, 에너지 심리학

감정과 같은 심리적 과정의 신체생리에 대한 현재 연구는 근육, 장기, 뉴런, 호르몬 등 비교적 큰 물체, 즉 측정할 수 있을 만큼 큰 물체 수준에서 이루어지고 있다. 이러한 물체는 물과 질소 분자와 같은 다양한 유형의 분자로 구성되어 있다. 분자는 두 개 이상의 원자로 이루어져 있다. 예를 들어 물은 수소 원자 2개와 산소 원자 1개로 구성되어 있다. 원자는 아원자 입자로 분해될 수 있다. 세 가지 주요 아원자 입자는 양성자, 전자, 중성자이다. 이러한 아원자 입자는 더 많은 수의 더 작은 아원자 입자로 더 세분화된다. 양자 물리학은 이처럼 작거나 미세하고 미묘한 물질의 아원자 입자를 연구하는 학문으로 관찰과 측정이 불가능하지는 않더라도 그것은 어렵다. 프랑스와 스위스 국경에 있는 유럽입자물리연구소의 과학자들은 지하에 있는 거대한 입자 충돌기particle collider를 사용하여 양성자와 같은 더 큰 아원자 입자를 빛의 속도에 가깝게 가속하고 서로 또는 장벽에 충돌시킨다. 이 충격은 더 미세한 아원자 입자로 분해되어 연구자들이 더 많은 입자를 검출하고 양자 수준에서 서로 어떻게 상호작용하는지 연구할 수 있게 해 준다.[8]

입자 충돌기의 최적 환경에서 아원자 입자를 연구하는 데 필요한 비용과 노력을 고려할 때, 우리의 신체생리에서 아원자 수준에서 작동하는 양자 역동이 인지, 감정, 행동에 대한 심리적 경험을 생성하고 조절하는 데 어떻게 기여할 수 있는지에 대해 알려진 바가 거의 없다는 점은 당연하다. 서양에서는 양자 물리학의 방법과 연구 결과를 바탕으로 양자 심리학을 공식화하여 더 깊은 수준의 신체생리가 우리의 심리적 경험에 어떻게 영향을 미치는지에 대한 이해를 더하려는 시도가 있었다.[9,10] 이러한 시도는 심리학 분야에 제한적인 영향을 미치고 있는 것으로 보인다.

동양 심리학

수 세기 전으로 거슬러 올라가는 동양의 심리학적 접근 방식에는 아원자 입자의 세계를 수용할 수 있는 인간 신체생리의 두 가지 수준의 모델이 있다. 원자 규모의 이상으로 관찰과 측정이 비교적 쉬운 신체생리의 수준은 근육, 장기, 뉴런과 같이 상대적으로 큰 크기의 대상과 관련된 총체적인 층위gross layer 또는 총체적인 몸gross body 이라고 한다. 관찰하지 않으면 측정하기 상대적으로 어려운 신체생리의 수준인 아원자 입자의 세계는 상대적으로 더 작고 미세하거나 '미묘한subtler' 크기의 물체와 관련하여 미묘한 층위subtle layer 또는 미묘한 몸subtle body이라고 부른다. 미묘한 층위는 우리 신체생리의 더 깊은 층위로 이론화했다. 미묘한 층위의 변화는 총체적인 층위에 영향을 미치며 그 반대의 경우도 마찬가지이다. 우리의 신체생리적, 심리적 경험을 생성하고 조절하는 과정에 영향을 미친다.

이러한 동양의 심리학적 접근 방식은 미묘한 몸의 구조 및 과정에 대한 이론과 그것이 신체생리적, 심리적으로 총체적인 몸의 구조 및 과정에 미치는 영향, 그리고 신체생리적, 심리적 웰빙을 촉진하기 위해 두 층위를 함께 다루는 방식을 제시한다. 수천 년 전으로 거슬러 올라가는 이러한 이론은 주로 자신의 신체생리와 정신에 대한 잘 발달된 자기 성찰과 자기 관찰을 통해 개발되었으며, 이 방식들은 이론에서 도출된 방법의 효과를 바탕으로 테스트되었다. 이 모든 것이 너무 주관적이라고 생각할 수 있는데 오늘날 서양 심리학에서도 심리 이론을 구축하기 위해 자기 성찰, 즉 자신의 처리 과정에 대한 자기 관찰을 활용하는 것이 드물지 않다는 사실을 기억하기 바란다. 또한 서양 심리학 이론의 구조, 과정, 결과에 대한 신체생리 측정은 심리적 구조, 처리 과정, 결과를 측정할 수 있는 능력이나 신경세포와 생화학 물질과 같은 총합의gross 수준에서조차 측정 능력에 의해 여전히 한계가 있으며, 물질과 에너지 입자의 아원자 입자인 페르미온과 보손의 미묘한subtle 수준에 대해서는 말할 것도 없이 더욱 한계가 있다.

　더 진행하기 전에 동양의 미묘한 몸subtle body 개념과 자기 성찰을 통해 도달한 양자 물리학의 아원자 입자의 몸 층위 사이의 동등성이 정확할 수 없다는 점을 명확히 하는 것이 중요하다. 동양인들은 수천 년 전에 오감뿐만 아니라 자기 성찰을 통해 그 구성 요소를 인식하고 측정하기 어려운 정도에 따라 총체적인 몸gross body과 미묘한 몸subtle body으로 구분했다. 당시에 측정할 수 있는 기준에 따라 구분을 한 것이다. 분명한 것은 과학은 세상의 더 큰 물체와 에너지를 구성하는 원자와 그 조합의 총체적인gross 수준에서 많은 것을 측정하는 데 여전히 어려움들이 있다. 따라서 오늘날 오감이나 오감의 확장이라고 할 수 있는 정교한 방식을 통해 관찰하기 어려운 총체적인 수준의 많은 것들도 동양의 미묘한 몸 개념에 포함될 수 있다.

　몸의 미묘한 층위와 총체적 층위의 관계에 대한 모델이 자기 성찰의 산물이기에, 여러 가지의 모델이 있다는 것이 이해할 만하다. 이러한 모델 중 하나가 경락 시스템meridian system이며 이는 침술의 근거 기반 진료의 기초가 된다.[11] 침술의 효과는 현재 서양에서 신경계, 생화학 및 생전기적 변화를 총체적인 몸gross body에 가져오는 능력이 입증된 측면에서 연구되고 설명되지만 침술 학교에서 여전히 가르치는 근원적인 이론은 느낄 수는 있지만 측정할 수 없는 기氣라는 미묘한 물질을 포함한다. 개인의 기는 우주의 기와 연결되어 있다. 우주의 기는 여러 종류의 기로 분화되어 전신에 분포된 여러 경락을 따라 분포되어 한 사람의 신체생리적, 심리적 웰빙을 유지한다. 경락은 몸의 기를 위한 통로channel라고 생각할 수 있다. 경락을 따라 기의 흐름이 막히면 기가 막히거나 과도하게 흐르는 경락에 따라 신체생리적, 심리적 역기능이 발생할 수 있다. 침술은 경락을 따라 기가 막힌 부분을 뚫어주고, 몸의 다양한 부위의 기 균형을 맞추고, 한 사람의 기를 우주의 기와 연결해 준다.

2012년 미국심리학회APA는 면허를 소지한 심리학자 보수교육 충족 교육에, 유사 근거 기반의 에너지 심리학 접근법인 사고 장 치료 Thought Field Therapy(TFT)[12]와 감정자유기법Emotional Freedom Technique(EFT)[13]을 승인했다. 두 방법 모두 몸에서 쉽게 찾을 수 있는 특정 경락 지점을 손가락으로 직접 두드리는 간단한 루틴을 포함한다. 외상 후 스트레스 치료를 위해 이러한 접근법에 대해 30건 이상의 무작위 대조 연구가 수행되었으며 이는 모든 신체 심리치료 접근법의 총 연구 수보다 많다.[14] 이러한 방식의 중요한 장점은 가정에서 자가 치료를 위한 도구로 내담자에게 쉽게 가르칠 수 있다는 점이다.

나는 이러한 기법이 트라우마 치료에 어떤 도움을 줄 수 있을지 궁금해져서 EFT 과정을 수강하게 되었다. 두 명의 퍼실리테이터의 설명을 듣고 다른 참가자들과 함께 이 방법을 실습하면서 나는 내가 1990년대에 트라우마 치료를 위한 몸을 다루는 작업의 중요성에 대해 설득하려고 했던 정신건강 전문가 청중들만큼이나 회의적이라는 사실을 깨달았다. 내가 왜 그렇게 회의적이었는지를 생각해 보았다. 그것은 아마도 이러한 접근법을 에너지 심리학 기법으로 분류하고, 정신건강 전문가뿐만 아니라 일반인 사이에서도 '에너지'와 관련된 모든 것을 과학적 근거가 없는 뉴에이지 심리학으로 인식되어 이러한 접근법을 반사적으로 거부하는 것과 관련이 있었을 것이다.

일부 에너지 심리학자들이 이러한 기법으로 모든 종류의 문제 때로는 암까지 해결할 수 있다고 주장하는 사례와도 관련이 있을 수 있다. 아인슈타인Einstein의 유명한 'E=mc^2' 방정식을 통해 에너지와 물질이 동일하다는 사실을 오랫동안 알고 있는 상황에서 '에너지'라는 단어에 대한 편견이 깊은 심리학을 에너지 심리학으로 분류하는 것은 오류일지도 모른다. '양자 심리학'이 훨씬 더 나은 분류일 것이다. 양자 물리학의 발견이 전통적으로 에너지와 관련이 있는 것으로 묘사되어 온 이러한 접근법과는 다른 방식으로 과학적 근거를 제공한다는 점을 고려해 보면, 양자 심리학은 사람들의 저항이 덜 할 것이다.

EFT에 대한 내 경험은 어땠을까? 과정 자체에서 나는 불쾌한 감정 상태를 빠르게 조절할 수 있는 방법에 깊은 인상을 받았다. 과정이 끝날 무렵에는 몸을 통한 감정경험 처리 과정의 도구로 어떻게 활용할 수 있을지 여전히 확신이 들지 않았다. 극도로 조절되지 않는 감정경험을 조절해서 몸을 통한 감정경험을 더 견딜 수 있게 만드는 데 활용할 수 있을 것이라고 생각했었던 것 같다. 후속 연구를 하지는 않았지만 얼마 지나지 않아 극심한 고통을 조절하는 그 힘을 경험하게 되었다. 치료사인 두 명의 친구가 짧은 기간 내에 암 진단을 받고 한 명은 복잡한 수술과 일련의 치료를 받았다. 앞으로 어떻게 될지에 대한 큰 불안감에 시달리고 있었다. 다른 한 명은 진단 직후 수술을 기다리고 있었다. 그와 그의 아내는 당연히 상당히 불안해했다. 두 친구 모두에게 그들이 불안을 비교적 빠르게 불안을 관리할 수 있도록 해 주며 그들이 시도해 본 다른 어떤 방법보다 불안을 낮추는 데 더 효과적이라고 말했기에 스스로 해 볼 수 있는 자가치유 도구를 알려줄 수 있었던 것에 나 역시 매우 감사했다.

미묘한 에너지 층위를 포함하는 신체생리적, 심리적 모델은 서양에만 국한된 것이 아니다. 동서양을 막론하고 단순한 것부터 복잡한 것까지 다양한 신체 및 정신 건강 치료 모델에 에너지가 포함되어 있다. 이러한 치료 모델은 다양해 보이지만 몇 가지 공통된 특징이 있다.

- 모든 신체생리적, 심리적 경험은 미묘한subtle 수준의 자극에서 비롯된다는 이론을 기반으로 한다.
- 미묘한 수준의 에너지 흐름이나 균형의 교란은 많은 경우 어려운 경험에 직면했을 때 대처하는 메커니즘이다.
- 미묘한 에너지의 흐름이나 균형이 깨지면 총체적gross 수준에서 신체생리적, 심리적 증상이 나타난다.
- 미묘한 수준에서 에너지의 균형을 맞추고 그 흐름을 회복하기 위한 작업은 총체적 수준의 어려움을 치료하는 한 가지 방법이다.

2011년에 통합 소매틱 심리학Integral Somatic Psychology, ISP과 몸을 통한 감정경험 처리 과정을 가르치기 위해 러시아에 갔을 때만 해도 러시아인 심지어 러시아 의사들까지도 이 대체의학,[15] 특히 침술이 핵심 요소인 중국 전통 의학에 대해 상당히 개방적이라는 사실을 몰랐다.[16] 러시아인들은 내가 에너지 요소를 추가하여 몸을 통한 감정경험 처리 과정을 더 풍부하게 만들 수 있는지 알고 싶어 했다. 그들은 특히 인생의 첫 26년을 인도에서 보낸 인도 출신인 내가 심리 작업에서 에너지를 사용하는 것과 관련하여 그들에게 제공할 수 있는 것이 무엇인지에 관심이 많았다.

미국심리학회APA의 인증 이후 TFT와 EFT가 이 분야에서 주목받고 있고, 잠시 후에 공유하겠지만 나는 인도에서 쓰나미 생존자들의 트라우마 증상을 치료한 경험이 있었기 때문에 몸을 통한 감정경험 처리 과정을 위해 미묘한 몸subtle body을 다루는 작업의 잠재적 이점은 내 주변에 이미 있었다. 하지만 나는 이것과 관련해서 두 발로 뛰어드는 데 매우 주저했었다. 나의 동료들 및 일반 대중의 에너지와 관련된 모든 것에 대한 집단적 저항 또는 편견을 나도 가지고 있었으며 작업에서 에너지를 활용하면 과학에 기반한 몸을 통한 감정경험 처리 과정의 전문성 평판이 훼손될 수 있다는 점에 대해 매우 우려했었다. 하지만 나는 러시아인들의 열렬한 요청을 이겨낼 수 없었고 결국 나를 그것에 내맡겼다.

다행히도 몸을 통한 감정경험 방식에서 실험할 에너지 심리학 모델을 멀리서 찾을 필요가 없었다. 2001년에 임상 심리학 박사 과정을 위해 3년간의 힘든 과정을 마친 후 나는 다시 몸으로 돌아가기 위해 미묘한 에너지를 우주의 에너지와 연결하여 치유를 가져오는 데 중점을 두고 몸의 총체적gross 층위와 미묘한subtle 층위 모두에 작용하는 접근 방식인 바이오다이나믹 두개천골 치료법 Biodynamic Craniosacral Therapy 2년 훈련 과정에 등록했다.

그 훈련을 받는 동안 나는 알아차림에서 총체적인gross 것과 미묘한subtle 것을 구별하는 나의 내부수용감각 능력을 다듬기 시작했다. 영국의 목가적이고 바람이 부는 데본 카운티에 사는 미국인 프랭클린 실스Franklyn Sills는 이 분야에서 잘 알려진 책의 저자이다. 나는 수련하는 동안 바이오다이나믹 두개천골 치료법에 관한 그의 책에 많이 의지했다.[17] 바이오다이나믹 두개천골요법 치료사로 활동하기 전에 그는 극성polarity 치료의 프렉티셔너였다. 나는 로스앤젤레스에 있는 친구의 무료 세션과 소매틱 익스피리언싱Somatic Experiencing 트라우마 훈련에서 극성 치료의 치료사였던 동급생들을 통해 이 방식을 몇 번 접한 적이 있었다. 프랭클린Franklyn은 극성 치료에 대한 책 「극성 프로세스The Polarity Process」를 저술했는데 표지 디자인으로 보아 동양적 에너지 접근법이 접목된 것 같아 바로 내 관심을 끌었었다.[18] 나는 충동적으로 그 책을 사서 다른 책 수백 권과 함께 책장에 꽂아두고는 잊어버렸었다. 모스크바에서 돌아왔을 때 그 책은 수년 전에 넣어두었던 그 자리에서 나를 기다리고 있었다.

극성 치료는 오스트리아의 한 정골요법 전문가osteopath가 시카고로 이주한 후 랜돌프 스톤Randolph Stone으로 이름을 바꾼 후 개발한 동서양의 바디워크 및 에너지워크 방식이다. 치유에는 근육, 장기, 신경, 뇌에서의 변화 이상의 것이 포함된다는 직관에 이끌린 스톤Stone은 에너지 또는 미묘한subtle 몸에 관한 오래된 인도 문헌을 읽다가 깨달음을 얻었다. 더 많은 책을 읽고 인도와 중국의 미묘한 몸

이론의 요소와 서양 정골요법osteopathy의 총체적인gross 몸에 대한 이해를 결합하여 드디어 극성 치료로 알려지게 된 치료방식을 개발했다.

스톤Stone 박사의 극성 치료에서 우리 몸에는 총체적인 수준과 미묘한 수준이 있으며, 우리의 신체적 경험, 정신적 경험, 건강은 우리 몸의 총체적인 수준과 미묘한 수준 이 둘 사이의 상호작용과 그 상호작용이 환경과 이루는 관계에 따라 달라진다고 말하고 있다. 이 말이 익숙하게 들린다면 이 책의 앞부분에서 현대 신경과학이 오늘날 거의 정확히 이 위치에 있다는 것, 즉 우리의 신체생리적, 심리적 웰빙이 우리의 뇌, 몸, 환경에 동등하게 의존한다는 명제를 보았기 때문일 것이다. 유일한 차이점은 극성 치료에서는 총체적인 수준과 미묘한 수준이 명시적으로 몸에 나타난다는 것이다. 방어는 두 수준 모두에서 형성되어 한 사람의 몸과 환경 사이의 연결을 방해할 수 있다.

극성 치료에서 미묘한 몸은 5개의 층으로 드러나며, 미묘한 방어는 미묘한 몸의 에너지가 총체적인 몸으로 흐르는 것을 방해하는 형태를 작동한다는 이론이다. 총체적인 몸에서 미묘한 몸 에너지가 분포된 지도가 있는데, 스톤Stone 박사는 이를 종종 '인간의 무선wireless 해부학' 지도라고 불렀다. 극성 치료에는 몸의 총체적인 수준과 미묘한 수준을 모두 다루는 작업을 하고 이들과 환경 간의 연결을 복원하는 방법이 있다. 치료사의 터치가 포함되지 않는 심리치료 환경에서 활용하기 위해 셀프 터치 자세로 바꿔서 몸의 총체적인 수준과 미묘한 수준을 직접 다루는 것 외에도 극성 치료의 통

결론: 미래

합적인 접근 방식에는 영양, 운동, 심리적 처리하기도 포함된다.

극성 치료에서는 다른 대부분의 미묘한 몸 모델과 마찬가지로 미묘한 몸을 총체적인 모든 신체생리적 경험, 심리적 경험, 건강 및 질병 자극의 원천으로 보는 이론이다. 물론 일반적으로 측정하기 어려운 미묘한 몸의 특성을 감안할 때 이 이론에 대한 측정 기반의 검증은 없으나 러시아에서 인체 주변의 에너지 장 측정을 기반으로 수행된 매우 예비적이지만 논란의 여지가 많은 연구 보고가 있는데, 이 연구에 따르면 에너지 장의 변화는 의사 결정 과업과 관련된 뇌 활동의 변화와 동시에 또는 그 이전에 발생하여 미묘한 몸의 활동이 총체적인 몸의 활동보다 선행한다는 사실을 시사한다.[19]

앞서 살펴본 바와 같이, 극성 치료를 포함하여 미묘한 몸 모델에서는 총체적인 몸에서 미묘한 몸 에너지의 공급 부족이나 총체적인 몸에서의 분포 불균형은 어떤 곳에서는 과도하게, 다른 곳에서는 부족하게 자극하는 식의 고르지 않게 자극하여 신체적, 정신적 고통을 유발한다는 이론이다. 따라서 치료에서는 미묘한 몸 에너지의 공급을 늘리고 총체적인 몸 에너지의 분포를 균형 있게 조절하는 작업이 포함된다. 우리는 8장에서 감정경험이 뇌 생리와 몸 생리의 한 영역에 너무 집중되면 어떤 일이 일어나는지 살펴봤기에 안다. 견딜 수 없기에 처리하기 어려워지고 그에 따른 문제가 발생한다.

미묘한 몸을 치료 방식에 통합하는 것이 너무 '미묘해서' 몸을 통해 경험하기가 어렵다는 인상을 받지 않도록, 알아차림이나 터치를 통해 미묘한 몸의 역동을 추적할 수 없는 사람이라도 임상 환경에서 얼마나 쉽게 몸을 통해 경험할 수 있는지 예를 들어 보겠다. 침술사는 내담자의 경락을 따라 흐르는 에너지를 볼 필요 없이, 자신의 경락에서 에너지 흐름을 감지할 필요 없이 침으로 내담자와 자신을 치료할 수 있다. 아프리카의 외딴 마을에 사는 사람들은 외상 후 스트레스 해소를 위해 EFT나 TFT로 식별한 몸의 특정 지점을 두드려서 자신을 치료하기 위해 몸의 에너지 흐름을 감지할 필요가 없다.[20]

극성 치료 모델에서 심장과 관련된 공기 요소라고 하는 미묘한 몸 에너지가 머리 쪽으로 향하는 총체적인 몸에서의 분포 불균형에 대한 방어를 형성할 수 있다. 이는 가슴 부위의 감정경험을 너무 강렬하게 만들어 근육 수축과 같은 총체적인 몸의 방어가 시작되어 어려움과 역기능을 더 초래할 수 있다. 미묘한 에너지의 각 유형은 총체적인 몸에 고르게 분포하는 데 중요한 세 영역이 있다. 공기의 미묘한 에너지의 경우 세 영역은 가슴, 신장 및 대장, 무릎 아래쪽의 다리이다. 이 미묘한 몸 에너지는 앞서 살펴본 에너지의 두 번째 원리, 즉 알아차림, 침needle 또는 터치를 통해 연결된 두 영역 사이에 에너지가 흐른다는 원리에 따라 이 세 영역 중 두 영역을 한 번에 양손으로 연결함으로써 감정을 더 고르고 견딜 수 있는 경험으로 총체적인 몸으로 재분배할 수 있다.

나는 몸을 통한 감정경험 처리 과정에서 감정에 대한 미묘한 몸의 방어를 다루는 작업을 위해 극성 치료를 기본 모델로, 바이오다이나믹 두개천골 치료를 보조 모델로 활용하기 시작했다. 에너지

결론: 미래

작업에 대한 배경지식이 없는 사람들도 이러한 기법을 구현할 수 있도록 가능한 한 간단한 방식으로 이 작업을 수행했는데 TFT와 EFT가 큰 역할을 했다. 나는 미묘한 에너지 개념에 대한 저항이 적고 실험에 대한 의지가 강한 러시아와 인도에서 먼저 시도하여 처리 과정의 결과에 도움이 되는지 확인했다. 고무적인 성과와 관심의 증가로 인해 미묘한 몸으로 작업하는 것은 이제 ISP 전문 훈련 과정에서 몸을 통한 감정경험 처리 과정의 작지만 한 부분으로 자리를 잡았다. 몸을 통한 감정경험 처리 과정에서 미묘한 몸으로 작업하는 것이 총체적인 몸 수준에서만 작업할 때보다 감정 조절에서 점진적인 결과를 가져오는 것처럼 보이지만 내가 아는 한 미묘한 몸에 대한 실험은 여전히 진행 중이라는 점을 덧붙이고 싶다. 같은 생각을 지닌 임상가가 이 실험에 참여하여 심리 치료에 또 다른 차원의 몸을 통한 처리 과정을 추가하기를 바란다. 이 차원은 인지적, 행동적, 정서적 결과를 더욱 개선할 수 있는 잠재력이 있다.

내가 훈련생들에게 몸을 통한 감정경험 처리 과정에 에너지 심리학의 방법을 적용하는 실험을 해 보라고 권유할 때, 세상에는 수백 가지의 치료 방법이 존재하는 데 그 수가 200개에서 400개까지 추정된다고 말하며 동기를 부여한다. 치료 결과가 좋다는 이유로 여전히 유효한 대부분의 치료법은 이론에 대한 신체생리학적 측정에 따른 확실한 과학적 증거를 가지고 있지 않다. 이론은 내면의 성찰, 관찰, 추론에 기초하여 공식화된다. 방법은 그 이론을 바탕으로 개발된다. 방법이 좋은 결과를 낸다면 다른 이론이 그 결과를 더 잘 설명할 수 없는 한 그 이론은 틀린 것이 아닌 것으로 간주된다. 치료사로서 우리는 항상 이러한 방법들을 사용한다. 그러니 총체적인 몸 수준에서 과학에 기반한 몸을 통한 감정경험 처리 과정을 실행하면서 때때로 미묘한 몸을 다루는 작업을 추가하여 결과가 없을 때보다 더 나은지 직접 확인하는 실험을 해 보는 것은 어떨까? 더 나은 결과를 얻는다면 우리가 사용하는 대부분의 방법들이 똑같이 입증되지 않은 상태에서 그 이론이 신체생리적 측정을 통해 엄격한 과학적 증거로 입증되었는지 그 여부가 중요한가?

2005년 인도양 쓰나미 이후, 인도 어촌 마을의 쓰나미 생존자들을 대상으로 외상 후 스트레스 증상을 치료할 때 한 치료사는 우리가 모두 사용하던 총체적인 몸 방식 외에 자신이 훈련받은 에너지 작업 방식을 사용하지 말라는 나의 지시를 따르지 않았다. 이 치료사는 결국 다른 팀원들보다 훨씬 더 좋은 결과를 얻었고 우리가 연구 결과를 발표할 때 그 치료사의 데이터를 제외해야 했다.[21] 이는 우리가 사용한 공통된 방식 덕분에 의미 있는 차이가 발생했다고 주장할 수 있도록 하기 위함이었고 치료사들 간의 차이 때문이라는 주장을 피하기 위해서였다. 그런데 바로 이 순간이 트라우마 증상을 치료하는 데 있어 표준 총체적인 방법에 미묘한 몸 기법을 추가하는 것의 힘을 처음 느낀 순간이었다.

이후 TFT와 EFT는 증거를 개발했다.[22] 우울증 치료에서 EFT와 인지행동치료CBT를 비교한 최근 파일럿 연구에 따르면 치료 후 3개월과 6개월에 치료 효과를 유지하는 데 있어 EFT가 CBT보다 더 나을 수 있음을 보여 주었다.[23] 치료에서 CBT와 같은 총체적인 몸 방식에 EFT와 같은 미묘한 몸 방식을 추가하여 결과를 더욱 개선할 수 있다면, 단지 '에너지'라는 단어에 집단적 저항이 있다는 이유만으로 자신과 내담자에게 더 나은 결과를 주는 기회를 왜 빼앗는가?

독자 중 일부는 이미 에너지 심리학을 활용하고 있을 것이다. 다행이다! 당신은 아마도 심리학의 몸에 또 다른 차원을 추가하여 심리학의 몸을 통한 경험embodiment 프로젝트를 발전시키는 이 분야의 선구자일 것이다. 내가 미묘한 몸을 소개할 때, 몸을 통한 감정 경험 처리 과정에서 총체적이든 미묘한 수준이든 어느 수준으로 작업해야 하는지, 그리고 언제 작업해야 하는지 궁금해하는 분들이 많을 것이다.

미묘한 몸, 뇌 생리, 몸 생리는 우리의 경험을 생성하고 조절하기 위해 서로 끊임없이 상호작용하는 세 가지 시스템으로 생각할 수 있다. 하나의 변화는 다른 시스템의 변화로 이어진다. 따라서 우리는 필요에 따라 업무를 단계별로 전환할 수 있는 준비와 능력이 필요하다. 하지만 이 대답은 초보자에게는 너무 복잡할 수 있으므로, 나는 훈련생들에게 우리의 관심은 뇌 생리와 몸 생리의 총체적인 부분에서 감정을 견딜 수 있는 역량을 키우는 데 있다는 것을 상기시키며 먼저 그 부분을 연습하라고 말한다. 뇌 생리와 몸 생리에서 몸 생리를 다루는 것이 감정에 접근하거나 조절하는 데 도움이 되지 않기 때문에 뇌 생리를 다루는 것이 필요하지 않은 한, 몸 생리를 먼저 다뤄라. 뇌 생리나 몸 생리를 다루는 작업이 감정에 대한 접근이나 조절로 이어지지 않는다면, 총체적인 몸에서 더 큰 정서 수용역량을 만드는 것을 궁극적인 목표로 삼아 미묘한 몸과 함께 작업하라.

이 책을 읽어 주셔서 감사합니다. 당신에게 행운이 있기를 바랍니다!

이 책이 당신의 개인적인 삶과 전문가로서의 삶 모두에 가치 있는 도움이 되기를 바랍니다.

부록

감정의 두 가지 목록

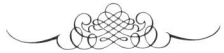

다음 목록은 티파니 와트 스미스Tiffany Watt Smith가 전 세계에서 수집한 149가지의 감정을 정리한 것이다.[1] 이 목록의 이탤릭체는 외국어 감정으로 영어로 정확하게 번역되지 않는다는 점에 유의하기 바란다.

A

Abhiman 자존심이 상해 서운함
Acedia 무기력
Amae 어리광, 기대고 싶은 마음
Ambiguphobia 모호함에 대한 공포
Anger 분노
Anticipation 기대
Anxiety 불안
Apathy 무관심, 무정함
L'appel du vide 자기 파괴의 충동
Awumbuk 허전함, 쓸쓸함

B

Bafflement 당혹감
Basorexia 키스하고 싶은 충동
Befuddlement 혼란스러워 멍해짐
Bewilderment 당황하여 혼란스러움
Boredom 지루함
Brabant 웅장함
Broodiness 침울

C

Calm 고요함
Carefree 홀가분함
Cheerfulness 쾌활함
Cheesed (off) 짜증나고 불쾌한
Claustrophobia 패소공포증
Collywobbles, the 속이 울렁거림
Comfort 편안
Compassion 연민, 자비, 자애

463

Compersion 타인과의 관계적
　기쁨, 공감적 기쁨
Confidence 자신감
Contempt 경멸
Contentment 자족감
Courage 용기
Curiosity 호기심
Cyberchondria 정보검색 건강
　염려증

D
Delight 기쁨
Dépaysement 낯선 느낌, 이질감
Desire 욕망
Despair 절망
Disappear, the desire to 사라
　지고 싶은 욕망
Disappointment 실망
Disgruntlement 불만
Disgust 역겨움, 혐오감
Dismay 경악, 실망, 망연자실
Dolce far niente 게으름의 즐거
　움, 무위無爲의 기쁨
Dread 무서움

E
Ecstasy 황홀
Embarrassment 당황
Empathy 공감

Envy 부러움
Euphoria 행복감
Exasperation 격분
Excitement 흥분

F
Fear 두려움
Feeling good (about yourself)
　기분이 좋음
Formal feeling, a 형식적인 느낌,
　차분하지만 감정이 닫힌 느낌
Fraud, feeling like a 가짜 같은 느
　낌, 내가 자격이 없는 사람처럼
　느껴지는 감정
Frustration 좌절

G
Gezelligheid 정겨움, 함께 있어
　편안한 정서적 친밀감
Gladsomeness 기쁨, 즐거움, 유
　쾌함
Glee 신남, 들뜬 즐거움
Gratitude 감사
Greng jai 상대에게 부담을 주기
　싫은 마음, 미안한 마음에 조심
　스러움
Grief 비통
Guilt 죄책감

부록: 감정의 두 가지 목록

H
Han 한
Happiness 행복
Hatred 증오
Heebie-jeebies, the 섬뜩한 기분
Hiraeth 그리움, 향수
Hoard, the urge to 버리지 못하고 모으려는 충동
Homefulness 집과 같은 마음이 편히 쉴 수 있는 느낌
Homesickness 향수병
Hopefulness 희망
Huff, in a 발끈, 삐침, 토라짐
Humble, feeling 겸손함, 숙연함
Humiliation 굴욕감
Hunger 허기, 강한 갈망
Hwyl 흥에 겨운 마음

I
Ijirashi 안쓰럽고 애틋함
Ilinx 짜릿한 쾌감, 아찔한 쾌감
Impatience 초조함
Indignation 부당함에 대한 도덕적 분노
Inhabitiveness 정착하고 싶은 마음, 자기 공간에 머물며 안정을 추구하는 감정
Insulted, feeling 모욕당한 느낌
Irritation 짜증

J
Jealousy 질투
Joy 기쁨

K
Kaukokaipuu 멀리 떠나고 싶은 갈망, 가보지 않은 곳을 향한 동경

L
Liget 복합적인 감정의 격동
Litost 비참함
Loneliness 외로움
Love 사랑

M
Malu 사회적 수치심
Man 감탄의 와, 정말, 진짜
Matutolypea 기상 직후의 불쾌감
Mehameha 공허함, 고립감
Melancholy 우울
Miffed, a bit 약간 기분이 상한
Mono no aware 무상함
Morbid curiosity 병적인 호기심

N
Nakhes 자녀나 가까운 사람의 성취에서 오는 깊은 기쁨과 자부심, 뿌듯함

Nginyiwarrarringu 갑작스러운 위협에 대한 반사적 경계 반응
Nostalgia 향수

O
Oime 탄식, 아이고
Overwhelmed, feeling 압도당한 느낌

N
Panic 공황
Paranoia 편집증
Perversity 삐뚤어진 고집, 병적 반항심
Peur des espaces 공간에 대한 두려움
Philoprogenitiveness 자녀에 대한 사랑
Pique, a fit of 욱하는 감정, 발끈
Pity 불쌍하게 여김
Postal, going 극단적으로 폭발
Pride 자부심
Pronoia 세상이 나를 도와준다고 느끼는 낙관, 세상에 대한 기분 좋은 확신

R
Rage 격노
Regret 후회

Relief 안도감
Reluctance 꺼림칙함, 주저함
Remorse 뼈저린 후회, 양심의 가책
Reproachfulness 책망, 원망
Resentment 원한
Ringxiety 전화벨소리 불안 증후군
Rivalry 경쟁의 긴장감
Road rage 운전 중 분노 폭발
Ruinenlust 소멸에 대한 매혹

S
Sadness 슬픔
Satisfaction 만족
Saudade 그리움, 애틋함
Schadenfreude 남의 불행에 대한 통쾌함
Self-pity 자기 연민
Shame 수치심
Shock 충격
Smugness 우쭐함, 거만한 자신감
Song 자연스럽게 흘러나오는 기쁨
Surprise 놀람
Suspicion 의심

T
Technostress 기술로 인한 스트레스
Terror 공포

Torschlusspanik 기회를 놓칠 까봐 불안, 지금 하지 않으면 안 될 것 같은 압박감
Toska 막막함이 깃든 깊은 슬픔, 원인을 알 수 없는 내면의 공허감
Triumph 승리의 기쁨

Z
Żal 되돌릴 수 없는 것에 대한 아련한 후회, 그리움과 슬픔이 뒤섞인 감정

V
Vengefulness 복수심
Vergüenza ajena 타인의 어색함이나 실수 때문에 느끼는 대리 수치심, 민망함
Viraha 이별의 고통
Vulnerability 상처받기 쉬운 취약한 상태, 두려움에도 솔직해질 수 있는 감정적 용기

W
Wanderlust 세상을 떠돌며 여행하고 싶은 열망, 새로운 경험과 자유를 향한 깊은 갈망
Warm glow 훈훈함, 따뜻하고 흐뭇한 감정
Wonder 경이로움, 감탄, 신비로움에 대한 놀라움
Worry 걱정

유럽의 연구 네트워크인 감정에 대한 인간과 기계의 상호작용 네트워크Human-Machine Interaction Network on Emotion, HUMAINE는 다음의 49가지 감정을 분류하는 감정 주석 및 표현 언어Emotion Annotation and Representation Language, EARL를 제안하였다.[2]

부정적이고 강력한 감정
Anger 분노
Annoyance 짜증, 귀찮음, 성가심
Contempt 경멸
Disgust 역겨움, 혐오감
Irritation 짜증

부정적이고 조절되지 않는 감정
Anxiety 불안
Embarrassment 당황, 당혹감
Fear 두려움
Helplessness 무기력
Powerlessness 무력감
Worry 걱정

부정적 사고의 감정
Doubt 의심
Envy 부러움
Frustration 좌절
Guilt 죄책감
Pride 자부심
Shame 수치심

부정적이고 수동적인 감정
Boredom 지루함
Despair 절망
Disappointment 실망
Hurt 상처받음, 아픔
Sadness 슬픔

동요의 감정
Shock 충격
Stress 스트레스
Tension 긴장

긍정적이고 생기 있는 감정
Amusement 재미
Delight 기쁨
Elation 희열, 큰 기쁨, 의기양양
Excitement 흥분
Happiness 행복
Joy 기쁨
Pleasure 쾌감, 즐거움

배려와 돌봄의 감정
Affection 애정, 다정
Empathy 공감
Friendliness 우정, 친근감
Love 사랑

긍정적인 사고의 감정
Courage 용기
Hope 희망
Humility 겸손, 겸허
Satisfaction 만족
Trust 신뢰

조용한 긍정적 감정
Calmness 고요
Contentment 자족감
Relaxation 기분 전환
Relief 안도감
Serenity 평온

반응적 감정
Interest 흥미, 관심
Politeness 공손
Surprise 놀람

참고 문헌

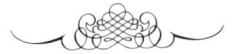

서문

1 Stolorow, R. D., & Atwood, G. E. (1993). *Faces in a cloud: Intersubjectivity in personality theory.* Lanham, MD: Jason Aronson.

2 Marcher, L., & Fich, S. (2010). *Body encyclopedia: A guide to the psychological functions of the muscular system.* Berkeley, CA: North Atlantic Books.

3 Levine, P. A., & Frederick, A. (1997). *Waking the tiger: Healing trauma.* Berkeley, CA: North Atlantic Books.

4 Shea, M. J. (2007). *Biodynamic Craniosacral Therapy, volume one.* New York: Random House USA.

5 Damasio, A. R. (2005). *Descartes' error: Emotion, reason, and the human brain.* New York: Penguin Books.

6 Damasio, A. R. (2004). *Looking for Spinoza: Joy, sorrow and the feeling brain.* New York: Vintage.

7 Pert, C. (1999). *Molecules of emotion: The science behind mind-body medicine.* New York: Simon & Schuster.

8 Gendlin, E. T. (1981). *Focusing.* New York: Bantam Books.

9 Johnson, M. (2017). *Embodied mind, meaning, and reason: How our bodies give rise to understanding.* Chicago: The University of Chicago Press.

10 Barrett, L. F. (2018). *How emotions are made: The secret life of the brain.* Boston: Mariner Books.

11 Beilock, S. (2017). *How the body knows its mind: The surprising power of the physical environment to influence how you think and feel.* New York: Atria Books.

12 Colombetti, G. (2014). *The feeling body: Affective science meets the enactive mind.* Cambridge, MA: MIT Press.

13 Colombetti, G., & Thompson, E. (2008). The feeling body: Towards an enactive approach to emotion. In W. F. Overton, U. Muller, & J. L. Newman (Eds.), *Developmental perspectives on embodiment and consciousness* (pp. 45–68). Hillsdale, NJ: Lawrence Erlbaum Associates.

14 Niedenthal, P. (2007). Embodying emotion. *Science, 316,* 1002–1005.

15 Hufendiek, R. (2016). *Embodied emotions: A naturalistic approach to a normative phenomenon.* London: Routledge Taylor & Francis Group.

16 Swami, D. (1998). *Introduction to Vedanta.* New Delhi, India: Orient aperbacks.

17 Sills, F. (2002). *The polarity process: Energy as a healing art.* Berkeley, CA: North Atlantic Books.

18 Sills, F. (2011). *Foundations in craniosacral biodynamics.* Berkeley, CA: North Atlantic Books.

1. 시작

1 Parker, C., Doctor, R. M., & Selvam, R. (2008). Somatic therapy treatment effects with tsunami survivors. *Traumatology, 14*(3), 103–109.

2 Barrett, L. F. (2018). *How emotions are made: The secret life of the brain* (chapter 6). Boston: Mariner Books.

3 Damasio, A. R. (2004). *Looking for Spinoza: Joy, sorrow and the feeling brain* (chapter 3). New York: Vintage.

4 Craig, A. D. (2015). *How do you feel? An interoceptive moment with your eurobiological self* (chapter 2). Princeton, NJ: Princeton University Press.

5 Barrett, *How emotions are made.*

6 Dossey, L. (1997). *Healing words: The power of prayer and the practice of medicine.* New York: Harper Paperbacks.

7 Selvam, R. (2017, July). *How to avoid destroying emotions when tracking body sensations.* Integral Somatic Psychology. https://integralsomaticpsychology.com/how-to-avoid-destroying-emotions-when-tracking-body-sensations/

8 Niedenthal, P. (2007). Embodying emotion. *Science, 316,* 1002–1005.

9 Oschman, J. L. (2015). *Energy medicine: The scientific basis.* London: Elsevier.

10 Foa, E. B., Hembree, E. A., & Rothbaum, B. O. (2007). *Prolonged exposure therapy for PTSD: Emotional processing of traumatic experiences.* New York: Oxford University Press.

2. 몸을 통한 감정경험 작업의 다양한 형태

1 Porges, S. W. (2011). *The polyvagal theory: Neurophysiological foundations of emotions, attachment, communication, and self-regulation.* New York: W. W. Norton.

2 Okon-Singer, H., Hendler, T., Pessoa, L., & Shackman, A. J. (2015). The neurobiology of emotion-cognition interactions: Fundamental questions and strategies for future research. *Frontiers in Human Neuroscience, 9*. https://doi.org/10.3389/fnhum.2015.00058

3 Burghardt, G. M. (2019). A place for emotions in behavior systems research. *Behavioural Processes, 166*, 103881. https://doi.org/10.1016/j.beproc.2019.06.004

4 Tyng, C. M., Amin, H. U., Saad, M., & Malik, A. S. (2017). The influences of emotion on learning and memory. *Frontiers in Psychology, 8*, 1454.

5 Damasio, A. R. (2005). *Descartes' error: Emotion, reason, and the human brain.* New York: Penguin Books.

6 Damasio, A. R. (2004). *Looking for Spinoza: Joy, sorrow and the feeling brain.* New York: Vintage.

7 Pert, C. (1999). *Molecules of emotion: The science behind mind-body medicine.* New York: Simon & Schuster.

8 Harrsion, A. M. (1993). Affective interactions in families with young children. In Ablon, S. L., Brown, D., Khantzian, E. J., & Mack, J. E. (Eds.), *Human feelings: Explorations in affect development and meaning* (pp. 145–160). Hillsdale, NJ: Analytic Press.

9 Siegel, D. (2012). *The developing mind: How relationships and the brain interact to shape who we are* (p. 222). New York: Guilford Press.

10 Landa, A., Peterson, B. S., & Fallon, B. A. (2012). Somatoform pain: A developmental theory and translational research review. *Psychosomatic Medicine, 74*, 717–727.

11 Haller, H., Cramer, H., Lauche, R., & Dobos, G. (2015). Somatoform disorders and medically unexplained symptoms in primary care: A systematic review and meta-analysis of prevalence. *Deutsches Ärzteblatt International, 112*(16), 279–287.

3. 개인, 집단 및 세대 간 트라우마를 다루는 작업에서 몸을 통한 감정경험의 기여

1 van der Kolk, Bessel A. (1996). The body keeps the score: Approaches to the psychophysiology of posttraumatic stress disorder. In Bessel A. van der Kolk, A. C. McFarlane, & L. Weisaeth, (Eds.), *Traumatic stress: The impact of*

overwhelming experience on mind, body, and society (pp. 214–241). New York: Guilford Press.

2 Levine, P. (1997). *Waking the tiger: Healing trauma*. Berkeley, CA: North Atlantic Books.

3 Kabat-Zinn, J. (2013). *Full catastrophe living: How to cope with stress, pain, and illness using mindfulness meditation*. New York: Little Brown Book Group.

4 Wallen, D. J. (2007). *Attachment in psychotherapy*. New York: Guilford Press.

5 Oschman, J. L. (2015). *Energy medicine: The scientific basis*. London: Elsevier.

6 Widom, C. S., Czaja, S. J., & Dumont, K. A. (2015). Intergenerational transmission of child abuse and neglect: Real or detection bias? *Science, 347*(6229), 1480–1485. https://doi.org/10.1126/science.1259917

7 Sandler, J. (Ed.). (2019). *Projection, identification, and projective identification*. London: Routledge.

8 Oschman, J. L. (2015). *Energy medicine: The scientific basis*. London: Elsevier.

9 Dossey, L. (2014). *One mind: How our individual mind is part of a greater consciousness and why it matters*. Carlsbad, CA: Hay House.

4. 다양한 임상 환경에서 몸을 통한 감정경험의 폭넓은 이점

1 Siegel, D. J. (2010). *The mindful therapist: A clinician's guide to mindsight and neural integration*. New York: W. W. Norton.

2 Barrett, L. F. (2018). *How emotions are made: The secret life of the brain* (p. 182). Boston: Mariner Books.

3 Salzman, C. D., & Fusi, S. (2010). Emotion, cognition, and mental state representation in amygdala and prefrontal cortex. *Annual Review of Neuroscience, 33,* 173–202. https://doi.org/10.1146/annurev.neuro.051508.135256

4 Beilock, S. (2017). *How the body knows its mind: The surprising power of the physical environment to influence how you think and feel*. New York: Atria Paperback.

5 Damasio, A. R. (2005). *Descartes' error: Emotion, reason, and the human brain*. New York: Penguin Books.

6 Niedenthal, P. (2007). Embodying emotion. *Science (316),* 1002–1005.

7 Tyng, C. M., Amin, H. U., Saad, M., & Malik, A. S. (2017). The influences of emotion on learning and memory. *Frontiers in Psychology, 8,* 1454. https://doi.org/10.3389/fpsyg.201

8 Dolan, R. J. (2002). Emotion, cognition, and behavior. *Science, 298*(5596),

1191–1194. https://doi.org/10.1126/science.1076358

9 Nakazawa, D. J. (2015). *Childhood disrupted: How your biography becomes your biology, and how you can heal*. New York: Atria Books.

10 Scaer, R. C. (2014). *The body bears the burden: Trauma, dissociation, and disease*. London: Routledge.

11 Psychophysiologic Disorders Association. (n.d.). https://ppdassociation.org/

12 Landa, A., Peterson, B. S., & Fallon, B. A. (2012). Somatoform pain: A developmental theory and translational research review. *Psychosomatic Medicine, 74*, 717–727.

13 Wallen, D. J. (2007). *Attachment in psychotherapy*. New York: Guilford Press.

14 Stern, D. N. (2000). *The interpersonal world of the infant: A view from psychoanalysis and developmental psychology*. New York: Basic Books.

15 Oschman, J. L. (2015). *Energy medicine: The scientific basis*. London: Elsevier.

16 Dossey, L. (2014). *One mind: How our individual mind is part of a greater consciousness and why it matters*. Carlsbad, CA: Hay House.

17 Howard, K. I., Kopta, S. M., Krause, M. S., & Orlinsky, D. E. (1986). The dose–effect relationship in psychotherapy [Review]. *American Psychologist, 41*, 159–164. https://doi.org/10.1037/0003-066X.41.2.159

5. 감정의 신체생리

1 Fox, A. S., Lapate, R. C., Shackman, A. J., & Davidson, R. J. (2018). *The nature of emotion: Fundamental questions*. New York: Oxford University Press.

2 Johnston, E., & Olson, L. (2015). *The feeling brain: The biology and psychology of emotions*. New York: W. W. Norton.

3 Damasio, A. (2003). *Looking for Spinoza: Joy, sorrow, and the feeling brain* (p. 37). New York: Harcourt.

4 James, W. (1884). What is an emotion? *Mind, 9*(34), 188–205.

5 Lange, C. (1885). Om Sindsbevagelser. Et Psyko-Fysiologisk Studie [On emotions. A psycho-physiological study]. Copenhagen: Lund. Also published in German (1887, 1910), French (1895, 1902), and English (1922).

6 Friedman, B. H. (2010). Feelings and the body: The Jamesian perspective on autonomic specificity of emotion. *Biological Psychology, 84*(3), 383–393. https://doi.org/10.1016/j.biopsycho.2009.10.00

7 Laird, J. D. (2007). *Feelings: The perception of self*. New York: Oxford University Press.

8 Levenson, R. W., Ekman, P., & Friesen, W. V. (1990). Voluntary facial action generates emotion-specific nervous system activity. *Psychophysiology, 27*, 363–384.

9 Cannon, W. B. (1932). *The wisdom of the body* (177–201). New York: W. W. Norton.

10 Dror, O. E. (2014). The Cannon-Bard thalamic theory of emotions: A brief genealogy and reappraisal. *Emotion Review, 6*(1), 13–20.

11 Craig, A. D. (2015). *How do you feel: An interoceptive moment with your neurological self* (chapter 2). Princeton, NJ: Princeton University Press.

12 Damasio, *Looking for Spinoza* (chapter 3).

13 Kreibig, S. D. (2010). Autonomic nervous system activity in emotion: A review. *Biological Psychology, 84*(3), 394–421. https://doi.org/10.1016/j.biopsycho.2010.03.010

14 Barrett, L. F. (2017). *How emotions are made: The secret life of the brain* (chapter 5). Boston: Mariner Books.

15 Ekman, P., Levenson, R. W., & Friesen, W. V. (1983). Autonomic nervous system activity distinguishes among emotions. *Science, 221*(4616), 1208–1210. https://doi.org/10.1126/science.6612338

16 Philippot, P. Chapelle, G., & Blairy, S. (2002). Respiratory feedback in the generation of emotion. *Cognition & Emotion, 16*(5), 605–627. https://doi.org/10.1080/02699930143000392

17 Rainville, P., Bechara, A., Naqvi, N., & Damasio, A. R. (2006). Basic emotions are associated with distinct patterns of cardiorespiratory activity. *International Journal of Psychophysiology, 61*(1), 5–18. https://doi.org/10.1016/j.ijpsycho.2005.10.024

18 Nummenmaa, L., Glerean, E., Hari, R., & Hietanen, J. K. (2013). Bodily maps of emotions. *Proceedings of the National Academy of Sciences,111*(2), 646–651. https://doi.org/10.1073/pnas.1321664111

19 Nummenmaa, L., Hari, R., Hietanen, J. K., & Glerean, E. (2018). Maps of subjective feelings. *PNAS Proceedings of the National Academy of Sciences of the United States of America, 115*(37), 9198–9203. https://doi.org/10.1073/pnas.1807390115

20 Damasio, *Looking for Spinoza* (chapter 3).

21 Barrett, *How emotions are made* (p. 119).

22 Damasio, *Looking for Spinoza* (chapter 2).

23 Damasio, *Looking for Spinoza* (chapter 3).

24 Damasio, *Looking for Spinoza* (chapter 3).

25 Barrett, *How emotions are made* (chapter 6).

26 Picard, F., & Friston, K. (2014). Predictions, perception, and a sense of self. *Neurology, 83*(12), 1112–1118. https://doi.org/10.1212/WNL.0000000000000798

27 Barrett, *How emotions are made* (chapter 5).

28 Häusser, L. F. (2012). Empathie und Spiegelneurone. Ein Blick auf die gegenwärtige neuropsychologische Empathieforschung [Empathy and mirror neurons. A view on contemporary neuropsychological empathy research]. *Praxis der Kinderpsychologie und Kinderpsychiatrie, 61*(5), 322–335. https://doi.org/10.13109/prkk.2012.61.5.322

29 Oschman, J. L. (2015). *Energy medicine: The scientific basis*. London: Elsevier.

30 Lipton, B. H. (2016). *The biology of belief: Unleashing the power of consciousness, matter and miracles*. Carlsbad, CA: Hay House.

31 Damasio, *Looking for Spinoza* (p. 96).

32 Damasio, A., Grabowski, T., Bechara, A., Damasio, H., Ponto, L., Parvizi, J., et al. (2000). Subcortical and cortical brain activity during the feeling of self-generated emotions. *Nature Neuroscience 3*, 1049–1056. https://doi.org/10.1038/79871

33 Critchley, H. D., & Nagai, Y. (2012). How emotions are shaped by bodily states. *Emotion Review, 4*(2), 163–168. https://doi.org/10.1177/1754073911430132

34 Craig, *How do you feel* (p. 6).

35 Tsakiris, M., & Preester, H. D. (2019). *The interoceptive mind from homeostasis to awareness*. New York: Oxford University Press.

36 Ekman, P. (2009). Darwin's contributions to our understanding of emotional expressions. *Philosophical Transactions of the Royal Society B: Biological Sciences, 364*(1535), 3449–3451. https://doi.org/10.1098/rstb.2009.0189

37 Ekman, P. (2004). *Emotions revealed: Understanding faces and feelings to improve communication and emotional life*. New York: Henry Holt and Company, LLC.

38 Davidson, R. J., Ekman, P., Saron, C., Senulis, J., & Friesen, W. V. (1990). Emotional expression and brain physiology I: Approach/withdrawal and cerebral asymmetry. *Journal of Personality and Social Psychology, 58*, 330–341. https://doi.org/10.1037/0022-3514.58.2.330

39 Cannon, W. B. (1927). The James-Lange theory of emotions: A critical examination and an alternative theory. *American Journal of Psychology, 39*, 106–124.

40 Bard, P. (1928). A diencephalic mechanism for the expression of rage with special reference to the sympathetic nervous system. *American Journal of Psychology, 84,* 490–516.

41 Papez, J. W. (1937). A proposed mechanism of emotion. *Archives of Neurology and Psychiatry, 79,* 725–743.

42 MacLean, P. D. (1964). Man and his animal brains. *Modern Medicine, 12,* 95–106.

43 Panksepp, J. (1998). *Affective neuroscience: The foundations of animal and human emotions.* New York: Oxford University Press.

44 LeDoux, J. (1998). *The emotional brain: The mysterious underpinnings of emotional life.* New York: Simon & Schuster.

45 Pert, C. (1999). *Molecules of emotion: The science behind mind-body medicine* (p. 137). New York: Simon & Schuster.

6. 인지, 감정, 행동

1 Fincher-Kiefer, R. (2019). *How the body shapes knowledge: Empirical support for embodied cognition.* Washington, DC: American Psychological Association.

2 Beilock, S. (2017). *How the body knows its mind: The surprising power of the physical environment to influence how you think and feel.* New York: Atria Books.

3 Colombetti, G. (2017). *The feeling body: Affective science meets the enactive mind.* Cambridge: MIT Press.

4 James, K. H. (2010). Sensori-motor experience leads to changes in visual processing in the developing brain. *Developmental Science, 13*(2), 279–288. https://doi.org/10.1111/j.1467-7687.2009.00883.x

5 Beilock. *How the body knows its mind* (p. 61–65).

6 Marcher, L., & Fich, S. (2010). *Body encyclopedia: A guide to the psychological functions of the muscular system.* Berkeley, CA: North Atlantic Books.

7 van den Bergh, B., Schmidt, J., & Warlop, L. (2011). Embodied myopia. *Journal of Marketing Research, 48*(6), 1033–1044.

8 Beilock. *How the body knows its mind* (chapter 9).

9 Muehlhan, M., Marxen, M., Landsiedel, J., Malberg, H., & Zaunseder, S. (2014). The effect of body posture on cognitive performance: A question of sleep quality. *Frontiers in Human Neuroscience, 8,* 171. https://doi.org/10.3389/fnhum.2014.00171

10 Peper, E., Lin, I., Harvey, R., & Perez, J. (2017). How posture affects memory

recall and mood. *Biofeedback, 45*(2), 36–41. https://doi.org/10.5298 /1081-5937-45.2.01

11 Winkielman, P., Niedenthal, P., Wielgosz, J., Eelen, J., & Kavanagh, L. C. (2015). Embodiment of cognition and emotion. In M. Mikulincer, P. R. Shaver, E. Borgida, & J. A. Bargh (Eds.), *APA handbook of personality and social psychology, vol. 1. Attitudes and social cognition* (pp. 151–175). Washington, DC: American Psychological Association. https://doi.org/10.1037/14341-004

12 Niedenthal, P. (2007). Embodying emotion. *Science (316),* 1002–1005.

13 Peper et al., How posture affects memory recall and mood.

14 Damasio, A. (2005). *Descartes' error: Emotion, reason, and the human brain.* New York: Penguin Books.

15 LeDoux, J. (1998). *The emotional brain: The mysterious underpinnings of emotional life.* New York: Simon & Schuster.

16 Kahn, J. (2013, September 11). Can emotional intelligence be taught? *New York Times Magazine.* https://www.nytimes.com/2013/09/15/magazine/can-emotional-intelligence-be-taught.html

17 Dolan, R. J. (2002). Emotion, cognition, and behavior. *Science, 298*(5596), 1191–1194. https://doi.org/10.1126/science.1076358

18 Tyng, C. M., Amin, H. U., Saad, M., & Malik, A. S. (2017). The influences of emotion on learning and memory. *Frontiers in Psychology, 8,* 1454.

19 Laird, J. D. (2007). *Feelings: The perception of self.* New York: Oxford University Press.

20 Storbeck, J., & Clore, G. L. (2007). On the interdependence of cognition and emotion. *Cognition & Emotion, 21*(6), 1212–1237. https://doi.org/10.1080/02699930701438020

21 Salzman, C. D., & Fusi, S. (2010). Emotion, cognition, and mental state representation in amygdala and prefrontal cortex. *Annual Review of Neuroscience, 33,* 173–202. https://doi.org/10.1146/annurev.neuro.051508.135256

22 Okon-Singer, H., Hendler, T., Pessoa, L. & Shackman, A. J. (2015). The neurobiology of emotion and cognition interactions: Fundamental questions and strategies for future research. *Frontiers in Human Neuroscience, 9.* https://doi.org/10.3389/fnhum.2015.00058

23 Duncan, S., & Barrett, L. F. (2007). Affect is a form of cognition: A neurobiological analysis. *Cognition & Emotion, 21*(6), 1184–1211. https://doi.org/10.1080/02699930701437931

7. 감정경험의 생성과 감정경험을 방어하는 데 관여하는 신체생리 역동

1 Reich, W. (1990). *Character analysis.* New York: Noonday Press.

2 Lowen, A. (1994). *Bioenergetics.* New York: Penguin/Arkana.

3 Marcher, L., & Fich, S. (2010). *Body encyclopedia: A guide to the psychological functions of the muscular system.* Berkeley, CA: North Atlantic Books.

4 Marcher, *Body encyclopedia* (p. 255).

5 Marcher, *Body encyclopedia* (p. 171).

6 Porges, S. W. (2011). *The polyvagal theory: Neurophysiological foundations of emotions, attachment, communication, and self-regulation.* New York: W. W. Norton.

7 Marcher, *Body encyclopedia* (p. 503).

8 Lowen, A. (1979). *The language of the body* (chapter 17). New York: Collier Macmillan.

9 Reich, *Character analysis.*

10 Lowen, *Bioenergetics.*

11 Ekman, P. (2004). *Emotions revealed: Understanding faces and feelings to improve communication and emotional life.* New York: Henry Holt and Company, LLC.

12 Marcher, *Body encyclopedia.*

13 Niedenthal, P. (2007). Embodying emotion. *Science (316),* 1002–1005.

14 Faulkner, G. E. (2010). *Exercise, health and mental health: Emerging relationships.* London: Routledge.

15 Grof, S., & Grof, C. (2010). *Holotropic breathwork: A new approach to self-exploration and therapy.* Albany: State University of New York Press.

16 Craig, A. D. (2015). *How do you feel: An interoceptive moment with your neurological self* (p. 6). Princeton, NJ: Princeton University Press.

17 Keleman, S. (1987). *Embodying experience: Forming a personal life.* Berkeley, CA: Center Press.

18 Reich, *Character analysis.*

19 Keleman, *Embodying experience.*

20 Peper, E., Lin, I., Harvey, R., & Perez, J. (2017). How posture affects memory recall and mood. *Biofeedback, 45*(2), 36–41. https://doi.org/10.5298 /1081-5937-45.2.01

21 Slattery, D. P. (2000). *The wounded body: Remembering the markings of flesh.*

Albany: State University of New York Press.

22 Darwin, C., & Ekman, P. (2009). *The expression of the emotions in man and animals*. New York: Oxford University Press.

23 Ekman, *Emotions revealed*.

24 Niedenthal, Embodying emotion.

25 Ablon, S. L., & Brown, D. P. (2015). *Human feelings: Explorations in affect development and meaning* (chapter 1). London: Routledge.

26 Fogel, A., & Reimers, M. (1989). On the psychobiology of emotions and their development. *Monographs of the Society for Research in Child Development, 54*(1–2), 105–113.

27 Porges, S. W. (2011). *The polyvagal theory: Neurophysiological foundations of emotions, attachment, communication, and self-regulation* (chapter 10). New York: W. W. Norton.

28 Finzi, E. (2014). *The face of emotion: How Botox affects our moods and relationships*. London: Palgrave Macmillan.

29 Porges, *The polyvagal theory*.

30 Rossi, M., Bruno, G., Chiusalupi, M., & Ciaramella, A. (2018). Relationship between pain, somatisation, and emotional awareness in primary school children. *Pain Research and Treatment*, 1–12. https://doi.org/10.1155/2018/4316234

31 Cloitre, M., Khan, C., Mackintosh, M., Garvert, D. W., Henn-Haase, C. M., Falvey, E. C., et al. (2019). Emotion regulation mediates the relationship between ACES and physical and mental health. *Psychological Trauma: Theory, Research, Practice, and Policy, 11*(1), 82–89. https://doi.org/10.1037/tra0000374

32 Fisher, H. E. (2017). *Anatomy of love: A natural history of mating, marriage, and why we stray*. New York: W. W. Norton.

33 Oschman, J. L. (2015). *Energy medicine: The scientific basis*. London: Elsevier.

34 Lipton, B. H. (2015). *The biology of belief: Unleashing the power of consciousness, matter and miracles*. Carlsbad, CA: Hay House.

35 Basford, J. R. (2001). A historical perspective of the popular use of electric and magnetic therapy. *Archives of Physical Medicine and Rehabilitation, 82*(9), 1261–1269. https://doi.org/10.1053/apmr.2001.25905

36 Sills, F. (1989). The polarity process. *Self & Society, 17*(6), 23–28. https://doi.org/10.1080/03060497.1989.1108502

37 Sills, F. (2011). Craniosacral biodynamics. *Energy Medicine East and West*, 249–258. https://doi.org/10.1016/b978-0-7020-3571-5.00019-6

참고 문헌

8. 몸을 통한 감정경험과 정서 수용역량

1 Gonzalez, M. J., Sutherland, E., & Olalde, J. (2019). Quantum functional energy medicine: The next frontier of restorative medicine. *Journal of Restorative Medicine, 9*(1), 1–7. https://doi.org/10.14200/jrm.2019.0114

2 Ross, C. L. (2019). Energy medicine: Current status and future perspectives. *Global Advances in Health and Medicine, 8,* 216495611983122. https://doi.org/10.1177/2164956119831221

3 Madrid, A. (2005). Helping children with asthma by repairing maternal-infant bonding problems. *American Journal of Clinical Hypnosis, 48*(2–3), 199–211. https://doi.org/10.1080/00029157.2005.1040151

4 Sills, F. (2002). *The polarity process: Energy as a healing art.* Berkeley, CA: North Atlantic Books.

5 Turculeț, A., & Tulbure, C. (2014). The relation between the emotional intelligence of parents and children. *Procedia—Social and Behavioral Sciences, 142,* 592–596. https://doi.org/10.1016/j.sbspro.2014.07.671

6 Ablon, S. L., & Brown, D. P. (2015). *Human feelings: Explorations in affect development and meaning* (chapter 1). London: Routledge.

7 Madrid, Helping children with asthma.

8 Sills, *The polarity process.*

9 Turculeț, The relation between the emotional intelligence of parents and children.

10 Ablon, *Human feelings* (chapter 1).

9. 다양한 유형의 감정

1 Barrett, L. F. (2018). *How emotions are made: The secret life of the brain* (p. 182). Boston: Mariner Books.

2 Suvak, M. K., Litz, B. T., Sloan, D. M., Zanarini, M. C., Barrett, L. F., & Hofmann, S. G. (2011). Emotional granularity and borderline personality disorder. *Journal of Abnormal Psychology, 120*(2), 414–426. https://doi.org/10.1037/a0021808

3 Damasio, A. (2003). *Looking for Spinoza: Joy, sorrow, and the feeling brain* (p. 29). New York: Harcourt.

4 Pert, C. (1999). *Molecules of emotion: The science behind mind-body medicine* (p. 131). New York: Simon & Schuster.

5 Shiota, M. N. (2016). Ekman's theory of basic emotions. In H. L. Miller (Ed.), *The Sage encyclopedia of theory in psychology* (pp. 248–250). Thousand

Oaks, CA: Sage Publications. https://doi.org/10.4135/9781483346274.n85

6 Ekman, P., & Cordaro, D. (2011). What is meant by calling emotions basic. *Emotion Review, 3*(4), 364–370. https://doi.org/10.1177/1754073911410740

7 Johnston, E., & Olson, L. (2015). *The feeling brain: The biology and psychology of emotions* (p. 50). New York: W. W. Norton.

8 Ekman, P. (1994). All emotions are basic. In P. Ekman & R. J. Davidson (Eds.), *The nature of emotion: Fundamental questions* (pp. 15–19). New York: Oxford University Press.

9 Lazarus, R. S., & Lazarus, B. N. (1996). *Passion and reason: Making sense of our emotions.* New York: Oxford University Press.

10 Cowen, A. S., & Keltner, D. (2017). Self-report captures 27 distinct ategories of emotion bridged by continuous gradients. *Proceedings of the National Academy of Sciences, 114*(38). https://doi.org/10.1073/pnas.1702247114

11 James, B. G. (2016). HUMAINE emotion annotation and representation language (EARL): Proposal. https://pdfcoffee.com/humaine-emotion-annotation-and-representation-language-earl-proposal-emotion-research-pdf-free.html

12 Smith, T. W. (2016). *The book of human emotions: An encyclopedia of feeling from anger to wanderlust.* London: Profile Books.

13 Beaumont, L. R. (n.d.). Learn to recognize these emotions in yourself and others. *Emotional competency.* http://www.emotionalcompetency.com/recognizing.htm

14 Plutchik, R. (2000). *Emotions in the practice of psychotherapy: Clinical implications of affect theories.* Washington, DC: American Psychological Association. https://doi.org/10.1037/10366-000

15 Johnston, E., & Olson, L. (2015). *The feeling brain: The biology and psychology of emotions* (pp. 46–48). New York: W. W. Norton.

16 Barrett, *How emotions are made* (pp. 32–39).

17 Sullivan, M. W., & Lewis, M. (2003). Emotional expressions of young infants and children: A practitioner's primer. *Infants and Young Children, 16*(2), 120–142.

18 Grossmann, T. (2010). The development of emotion perception in face and voice during infancy. *Restorative Neurology and Neuroscience, 28*(2), 219–236. https://doi.org/10.3233/rnn-2010-0499

19 Ablon, S. L., & Brown, D. P. (2015). *Human feelings: Explorations in affect development and meaning* (pp. 346-403, Kindle edition). London: Routledge.

20 Méndez-Bértolo C., Moratti S., Toledano R., Lopez-Sosa F., Martínez-

Alvarez R., Mah Y. H., et al. (2016). A fast pathway for fear in human amygdala. *Nature Neuroscience, 19,* 1041–1049. https://doi.org/10.1038/nn.4324

21 Parrott, W. (2001). *Emotions in social psychology.* Philadelphia: Psychology Press.

22 Niedenthal, P. (2007). Embodying emotion. *Science (316),* 1002–1005.

23 Ablon, *Human feelings* (pp. 587–596, Kindle edition).

24 Pert, C. (1999). *Molecules of emotion: The science behind mind-body medicine* (chapters 7 and 9). New York: Simon & Schuster.

25 Shaver, P., Schwartz, J., Kirson, D., & O'Connor, C. (1987). Emotion knowledge: Further exploration of a prototype approach. *Journal of Personality and Social Psychology, 52*(6), 1061–1086. https://doi.org/10.1037/0022-3514.52.6.1061

10. 상황

1 Barrett, L. F. (2018). *How emotions are made: The secret life of the brain* (p. 78). Boston: Mariner Books.

2 Greenberg, L. S., & Goldman, R. N. (2019). *Clinical handbook of emotion-focused therapy* (chapter 1). Washington, DC: American Psychological Association.

11. 감정

1 Turculeț, A., & Tulbure, C. (2014). The relation between the emotional intelligence of parents and children. *Procedia—Social and Behavioral Sciences, 142,* 592–596. https://doi.org/10.1016/j.sbspro.2014.07.671

2 Shai, D., & Meins, E. (2018). Parental embodied mentalizing and its relation to mind-mindedness, sensitivity, and attachment security. *Infancy, 23*(6), 857–872. https://doi.org/10.1111/infa.12244

3 van der Kolk, B. A., McFarlane, A. C., & Weisaeth, L. (Eds.) (1996). *Traumatic stress: The impact of overwhelming experience on mind, body, and society* (pp. 306–308). New York: Guilford Press.

12. 확장

1 Selvam, R. (2017, July 25). How to avoid destroying emotions when tracking body sensations? Integral Somatic Psychology. https://integralsomaticpsychology.com/how-to-avoid-destroying-emotions-when-

tracking-body-sensations/

2 Oschman, J. L. (2015). *Energy medicine: The scientific basis* (chapter 12). London: Elsevier.

3 Nicholas, A. S., & Nicholas, E. A. (2015). *Atlas of osteopathic techniques.* Philadelphia: Lippincott Williams and Wilkins.

4 Gyer, G., & Michael, J. (2020). *Advanced osteopathic and chiropractic techniques for manual therapists: Adaptive clinical skills for peripheral and extremity manipulation.* London: Singing Dragon.

5 Porges, S. W. (2011). *The polyvagal theory: Neurophysiological foundations of emotions, attachment, communication, and self-regulation* (chapter 10). New York: W. W. Norton.

6 Niedenthal, P. (2007). Embodying emotion. *Science (316),* 1002–1005.

7 Marcher, L., & Fich, S. (2010). *Body encyclopedia: A guide to the psychological functions of the muscular system.* Berkeley, CA: North Atlantic Books.

8 Bordoni, B. (2020). The five diaphragms in osteopathic manipulative medicine: Myofascial relationships, part 1. *Cureus.* https://doi.org/10.7759/cureus.7794

9 Bordoni, B. (2020). The five diaphragms in osteopathic manipulative medicine: Myofascial relationships, part 2. *Cureus.* https://doi.org/10.7759/cureus.7795

10 Agustoni, D. (2011). *Harmonizing your craniosacral system: Self-treatments for improving your health.* Berkeley, CA: North Atlantic Books.

14. 대인관계 공명

1 Turculeț, A., & Tulbure, C. (2014). The relation between the emotional intelligence of parents and children. *Procedia—Social and Behavioral Sciences, 142,* 592–596. https://doi.org/10.1016/j.sbspro.2014.07.671

2 Wallen, D. J. (2007). *Attachment in psychotherapy* (p. 48). New York: Guilford Press.

3 Turculeț, The relation between the emotional intelligence of parents and children.

4 Häusser, L. F. (2012). Empathie und Spiegelneurone. Ein Blick auf die gegenwärtige neuropsychologische Empathieforschung [Empathy and mirror neurons. A view on contemporary neuropsychological empathy research]. *Praxis der Kinderpsychologie und Kinderpsychiatrie, 61*(5), 322–335. https://doi.org/10.13109/prkk.2012.61.5.322

5 Sandler, J. (Ed.). (2019). *Projection, identification, and projective identification.*

London: Routledge.

6 Oschman, J. L. (2015). *Energy medicine: The scientific basis.* London: Elsevier.

7 Oschman, J. L. (2003). *Energy medicine in therapeutics and human performance.* Burlington, MA: Butterworth-Heinemann.

8 McCraty, R. (2015). *Science of the heart: Exploring the role of the heart in human performance, vol. 2*(p. 36). Boulder Creek, CA: HeartMath Institute. https://doi.org/10.13140/RG.2.1.3873.5128

9 Lipton, B. H. (2016). *The biology of belief: Unleashing the power of consciousness, matter and miracles.* Carlsbad, CA: Hay House.

10 Sheldrake, R., & Brown, D. J. (2001). The anticipation of telephone calls: A survey in California. *Journal of Parapsychology, 65*(2), 145–146.

11 Jennifer, C. (2018, August 19). Light from ancient quasars helps confirm quantum entanglement. *MIT News Office.* https://news.mit.edu/2018/light-ancient-quasars-helps-confirm-quantum-entanglement-0820

12 Quantum "spooky action at a distance" travels at least 10,000 times faster than light. (2013, March 10). *New Atlas.* https://newatlas.com/quantum-entanglement-speed-10000-faster-light/26587/

13 Wolchover, N. (2020, October 20). Quantum tunnels show how particles can break the speed of light. *Quanta Magazine.* https://www.quantamagazine.org/quantum-tunnel-shows-particles-can-break-the-speed-of-light-20201020/

14 Musser, G. (2016). *Spooky action at a distance: The phenomenon that reimagines space and time—and what it means for black holes, the big bang, and theories of everything* (chapter 6). New York: Scientific American/Farrar, Straus and Giroux.

15 Dossey, L. (2014). *One mind: How our individual mind is part of a greater consciousness and why it matters.* Carlsbad, CA: Hay House.

16 Stolorow, R. D., & Atwood, G. E. (1996). The intersubjective perspective. *Psychoanalytic Review, 83,* 181–194.

17 Siegel, D. J. (1999). *The developing mind: How relationships and the brain interact to shape who we are* (p. 232). New York: Guilford Press.

18 Oschman, J. L. (2015). *Energy medicine: The scientific basis* (chapter 8). London: Elsevier.

19 Sidoli, M., & Blakemore, P. (2000). *When the body speaks: The archetypes in the body* (chapter 7). London: Routledge.

20 Butler, E. A., & Randall, A. K. (2012). Emotional coregulation in close relationships. *Emotion Review, 5*(2), 202–210. https://doi.org/10.1177/1754073912451630

21 Jung, C. (2014). *The archetypes and the collective unconscious.* London: Routledge. https://doi.org/10.4324/9781315725642

결론: 미래

1 Pert, C. (1999). *Molecules of emotion: The science behind mind-body medicine* (p. 145). New York: Simon & Schuster.

2 Colombetti, G., & Thompson, E. (2008). The feeling body: Towards an enactive approach to emotion. In W. F. Overton, U. Müller, and J. L. Newman (Eds.), *Developmental perspectives on embodiment and consciousness* (pp. 45–68). Hillsdale, NJ: Erlbaum.

3 Damasio, A. (2003). *Looking for Spinoza: Joy, sorrow, and the feeling brain.* New York: Harcourt.

4 Craig, A. D. (2015). *How do you feel: An interoceptive moment with your neurological self.* Princeton, NJ: Princeton University Press.

5 Barrett, L. F. (2018). *How emotions are made: The secret life of the brain.* Boston: Mariner Books.

6 Ekman, P. (1999). Basic emotions. In T. Dalgleish & M. Power (Eds.), *Handbook of cognition and emotion* (pp. 45–60). Hoboken, NJ: Wiley.

7 Pert, *Molecules of emotion* (chapter 7).

8 *CERN accelerating science.* (n.d.). https://home.cern/about

9 Bohm, D. (2008). *Wholeness and the implicate order.* London: Routledge.

10 Schwartz, J. M., Stapp, H. P., & Beauregard, M. (2005). Quantum physics in neuroscience and psychology: A neurophysical model of mind–brain interaction. *Philosophical Transactions of the Royal Society B: Biological Sciences, 360*(1458), 1309–1327. https://doi.org/10.1098/rstb.2004.1598

11 Ning, Z., & Lao, L. (2015). Acupuncture for pain management in evidence-based medicine. *Journal of Acupuncture and Meridian Studies, 8*(5), 270–273. https://doi.org/10.1016/j.jams.2015.07.012

12 Connolly, S. M. (2004). *Thought field therapy: Clinical applications.* Sedona, AZ: George Tyrrell Press.

13 Church, D. (2018). *The EFT manual.* Fulton, CA: Energy Psychology Press.

14 *Meta analyses, reviews, and theoretical articles on energy psychology* (revised August 2020). Bryn Mawr, PA: Association for Comprehensive Energy Psychology. https://cdn.ymaws.com/www.energypsych.org/resource/resmgr/research /Theoretical_Articles_Reviews.pdf

15 Brown, S. (2008). Use of complementary and alternative medicine by

physicians in St. Petersburg, Russia. *Journal of Alternative and Complementary Medicine, 14*(3), 315–319. https://doi.org/10.1089/acm.2007.7126

16 Zhu, B. (Ed.) (2011). *Basic theories of traditional Chinese medicine.* London: Singing Dragon.

17 Sills, F. (2011). *Foundations in craniosacral biodynamics.* Berkeley, CA: North Atlantic Books.

18 Sills, F. (2002). *The polarity process: Energy as a healing art.* Berkeley, CA: North Atlantic Books.

19 Kirlian effect—scientific tool to study mind body functions by reading aura. (n.d.). Thiaoouba. https://www.thiaoouba.com/kir.htm

20 Feinstein, D. (2008). Energy psychology in disaster relief. *Traumatology, 14*(1), 127–139. https://doi.org/10.1177/1534765608315636

21 Parker, C., Doctor, R. M., & Selvam, R. (2008). Somatic therapy treatment effects with tsunami survivors. *Traumatology, 14*(3), 103–109. https://doi.org/10.1177/1534765608319080

22 *Meta analyses,* Association for Comprehensive Energy Psychology.

23 Hannah, C., Stapleton, P., Porter, B., Devine, S., & Sheldon, T. (2016). The effectiveness of cognitive behavioral therapy and emotional freedom techniques in reducing depression and anxiety among adults: A pilot study. *Integrative Medicine, 15*(2), 27–34.

부록: 감정의 두 가지 목록

1 Emotion classification. (n.d.). In *Wikipedia.* https://en.wikipedia.org/wiki/Emotion_classification

2 Emotion classification, *Wikipedia.*

몸을 통한 감정경험하기

　　　　　　저자　라자 셀밤
　　　　　　역자　김희정 김미숙 신혜정

초판 1쇄 인쇄　2025년 06월 23일
초판 1쇄 발행　2025년 06월 30일

　　　　등록번호　제2010-000048호
　　　　등록일자　2010-08-23

　　　　　발행처　삶과지식
　　　　　발행인　김미화
　　　　　　편집　주인선
　　　　　디자인　다인디자인

　　　　　　주소　경기도 파주시 해올로 11, 우미린 더 퍼스트 상가 2동 109호
　　　　　　전화　02-2667-7447
　　　　　이메일　dove0723@naver.com

　　　　　　ISBN　979-11-85324-40-1 (03180)

• 가격은 뒤표지에 있으며, 파본은 구입하신 서점에서 교환해드립니다.
• 이 책은 저작권법에 의하여 보호를 받는 저작물이므로 무단 전재와 복사를 금합니다.